U0127912

藏象经脉源流赜隐

卓廉士 著

人民卫生出版社
·北京·

图书在版编目（CIP）数据

藏象经脉源流赜隐 / 卓廉士著. —北京：人民卫生出版社，2023.11

ISBN 978-7-117-35605-3

Ⅰ. ①藏…　Ⅱ. ①卓…　Ⅲ. ①脏腑 - 静脉　Ⅳ. ①R224.1

中国国家版本馆 CIP 数据核字（2023）第 216110 号

人卫智网	www.ipmph.com	医学教育、学术、考试、健康，购书智慧智能综合服务平台
人卫官网	www.pmph.com	人卫官方资讯发布平台

藏象经脉源流赜隐
Zangxiang Jingmai Yuanliu Zeyin

著　　者：卓廉士
出版发行：人民卫生出版社（中继线 010-59780011）
地　　址：北京市朝阳区潘家园南里 19 号
邮　　编：100021
E - mail：pmph @ pmph.com
购书热线：010-59787592　010-59787584　010-65264830
印　　刷：北京汇林印务有限公司
经　　销：新华书店
开　　本：710×1000　1/16　印张：21.5　插页：1
字　　数：279 千字
版　　次：2023 年 11 月第 1 版
印　　次：2024 年 1 月第 1 次印刷
标准书号：ISBN 978-7-117-35605-3
定　　价：89.00 元

打击盗版举报电话：010-59787491　E-mail: WQ @ pmph.com
质量问题联系电话：010-59787234　E-mail: zhiliang @ pmph.com
数字融合服务电话：4001118166　E-mail: zengzhi @ pmph.com

"哀哀父母，生我劬劳。"
——《诗经·小雅·蓼莪》

谨以本书
纪念我的父母卓著、刘忠恕

我的父母均毕业于华西协合大学。父亲于 1940 年获美国纽约州立大学牙医博士学位，并于 1946 年创建重庆牙病防治所，即今重庆医科大学附属口腔医院之前身。父母一生勤谨，服务社会，钟爱国学，寄情岐黄，引领我走上了中医研究之路。

著者简介

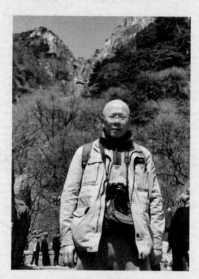

2021 年摄于泰山

登南天门，有诗曰：

迢递南天上有门，直从方外看乾坤。长河图画仍舒卷，大地风云正吐吞。

蛮触蜗争几满野，沧桑伟业了无痕。沉酣故国华胥梦，千载何人叩帝阍！

卓廉士，原籍四川资阳，1952 年生于重庆，20 世纪 80 年代医学硕士，重庆医科大学中医药学院教授，已退休。

崇尚传统，主张治学应从古人的生存环境、意识状态、科学水平以及思维方式入手，而辞章考证、文字训诂则是中医学者必备的基本功夫。著有 *КРАТЧЙШИЙ ПУТЬ КИТАЙСКУЮ АКУНКТУРУ*、*Acupuncture: Therapeutic Treatment and Analysis*、《校注艾灸通说》、《天人合一》、《本草纲目博物大典》、《营卫学说与针灸临床》、《中医感应、术数理论钩沉》等书。译著有《1898：一个英国女人眼中的中国》。发表学术论文 50 余篇。

"境灭无留意，云生不住心。"[①]

——代自序

这诗句可以视为我对学术研究所持的态度：默识涵泳，胜事自知。老来岁月云徂，心行处灭，也就没有了写作的念头。

去年，人民卫生出版社的陈庸先生打来电话，希望我能写点什么。起初我没有答应，以老迈为辞。后来疫情又起，终日圈在家里，无所事事，一天想起了约稿的事，就去将《黄帝内经》翻检了一回，忽然间又有所悟："银碗盛雪，明月藏鹭，类之弗齐，混则知处。"[②] 自以为发现了中医理论长期被"雪藏"的部分，于是决定写本书来予以阐述。

答应了约稿，老来再作冯妇，胸中打点旧有文章，难免回想起曾经的学术生涯。据我从前的观察，中医研究大致可以分为两类：一类是做实验，这是一门显学。研究方法大多是在人或动物身上设定几项指标，据说这种指标越高越好，其时已经有了细胞水平、分子水平、基因水平，最近还听说量子干扰。一次，有位学术大咖问我的研究达到什么水平了，竟茫然无言以为对也！我能够看懂的就是某些专家用西药与中医疗法进行对照，结果后者总是胜出，从来没有失手的时候。曾几何时，学校统计科研经费，年终报备，大家硕果累累，我总一文不名！每当看到拥有五六位数研究经费的

---

① 作者《山中冥坐》诗："十方遍丛林，独坐对孤岑。境灭无留意，云生不住心。人天受想识，花鸟去来今。静虑入三昧，唯闻空外音。"

②《五灯会元》卷第十三《青原下四世》。

青年才俊昂然地出入，就会顿然生出老朽迟暮之感，好在很快退休得到了解脱。

另一类则是理论研究。纯理论研究被现代中医称为"文献研究"，大约那时普遍认为终日在故纸堆里爬梳没有多大出息，与中医科学化无缘，前景不被看好，因而不被重视，从事的人极少，很难申请到经费。我申请过一次自然基金，内容是关于中医感应术数理论的，专家说这类研究甚多，好像是说何苦来凑这个热闹！想到我也有被人称为专家的时候，竟然不知道冷热有度就甚觉惭愧。有过这番经历之后，我再也没有申请过课题。不幸的是受才力所限，只能混迹于这个领域写点文章勉强糊口。

因为在这个领域讨生活，不久就发现中医理论研究者的学术宗旨皆趋于一致：佥曰创新。我知道"天工人巧日争新"①，那是古人对文学创作的要求，而在面对中医典籍的时候，我觉得"求真"更为重要。一者，日光之下，并无新事；二者，我们这个行道只要还被称为中医，"天不变，道亦不变"②，弄清那些不变的道理似更重要；三者，如果有新可创，也是自然积累，由渐而变，水到渠成，非揠苗助长之人力所能强为；四者，求真就免不了有争鸣，有商榷，有辩论，有交锋，开罪之虞，人所难为；五者，创新之弊，易失于妄③，而求真之失，止于不达而已。有感于此，我写过首诗：

---

① 清人赵翼《论诗五首》。
② 董仲舒《举贤良对策》。
③ 这类例子很多，如针灸与量子纠缠，经络是水晶，经络与外星人等，皆为一时创新之说。

漫言古道趋新难，望断天涯衣带宽^①。

月映千江影何限，真如常被祖师瞒。

"祖师"，指轩辕岐伯。前两句说创新难，后面两句是说求真也不容易，一千个读者就有一千个哈姆雷特。

被称为中国最后一位大儒的陈寅恪先生在其为冯友兰《中国哲学史》所做的审查报告中说：

"凡著中国古代哲学史者，其对于古人之学说，应具了解之同情，方可下笔。盖古人著书立说，皆有所为而发；故其所处之环境，所受之背景，非完全明了，则其学说不易评论。而古代哲学家去今数千年，其时代之真相，极难推知。吾人今日可依据之材料，仅当时所遗存最小之一部；欲藉此残余断片，以窥测其全部结构，必须备艺术家欣赏古代绘画雕刻之眼光及精神，然后古人立说之用意与对象，始可以真了解。所谓真了解者，必神游冥想，与立说之古人，处于同一境界，而对于其持论所以不得不如是之苦心孤诣，表一种之同情，始能批评其学说之是非得失，而无隔阂肤廓之论。"^②

陈寅恪先生为学问求真指出了途径和方法。其一，必须"与立说之古人，处于同一境界"；其二，"应具了解之同情"。但要做到这两点很不容易，前者需要学，后者需要识。陈先生陈义甚高，不容易达到，法乎其上，得乎其中，值得为此努力。

---

① 王国维《人间词话》："古今之成大事业、大学问者，必经过三种之境界：'昨夜西风凋碧树。独上高楼，望尽天涯路'，此第一境也。'衣带渐宽终不悔，为伊消得人憔悴'，此第二境也。'众里寻他千百度，蓦然回首，那人却在灯火阑珊处'，此第三境也。"

② 冯友兰. 三松堂自序［M］. 北京：人民出版社，1998：210.

《论语·子张》："夫子之墙数仞，不得其门而入，不见宗庙之美，百官之富。得其门者或寡矣。"我们经常将中医中药喻为伟大宝库，将中医研究谓为发掘宝库，但发掘需要找到门径，堂堂正正进入。门径或有不同，要在一以贯之。我曾经以营卫为门径，后以感应术数为门径，都有收获。这次又以负阴抱阳的天人形态为入口，发现四时阴阳、六气六合、十一脉、十二经脉乃是中医理论发展的渐进途径，一路走来竟也能够看到不少前人未曾领略的景致，都写到了这本书里。

浩浩经典，不可穷尽，一代人尽一点力量。钱锺书说："大抵学问是荒江野老屋中，二三素心人商量培养之事，朝市之显学，必成俗学。"[①]退休之后，饥来吃饭，困来即眠，"素心人"当成了，这没有问题；但是，欲求二三子相与悠游商量讨论却是一种奢望。终日枯坐于陋室之中，看街市人流熙来攘往，华灯明灭，修自己的胜业本来就是一件孤寂的事。

卓廉士

2022 年 3 月 16 日

识于重庆渝北龙湖水晶郦城

---

① 郑朝宗. 钱学二题［J］. 厦门大学学报（哲学社会科学版），1988（3）：60-64.

目录

第一章
四时天象，负阴抱阳

> "天枢光惝恍，象纬气森罗。"[①]
>
> ——作者

古代医家与我们最大的不同在于：他们时常仰望星空，思考宇宙本体与生命的联系。中医的藏象经脉学说就是建立在这样的天道之上，建立在天体运行与人类同出异名的信念之上。

古人早期的天道形态是负阴抱阳式的，因而藏象曾经有过对应四时阴阳的阶段，然后以术数的形式逐步发展为六气、六经、"天六地五"十一脉，后来形成十二经脉；而阴阳五行作为藏象的核心，始终一以贯之。其间的各个阶段都颇漫长，动辄百年，旧体系融入新体系，并非革命式的破旧立新，而是渐进维新式的反复整合，结果一如我们今天看到的那样：新老并存。有如太仓之粟，陈陈相因，一旦搅动，蠹纸乱飞，使人闷绝；而时代变迁，改朝换代，人文意识形态的改观，都能对中医学术造成影响，极易使研究者迷失其中。吾人以为，研究藏象经脉须从原初的天人形态入手，如此可以追寻古人的心

[①] 作者《游重庆秀山县川河盖诗二首》之二："川河云作盖，盖上看星河。草木经秋少，清晖此地多。天枢光惝恍，象纬气森罗。梦幻人生影，因空忆逝波。"天枢，指北斗。象纬，星象经纬。杜甫《游龙门奉先寺》："天阙象纬逼。"

路，亦步亦趋，或者可以了解到中医学术演变的真实情况。

第一节 负阴抱阳的天人形态

春秋中叶的天道是这样的。其时的人们将日月五星称为七曜，都是行星，再经黄道附近的二十八宿为坐标，记录日月五星的运行位置。二十八宿都是恒星，恒久不变。然后根据二十八宿的分布形状，将四方的天象想象为四种动物：东方青龙七宿：角宿、亢宿、氐宿、房宿、心宿、尾宿、箕宿；北方玄武七宿：斗宿、牛宿、女宿、虚宿、危宿、室宿、壁宿；西方白虎七宿：奎宿、娄宿、胃宿、昴宿、毕宿、觜宿、参宿；南方朱雀七宿：井宿、鬼宿、柳宿、星宿、张宿、翼宿、轸宿。这就是《易·系辞》所说的"太极生两仪，两仪生四象"[①]。

古人以北极星为天体的中心，周围的各星合成三垣：紫微垣、太微垣、天市垣。"垣"是墙的意思，护卫一周。紫微垣是天帝之座。在紫微垣外，星、张、翼、轸以北的星区是太微垣。房、心、尾、箕、斗以北的星区是天市垣。

先民将北极与北斗作为一个整体，称为"斗极"（见图1，文末）。天体是旋转的，而"斗极"处于星空旋转的中心。而星空旋转使得北斗星在一年中出现在天体的不同方位上，这就构成了一年的四季。先秦《鹖冠子》载："斗柄东指，天下皆春，斗柄南指，天下皆夏，斗柄西指，天下皆秋，斗柄北指，天下皆冬。"这样，时间空间形成了一个统一的整体，这就是先秦人们意识中的天道形态。

[①] 1978年出土的战国早期曾侯乙漆箱盖有二十八宿之名，学术界因此认为二十八宿的天象在战国就已确定。

将这个天道形态对应人体应该是这样的。古人面南站立，左应于春，右应于秋，前应于夏，后应于冬。人体的胸前属阳，背后属阴，前阳后阴。正如《老子·四十二章》所说：

"万物负阴而抱阳，冲气以为和。"

世间"万物"应于天道，概无例外。"负"，"背"字之借。东汉刘熙《释名》"负，背也。置项背也"，《淮南子·精神训》作"万物背阴而抱阳"可证；"背"又可通"北"。古人将面朝太阳称为"抱"，背对太阳为"背"。《仪礼》："凡与大人言，始视面，中视抱。""抱"，胸前。这是说与"大人"讲话时，开"始"时看一眼对方的面部，随即眼睛应下垂，放在大人物的胸腹部。"抱阳"是说人体胸腹前面为阳。《汉书·天文志》："晕适背穴，抱珥虹蜺。"如淳曰："凡气向日为抱，向外为背。"负阴抱阳之左为少阳，右为少阴，形象地说，就是太阳受左右两手的环抱。

"冲气以为和"，《逸周书·谥法解》："不刚不柔曰和。"负阴抱阳形态使四方之内在左右环抱之中呈现出一派祥和景象。天有日月五星，地有东南西北，万物得天地和气，春生、夏长、秋收、冬藏，祥和而宁静，生命就在一片祥和的氛围中诞生、培育、养育和成长。《素问·上古天真论》谓"圣人者，处天地之和"，这个"和"就是指阴阳冲融所产生的"和气"。天地和气所在的地方，阳光明媚，嫩草如茵，风调雨顺，六畜兴旺，五谷丰登，百鸟和鸣，万物欣欣向荣，适宜于人类的生存和繁衍。

天地就是阴阳，分之则为四时，合之则为一岁，大约在战国后期，人们根据四时阴阳的多少，分别冠以太阳、少阳、太阴、少阴的名称，并以对应人事，秦汉因之。汉儒董仲舒《春秋繁露·官制象天》说：

"天地之理，分一岁之变，以为四时，四时亦天之四选已，是故春者少阳之选也，夏者太阳之选也，秋者少阴之选也，冬者太阴之选也……天以四时之选……道必极于其所至，然后能得天地之美也。"

"四选"的"选"，德行，《逸周书·常训解》："夫民群居而无选，为政以始之。"意谓群居的人品性低下，"为政"应从低端开始。这里指各季的气候。春天温暖就是少阳的德性，冬天寒冷就是太阴的德性。然后由"天地之美"而及于地理：一年四季春夏温暖，秋冬寒凉，与之对应的四方空间则是西北高而东南低。

《素问·阴阳应象大论》："天不足西北，故西北方阴也[①]，而人右耳目不如左明也。地不满东南，故东南方阳也，而人左手足不如右强也。帝曰：何以然？岐伯曰：东方阳也，阳者其精并于上，并于上则上盛而下虚，故使耳目聪明而手足不便也；西方阴也，阴者其精并于下，并于下则下盛而上虚，故其耳目不聪明而手足便也。故俱感于邪，其在上则右甚，在下则左甚，此天地阴阳所不能全也，故邪居之。"

古人有时说"西北"，指的是西方和北方；同理"东南"，是指东方与南方。例如，《左传·襄公十八年》："晋人闻有楚师，师旷曰：'不害。吾骤歌北风，又歌南风。南风不竞，多死声。楚必无功。'董叔曰：'天道多在西北，南师不时，必无功。'叔向曰：'在其君之德也。'"对照"北风""南风"可知"天道多在西北"，指的西方和北方。

中国的地形西方和北方偏高，高山遮蔽了天空，所以"天不足西北"；东方和南方有江河归海，水流泥沙沉淀，所以"地不满东南"。

[①]《淮南子·天文训》："昔者共工与颛顼争为帝，怒而触不周之山，天柱折，地维绝，天倾西北，故日月星辰移焉；地不满东南，故水潦尘埃归焉。"

东方南方是少阳太阳所在之地，其处温暖，阳气较盛，阳者上行；但水潦在下，地基不实，故曰上实而下虚。人与天地相参，东方南方对应人体的左侧，左侧的精气随阳气趋上，聚在头目，因而肢体的精气相对不足，所以"耳目聪明而手足不便也"；反之，西方北方乃少阴太阴所居，其处寒冷，阴气较盛，阴气下行，对应于人体右侧的肢体，人体的右侧精气趋下，气并于下则上有不足，所以"耳目不聪明而手足便也"。如果感受邪气，上半身右侧因精气不足而症状偏重，下半身左侧也因精气不足而症状偏重，这都是由于天地阴阳偏颇的感应所致。

四方阴阳各有多少，颇有利于负阴抱阳之实现。西方北方，少阴太阴所在，地势高而偏寒凉，使"负阴"获得坚实的依靠，东方南方，少阳太阳所在，地势低而偏温暖，使"抱阳"具有宽宏的胸宇。南方与北方一属太阳，一属太阴，乃阴阳之经纬，东方与西方，一属少阳，一属少阴，实左右之秉钧；春夏秋冬随空间而转圞，寒热温凉因地势而起伏，其间有中和之气生焉。

《春秋繁露·四时之副》："天有四时，王有四政，四政若四时，通类也，天人所同有也。"

"通类"，就是通行于各类事物之中，放之四海而皆准。天人相应，人副于天。人间制度也必须在四方天象的对应中寻求自身的定位，于是古人将国家制度也设计为"负阴抱阳"的形式，上应于天。紫微垣是天帝之座，人间的皇宫称为紫垣。帝王统治天下，龙庭背北朝南，龙椅也是坐北面南。《周易·说卦》曰："离也者，明也，万物皆相见，南方之卦也。圣人南面而听天下，向明而治，盖取诸此。""南面"，就是脸朝南方。"向明而治"，就是面对太阳，正大光明地进行统治。

帝王宫殿的设计也是这样，坐北朝南，负阴抱阳。例如，《宋书·志》："夫王朝南向，正阳也；后北宫，位太阴也；世子居东宫，位少阳也。"即《礼经》上所谓"前朝后寝"的布局。帝王面对离火之位，他的背后是坎水，属太阴，是皇后及后妃居住的地方。这样，帝王的左侧为东方，属少阳，储君所在；右侧为西方，属少阴。古代的城门也是这样，朱雀门肯定是南门，玄武门一定在北面，这样也就与天地日月星辰四时阴阳融为一体了。

秦汉的兵法也不例外。淮南王刘安倡兵贵知势之说[①]，认为"兵之所隐议者天道也"（《淮南子·兵略训》），行军布阵一定要符合"天道"。这个天道之态势就是负阴抱阳。他说："兵失道而弱，得道而强；将失道而拙，得道而工；国得道而存，失道而亡。所谓道者，体圆而法方，背阴而抱阳，左柔而右刚，履幽而戴明，变化无常，得一之原，以应无方，是谓神明。"用兵打仗行的是应用天道，得道者胜，失道者败；行军的队伍必须排成"左青龙，右白虎，前朱雀，后玄武"（《淮南子·兵略训》）的阵容（见图2，文末）[②]。

在先秦两汉，天道负阴抱阳的观念渗透到天文、地理、社会、人事以及人文学问等多个方面。当然，医学也不例外。

《素问·宝命全形论》曰："人以天地之气生，四时之法成。"

人与天地同构，藏象发端于四时阴阳。据此推测，在具有五脏六腑的藏象学说之前，曾经有过对应四时四方的四脏学说，它一定深藏在古代文献的什么地方，需要细心考索，将其发掘出来，这是本章研究的目的。

---

① 《淮南子·兵略训》："兵有三势，有二权。有气势，有地势，有因势。"
② 这种说法真正带兵的人不会同意，《孙子兵法》道"兵无常势，水无常形"。

值得注意的是，负阴抱阳在古人那里并不是一套超然物外的文字思想，而是一些活生生的生活事实，是一个人人都能感受到的生命体验。这一点非常重要。南方温暖属阳，北方寒冷属阴；人体胸腹部的温度高于项背部，手心温度高于手背；怀抱给人温暖；呼吸之热气在前，心之怦然亦在于前；微笑来自面，语言出自口，香臭来自鼻，五官分布于头面等，因而胸腹面部属阳；反之，背部隐藏在身体之后，迎面不见，自然给人隐藏阴冷的感觉；《春秋繁露·玉英》："不书王者，以言其背天子。"背部的"背"字，除了具有隐匿不见的意思之外，还给人以违背，甚至背叛的联想，其属于阴是很自然的事了。

第二节　四脏藏象

天人形态负阴抱阳，据古人天人相应的观念可以知道中医早期的藏象理论曾经本于四时阴阳。本书谓之为"四时阴阳"或"四方阴阳"，赐之以名；老子说："有名，万物之母。"（《老子·一章》）事物被命名之后，便于作为一个研究对象，便于阐释和引述。此治学之常用套路也。

林亿《重广补注黄帝内经素问序》中说：

"殊不知三坟之余，帝王之高致，圣贤之能事，唐尧之授四时，虞舜之齐七政，神禹修六府以兴帝功，文王推六子以叙卦气，伊尹调五味以致君，箕子陈五行以佐世，其致一也。奈何以至精至微之道，传之以至下至浅之人，其不废绝，为已幸矣！"

从林亿的叙述中，我们知道古代医家的思想库中有些什么工具：唐尧授予的四时阴阳，此为藏象之始基；虞舜的日月五星七政、文王六爻、箕子的五行。这个思想库是其大略。结合《黄帝内经》（以下简称《内经》）可以看到古代中医学术发展的轨迹：第一步，四时以阴阳为总摄，从此与医学相终始；第二步将四时阴阳与四脏结合形成了藏象学说，并引入五行以"佐世"（早期五行理论只起一种辅助作用，因而四与五数常不谐调。本书后有详论）；第三步取六爻之数，将六合、六气以六经的形式赋予人体；第四步则由"天六地五"之数构成五脏六腑十一脉体系；第五步，也就是最后才建立起了十二经脉的循环系统。

早期中医藏象理论的核心部分是四时阴阳，它构建在负阴抱阳的框架之下，并于其中构建了脏腑生理、经脉、养生、脉法、针刺疗法等理论。

今本《内经》的藏象理论是以五脏为中心，尽管如此，其中仍然能够看到一些四脏藏象的痕迹。例如，《素问·六节藏象论》中的脏腑形态：

"岐伯曰：心者，生之本，神之变也。其华在面，其充在血脉，为阳中之太阳，通于夏气。肺者，气之本，魄之处也。其华在毛，其充在皮，为阳中之太阴，通于秋气。肾者，主蛰，封藏之本，精之处也。其华在发，其充在骨，为阴中之少阴，通于冬气。肝者，罢极之本，魂之居也。其华在爪，其充在筋，以生血气，其味酸，其色苍，此为阳中之少阳，通于春气。脾、胃、大肠、小肠、三焦、膀胱者，仓廪之本，营之居也，名曰器，能化糟粕，转味而入出者也。其华在唇四白，其充在肌，其味甘，其色黄，此至阴之类，通于土气。凡十一脏，取决于胆也。"

负阴抱阳：左少阳、右少阴、前太阳、后太阴四个方位，分别对应春、夏、秋、冬四时，并由此而对应人体身上的肝、肺、心、肾四脏。大约其时四时尚未与五行结合，没有五脏，所以"脾"不在四脏数中，被置于"胃、大肠、小肠、三焦、膀胱"之间，这是较成体系的四脏藏象，弥足珍贵。

天人形态所决定的四脏分布是：心脏在前，对应夏季，故"为阳中之太阳"；肝在左，对应春季，"为阳中之少阳"，心、肝两脏与前太阳、左少阳相符。但是，本节经文对肺肾的记载却有不同："肺者……为阳中之太阴，通于秋气"和"肾者主蛰……为阴中之少阴，通于冬气。"以天人形态衡之，则不难发现，正确的写法应该是："肺者……为阴中之少阴，通于秋气""肾者……为阴中之太阴，通于冬气"。心与肝既为"阳中之……"，与之互为对待，则肺与肾当为"阴中之……"，春夏属阳，心肝属阳，秋冬属阴，肺肾属阴，义理晓然。这样才能与前太阳、后太阴、左少阳、右少阴的四方布局一致。

这里的四脏藏象因太阴少阴与肺肾错位而变得扑朔迷离。王冰注曰："心主于夏，气合太阳，以太阳居夏火之中，故曰阳中之太阳，通于夏气也……肺脏为太阴之气，主王于秋，昼日为阳气所行，位非阴处，以太阴居阳分，故曰阳中之太阴，通于秋气也……肾主骨髓，发者脑之所养，故华在发充在骨也。以盛阴居冬阴之分，故曰阴中之少阴，通于冬气也……肝……以少阳居于阳位，而王于春，故曰阳中之少阳，通于春气也。"如谓肾为"盛阴"，盛阴就是太阴的意思，却又称之为"阴中之少阴"，此自相矛盾；这是明知心为太阳，肝为少阳，并且知道阴阳四方的对应关系，却曲为之辩，是所难以理解也。

其实，后人一直知道肾为少阴，肺为太阴之说有误。林亿《新校正》云："按全元起本并《甲乙经》《太素》少阴作太阴，当作太阴，肾在十二经虽为少阴，然在阴分之中当为太阴。"萧延平按:《素问·六节藏象论》谓："肺为阳中之太阴，肾为阴中之少阴，肝为阳中之少阳。"新校正引《太素》"肺为阳中之少阴，肾为阴中之太阴，肝为阴中之少阳"，用以证明《素问》王注之失，其说甚详，检《素问》卷三第九《六节藏象论》王注下新校正自知。又，杨上善在注"腹为阴，阴中之阴，肾也"时说："肾肝居膈以下，又近下极，所以为阴也。肾以属水，水为太阴，故为阴中之阴也。"古之医家都很清楚，四时对应四脏，其中肾属太阴，肺属少阴不容置疑。

今本《灵枢》是高丽于宋哲宗元祐八年（公元1093年）所献《黄帝针经》的版本，亦能看到其中的脏腑理论秉承了早期的四时阴阳理论。例如：

　　《灵枢·九针十二原》："五脏有六腑……阳中之少阴，肺也……阳中之太阳，心也……阴中之少阳，肝也……阴中之至阴，脾也……阴中之太阴，肾也……凡此十二原者，主治五脏六腑之有疾者也。"

　　《灵枢·阴阳系日月》："其于五脏也，心为阳中之太阳，肺为阳中之少阴，肝为阴中之少阳，脾为阴中之至阴，肾为阴中之太阴。"

四脏对应四方：前太阳，后太阴，左少阳，右少阴，只是后来加入了以脾为至阴成为五方，那是为了便于与五行相配，合入五脏。

肺为少阴，心为太阳，肝为少阳，肾为太阴，乃是四方阴阳的原形，据今天推测，肾为"阴中之少阴"与肺为"阴中之太阴"多半是转抄讹误造成的；"王注之失"使得藏象理论在唐代失去了一次矫正的机会，误说浸假而成正论，这是一个十分有趣的学术现象。

因此可以确定，中医学术史上曾经有过四时阴阳的藏象学说。谓余不信，还可以找到一个旁证。

　　《素问·刺禁论》："黄帝问曰：愿闻禁数。岐伯对曰：脏有要害，不可不察，肝生于左，肺藏于右，心部于表，肾治于里，脾为之使，胃为之市。膈肓之上，中有父母，七节之傍，中有小心，从之有福，逆之有咎。"

注家多困惑于"肝生于左，肺藏于右"，解说纷出，有谓清浊升降的，有谓功能调节的，还有认为古代解剖记录有误的，不一而足。其实，真相十分简单，就是来自负阴抱阳的天人形态。肝属少阳，应于东方，在左；肺属少阴，应于西方，居右；心属太阳，应于夏季，位居于前，亦谓之为"表"；肾属太阴，应于冬季，位居于后，故谓之为"里"。四方为"王者四位之选"，地位崇高；而"脾为之使"，屈居于皂隶之间，这正是四脏藏象的形式。

早期的中医术语极为质朴。"父母""小心""为之市""有福"似出于乡农父子之口，村态可掬。篇名"刺禁"旨在指出针刺背部腧穴可能引发的危险，所以，"膈肓"与"七节"是指脊柱上的节段、名称和标志，用以警示同行。

就常理而言，四时阴阳对应四脏，少阳对少阴，太阳对太阴，是天人同构的完美形式。在古人的观念中，将秋季阴气较少（少阴）改变为阴气隆盛（太阴），将冬季的阴气隆盛（太阴）改变为阴气较少（少阴），从天人相应的观念上看，其情形有如地理发生巨大变更，北岳恒山与西岳华山互换了位置，虽不致"阴阳反作"，但会使天人结构和秩序发生失衡。董仲舒《春秋繁露·天道无二》说"事无大小，物无难易，反天之道无成者"，信仰天道的古人对此竟熟视无睹！

依据目前的文献，无法证明这是古人为了跳出负阴抱阳的固有窠臼而进行的理论创新，文字讹误的可能性最大，因事出于远古，历史积淀过于厚重，无人敢于置疑。而中医之肾属少阴，肺属太阴，竟然是以讹成讹，积非成是的结果？！因为一次文字讹误就此改变了中医术语，从而改变了古代医家的思考方向和藏象形态，似乎有点不可思议！然而，中医理论就是在对于前人文献的注释、领会、解读、贯通之中获得灵感和知识，从而得到发展的；如果将误读误注也包罗在内，似也符合情理，大可不必惊诧①！

尽管肾属少阴并不是轩辕岐伯的原义，然而医道以治，并不影响中医按其自身的逻辑发展出一套能够致用于临床的脏腑理论。

《素问》有一些篇章似明知肾为少阴之说有误，却曲意回护，或予以特别的阐释，并由此宛转关生，推陈出新。例如：

> 《素问·水热穴论》："黄帝问曰：少阴何以主肾？肾何以主水？岐伯对曰：肾者，至阴也，至阴者盛水也；肺者，太阴也，少阴者，冬脉也，故其本在肾，其末在肺，皆积水也。帝曰：肾何以能聚水而生病？岐伯曰：肾者，胃之关也，关门不利，故聚水而从其类也。上下溢于皮肤，故为胕肿，胕肿者，聚水而生病也。帝曰：诸水皆生于肾乎？岐伯曰：肾者，牝脏也，地气上者属于肾，而生水液也，故曰至阴。"

这是专门回答"少阴何以主肾"的问题。其后的潜台词则是"本来应该由太阴主水主肾，为什么变成了少阴呢？"作者借岐伯之口回答道，水属阴物，而肾是"盛水"的地方，其处阴气盛大，所以说"肾者，至阴也"。注意：至，极也。《吕氏春秋·离俗览·为欲》："天子至贵也，天下至富也，彭祖至寿也。诚无欲，则是三者不足以劝。"至阴就是极阴，义同于太阴，而程度更甚。显然，作者知道肾主水、属冬，阴气盛大，按理应为太阴，却屈从于误说，发明了"至阴"一词来解释肾中阴气隆盛的生理和病理现象。正是由于肾中阴气极其盛大，所以可致"关门不利"，水湿不

---

① 古代曾有因笔误成事者，例如历史上"郢书燕说"的故事。例如，《韩非子·外储说左上》："郢人有遗燕相国书者，夜书，火不明，因谓持烛者曰'举烛'而误书'举烛'。举烛，非书意也。燕相国受书而说之，曰：'举烛者，尚明也；尚明也者，举贤而任之。'燕相白王，王大说，国以治。治则治矣，非书意也。今世学者，多似此类。"其中两"说"，读作"悦"，义同于悦。

得排泄，就会发生水肿。

同时辩曰："肺者，太阴也，少阴者，冬脉也，故其本在肾，其末在肺，皆积水也。"虽然肾有少阴之说，但那是指冬天的脉象，并非指的是肾脏的功能；肾的功能体现为"至阴"，其中的阴气比太阴肺脏更甚，因此，水证"其本在肾，其末在肺"——这里实际上认同了肾属太阴，肺属少阴——由肺肾两脏共同完成人体的水液代谢，两者的功能失调则会发生水肿。显然，《素问·水热穴论》的作者应该知道肺属少阴、肾属太阴更加符合肺肾之间的生理性状，但是，面对肺成太阴，肾为少阴的既成事实，所能做的只能将少阴变为"至阴"，加重肾中的阴气，从而维持肺肾之间原有的阴气多少的比例不变。

今天看来，《素问·水热穴论》关于太少之权辩，虽然言之成理，但也仅限于水证的病理，后世医家则将太少阴阳之误推而广之，将肺为太阴、肾属少阴铸为不易之论，沿用至今。

在中医藏象引入五行以"佐世"之后，四时与五行结合，四脏变成了五脏，于是阴阳与五脏的关系被重置。此可见于《素问·金匮真言论》：

"故背为阳，阳中之阳，心也；背为阳，阳中之阴，肺也；腹为阴，阴中之阴，肾也；腹为阴，阴中之阳，肝也；腹为阴，阴中之至阴，脾也。此皆阴阳表里内外雌雄相输应也，故以应天之阴阳也。"

重置之后以上下分阴阳，因而没有代表四方的太阴、太阳、少阴、少阳等内容。"背为阳"，谓胸背部在上为阳；"腹为阴"，指腹背部在下属阴。心肺居于胸内，因位置在上属阳，其中心肺两者又分别为"阳中之阳"与"阳中之阴"；肝肾在腹内，位居下属阴，肝肾两者分别为"阴中之阳"和"阴中之阴"。

脾为"阴中之至阴"。脾为至阴与上面肾为至阴的意义不同。"至",《国语·晋语》:"君以骊姬为夫人,民之疾心固皆至矣!"韦昭注:"至,深也。"脾属阴,藏在较为深层的地方,意谓脾位于五脏的中间。这里将脾纳入五脏是对《素问·六节藏象论》有关藏象部分进行了重新建构;此前太少阴阳的四方不应五行之数,此则添加"至阴"以应其数。

综上所述可以看出,《素问·六节藏象论》的"藏象如何?"与《素问·刺禁论》之"左肝右肺"都是早期四脏藏象存在的证据。在《六节藏象论》里可以看到,四脏藏象已经为中医学说奠定了脏腑的基本功能:心藏神,肺藏魄,肾藏精,肝藏魂,以及心主血脉,其华在面;肺主气,其华在皮毛;肾主骨,其华在发;肝藏血,其华在筋爪。

皇甫谧在《针灸甲乙经·序》谈到如何建构脏腑经脉的理论时说:"内考五脏六腑,外综经络血气色候,参之天地,验之人物,本性命,穷神极变,而针道生焉。"所谓"内考""外综",就是司外揣内;"本性命",是对自我生命的感知和体验。早期的人类心志单一,纯德全道,不惧于物,较长于感知周围事物,亦较长于内视感悟自我的生命。"穷神极变",就是运用心智,感受生命现象,加以发挥悟性。

中医藏象中那些由感悟获得的生理知识亦多出自四脏藏象这一时期。如四神脏的功能:心藏神,神清气爽是由于心血充足,故神为血气之性;肺藏魄,魄,体魄,体格与精力,体魄强健肺气充足,故肺主一身之气等。再如,胸腹的温度高于背部,认为胸腹属阳,背部属阴;走路使呼吸加快脉搏加速,则能于中体悟出心肺的关系,气行血行的道理。又如,解小便须集中心志,努责大便使得肺气下行,可以悟得心与小肠互为表里,肺与大肠互为表里的道理等。

第三节　脉象出自四时阴阳

脉诊是自有中医以来就采用的诊断方法，因而它与四时阴阳理论的结合最早，时间最长，也最紧密，尽管后来有人多次对之进行过理论整合，但中医脉诊总是以四时阴阳为核心。

《素问·脉要精微论》："是故持脉有道，虚静为保。春日浮，如鱼之游在波；夏日在肤，泛泛乎万物有余；秋日下肤，蛰虫将去；冬日在骨，蛰虫周密，君子居室。故曰：知内者，按而纪之；知外者，终而始之。此六者，持脉之大法。"

人体脉象有春浮、夏洪、秋毛、冬石的不同，这是四时阳气在人体的正常变化，属于生理范围。经脉中的气血感应于四时阴阳，同时也与四方空间地域特点相对应。脉象应于地气，东方南方属阳，阳气感应于经脉之中，故春脉"如鱼游之在波"，夏脉"泛泛乎万物有余"；西方北方属阴，阴气感应于经脉之中，故秋脉"蛰虫将去"，冬脉"蛰虫周密"，人体的阳气下沉，潜藏于筋骨之间。

四时脉象是脉学的主体，是脉诊的心眼和精神。《脉要精微论》将"知内""知外"加入其中，只是为了与"六气"结合，这显然是一种欲以六气来整合脉象的尝试，但脉象只认四时，所以这样的整合意义不大。同样的情况还可见于《素问·脉要精微论》，只以四时论脉象：

"帝曰：脉其四时动奈何？知病之所在奈何？知病之所变奈何？知病乍在内奈何？知病乍在外奈何？请问此五者，可得闻乎？岐伯曰：请言其与天运转大也。万物之外，六合之内，天地之变，阴阳之应，彼春之暖，为夏之暑，彼秋之忿，为冬之怒，四变之动，脉与之上下，以春应中规，夏应中矩，秋应中衡，冬应中权。是故冬至四十五日，阳气微上，阴气微下；夏至四十五日，阴气微上，阳气微下。阴阳有时，与脉为期，期而相失，知脉所分，分之有期，故知死时。微妙在脉，不可不察，察之有纪，从阴阳始，始之有经，从五行生，生之有度，四时为宜，补泻勿失，与天地如一，得一之情，以知死生。是故声合五音，色合五行，脉合阴阳。……是故持脉有道，虚静为保。春日浮，如鱼之游在波；夏日在肤，泛泛乎万物有余；秋日下肤，蛰虫将去；冬日在骨，蛰虫周密，君子居室。故曰：知内者，按而纪之；知外者，终而始之。此六者，持脉之大法。"

文中出现"五者"、"五行"、"五音"、五九的"四十五日"，显然是古人试图将脉象整合进入五行理论之中，议论虽宏，但脉象仍然以四时阴阳为主体："春应中规，夏应中矩，秋应中衡，冬应中权。"针刺补泻与疾病预后均以"四时为宜"，脉合四时就是"脉合阴阳"，如此才能"与天地如一"。春脉"中规"乃为圆象，滚滚如鱼游在波，为弦脉之象；夏脉之"矩"为方象，"泛泛"，古作"汜"，《说文解字》"汜，浮貌"，"万物有余"，如水浮舟之象，此为洪脉；秋脉之"中衡"，衡，秤杆，有气持衡于"皮肤"之间，应为浮脉；冬脉之"中权"，权，秤锤，《孟子·惠王上》"衡，加重于其一旁，必捶"，此为沉脉。这是古人的思维方式："以想象体示概念。"[①]

四时脉象与四时阴阳结合得十分紧密，早已深入医者之心，故难以离间重构也！古人在数理整合方面进行过努力，但并不能对四时脉象产生实质性的影响。又如：

---

① 钱锺书. 管锥编（第一册）［M］. 北京：中华书局，1999：11.

《素问·平人气象论》："脉从阴阳，病易已；脉逆阴阳，病难已。脉得四时之顺，曰病无他；脉反四时及不间脏，曰难已。……脉有逆从四时，未有脏形，春夏而脉瘦，秋冬而脉浮大，命曰逆四时也。风热而脉静，泄而脱血脉实，病在中脉虚，病在外脉涩坚者，皆难治，命曰反四时也。"

"脉从阴阳""脉得四时"，诊脉就是诊得脉与四时阴阳之间的逆顺情况，不及其他。脉象集中了医生的临床经验：顺应四时阴阳则病易愈，违背四时阴阳则病难治。这类经验心口相传，易于掌握，且简捷实用。脉象顺从四时，病症亦当顺从四时。倘若风证脉当躁而反静，泄泻失血脉当虚而反实，邪气在内脉当实而反虚，病邪在外脉当虚而反坚涩，这些都是反常的脉象，形同于四时阴阳反作，预后不良。

关于"不间脏"。《难经·五十三难》："间脏者，传其子也。"注家据此释为"如肝不传脾而传心，心不传肺而传脾，其气相生，虽病亦微。不间脏，指相克而传。如心病传肺，肺病传脾，脾病传肾或肾病传心等，故曰难已。"[①]今皆宗此说，辩则辩矣，但似有不然。《难经》说的是病气传变，基于五行；此处说的是脉象，本于四时，故《难经》称为"间脏"，此处为"不间脏"，两者可能没有必然联系，盖不得以猪耳大认作是象家亲也！间，古写作"閒"，"间"是后起字。音闲。《左传·成十六年》"以君之灵，閒蒙甲胄。"《注》："閒，犹近也。"不间脏，谓不近脏，即没有出现本脏之脉，也就是本篇"未有脏形"的意思。

脉学的基础是四时阴阳，为了将其纳入五行的框架，古人炮制出了一些不错的理论。如：

---

① 南京中医学院医经教研组. 黄帝内经素问译释 [M]. 上海：上海科学技术出版社，1981：155.

《素问·玉机真脏论》:"'春脉如弦'……'夏脉如钩'……'秋脉如浮'……'冬脉如营'……帝曰:四时之序,逆从之变异也,然脾脉独何主?岐伯曰:脾脉者土也,孤脏以灌四傍者也。帝曰:然则脾善恶可得见之乎?岐伯曰:善者不可得见,恶者可见。帝曰:恶者何如可见?岐伯曰:其来如水之流者,此谓太过,病在外;如鸟之喙者,此谓不及,病在中。帝曰:夫子言脾为孤脏,中央土以灌四傍,其太过与不及,其病皆何如?岐伯曰:太过则令人四肢不举,其不及则令人九窍不通,名曰重强。"

此篇在四脉之后论及脾脉,这是受到"四时之序"的限制,脾不主时,脾脉原本缺如,今革故鼎新,特为脾脉立说。其论曰:脾为"孤脏",不入四脏之选;脾为"至阴",居于脏腑中央,将水谷精微灌注于四旁,以营养四脏。脾因不入四时之序,所以它的平脉("善者")不能体现出来,只有病脉("恶者")才能表现出来。如果脉象"如水之流"就是脾之实证,如果"如鸟之喙"毫无柔和之象多为脾之虚证。实证四肢不举,虚则九窍不通。

自春秋以来,古人就将四时与五行结合,但四与五的配合一直存在着左支右绌的窘况。他们的解决方法多半是将土德进行特殊化。

《国语·郑语》:"先主以土与金、木、水、火杂以成百物。"

认为土德不同,无所不在。五行中的其他四行都离不开土,都需要有土混杂其中才能形成"百物",也就是说,在金、木、水、火的里面都含有土的成分。

《管子·四时》:"中央曰土,土德实辅四时入出。"

古人时空一体，土在空间上位于四方的中央，而时间随空间圜转，春夏秋冬都出自中央的土德。此说当为脾不独主一时理论之滥觞。于是，后来有人踵事增华。

《白虎通义·五行》："木王所以七十二日何？土王四季，各十八日，合九十日为一时，王九十日。土所以王四季何？木非土不生，火非土不荣，金非土不成，水无土不高。土扶微助衰，历成其道，故五行更王，亦须土也。王四季，居中央不名时。"

土在时间上也很特殊，并不独主一季，而是分别寄旺于四季之末各十八日。这样，在每季的九十日里皆有土的成分。于是土居时空的中央，旺于四季，促进其他四行的生长。有因于此，脾居于四脏的中央，并寄旺于四季之末。这一理论很快为医学采用。

《素问·太阴阳明论》："帝曰：脾不主时何也？岐伯曰：脾者土也，治中央，常以四时长四脏，各十八日寄治，不得独主于时也。脾脏者常着胃土之精也，土者生万物而法天地，故上下至头足，不得主时也。"

为什么脾不主时呢？岐伯回答说，脾非不主时，只是"不得独主于时"，将其所主的时日寄放在各季最后的十八日（18×4=72），总数为七十二日。一年仍为四时。

同样的道理，脾的脉象也不独主于时，同样"寄治"于其他四脏，由此而产生了"脉有胃气"的理论。脾与胃互为表里，脾气之灌注"四傍"，使五脏六腑之气皆能禀气于胃，使各脏脉象中皆含胃气，因而胃气成为脉象的重要组成部分。这实际上就是"土与金、木、水、火杂以成百物"的进一步演绎。

脉之有无胃气成为人体健康、疾病预后的判断标准，这就是"脾不主时"在脉学方面的贡献。

> 《素问·玉机真脏论》："黄帝曰：见真脏曰死，何也？岐伯曰：五脏者，皆禀气于胃，胃者五脏之本也。脏气者，不能自致于手太阴，必因于胃气，乃至于手太阴也，故五脏各以其时，自为而至于手太阴也。故邪气胜者，精气衰也。故病甚者，胃气不能与之俱至于手太阴，故真脏之气独见，独见者病胜脏也，故曰死。帝曰：善。"

所谓"五脏各以其时，自为而至于手太阴也"，大约在古代属于常识，注家多略去不注。古代用六十甲子循环记年、记日、记时，每天十二时，五天六十甲子一个循环，称为"五日为一候"（$60 \div 12 = 5$）。一天之中，五脏各有主时：肝在甲乙，心在丙丁，脾在戊己，肝在庚辛，肾在壬癸。所谓肝在甲乙，就是肝主气于逢甲逢乙的时辰，即甲子、乙丑、甲戌、乙亥、甲申、乙酉等时；心气主于逢丙逢丁的时辰，即丙寅、丁卯、丙子、丁丑等时，由此类推其他各脏的主时。

胃为五脏之本，五脏的营养皆仰承于胃，再通过肺气将水谷精微布散于全身，所以说五脏之气，在其所主之时——肝在甲乙，心在丙丁等"必因于胃气"，即必须通过胃气，各脏之气才能到达手太阴肺经，并于其时呈现出所属脏腑的脉象。

> 《素问·平人气象论》："人以水谷为本，故人绝水谷则死，脉无胃气亦死。所谓无胃气者，但得真脏脉，不得胃气也。所谓脉不得胃气者，肝不弦，肾不石也。"

"真脏之气独见"，被称为真脏脉。在生理情况下，如当肝主气之时，胃气就会随肝气一起反应到手太阴寸口上来，使得肝脉弦中有柔和之象，是为肝脉有胃气；如果疾病深重，胃气败绝，肝气不能到达寸口，因而肝病也就不会出现弦脉。又如，当肾主气之时，肾气会随胃气达于寸口，胃气败绝，肾病也就不见石脉。由此可见，所谓"真脏脉"其实就是没有胃气的一种败坏脉象。

《素问·阴阳别论》："凡阳有五，五五二十五阳。所谓阴者，真脏也，见则为败，败必死也。所谓阳者，胃脘之阳也。"

"凡阳有五"，是说一、三、五、七、九都是奇数，属阳，这五个数相加之和是二十五，与五五相乘同，"天数二十有五"（《易·系辞上》），故曰"五五二十五阳"。中医说的"五五二十五"往往有此双重含义，旨在强调阳气的重要。这句话是说，阳脉都在五五数中，都是"胃脘之阳"的体现；而阴脉就是没有胃气的脉象，它的出现是脏气败绝的征象。

《素问·移精变气论》："上古使僦贷季理色脉而通神明……夫色之变化，以应四时之脉，此上帝之所贵，以合于神明也。"

僦贷季，传说中的上古名医。所谓神明，就是自然界中促进生长杀藏的精神力量，脉应四时能感应神明之力。

后世医家依据神明之说提出了脉贵有神的说法。有神之脉体现在两个方面：一，脉来有力。"脉中有力，即有神矣"（《景岳全书·滑氏脉义》）。《素问·八正神明论》："血气者，人之神。"脉有神气是气血充足，健康无病的体现。二，节律齐整。明代医家陈士铎《辨证录》："无论浮沉迟数涩滑大小各脉，按指之下，若有条理，先后秩然不乱者，此有神之至也。"

在古人的观念里，一年与一天具有同等意义。一年分为四时，一天也可以分为四时。人体病气——患者机体对疾病的反应以及精神面貌等总体情况——也可以分为四时。早期的病理同样基于四时阴阳，古人据此判断疾病的预后。例如：

《灵枢·顺气一日分为四时》："夫百病者，多以旦慧、昼安、夕加、夜甚，何也？岐伯曰：四时之气使然。黄帝曰：愿闻四时之气。岐伯曰：春生、夏长、秋收、冬藏，是气之常也，人亦应之。以一日分为四时，朝则为春，日中为夏，日入为秋，夜半为冬。朝则人气始生，病气衰，故旦慧；日中人气长，长则胜邪，故安；夕则人气始衰，邪气始生，故加；夜半人气入脏，邪气独居于身，故甚也。"

《庄子·天下》说："至大无外，谓之大一；至小无内，谓之小一。"人的阳气在一年之中周天三百六十五度与太阳同步，在一日之间随日出日落亦与太阳同步。古人将人体正气与太阳同步的部分称为"人气"，人气得太阳之助，能胜邪气。早上太阳初生，人气亦生，"朝则为春"，病气衰退，症状减轻；中午太阳隆盛，"日正为夏"，人气亦旺盛，正能胜邪，于是邪气潜藏，病人安和无事；傍晚太阳西落，"日入为秋"，人气亦衰，邪气生长，症状出现；夜半太阳入于幽都，"夜半为冬"，邪气肆虐，症状加重，因而大多数的病人大多死于夜半。

第四节　针刺始于四时阴阳

砭石是先民最为原始的治病工具，肇自远古，早期针灸曾与巫术结合，当巫医分途，才出现了不带巫术色彩的针刺理论，那就是四时阴阳。古人认为，针刺治病应该融入四时阴阳之气的变化。《素问·移精变气论》是一篇颇有巫风的文献，其中说：

> "暮世之治病也则不然，治不本四时，不知日月，不审逆从，病形已成，乃欲微针治其外，汤液治其内，粗工凶凶，以为可攻，故病未已，新病复起。"

这里说末世的医生治病"不本四时"，可见四时阴阳的理论曾经在医巫之间共享。巫医要求考察日月运行，用以对照来了解病情的逆顺，并且以四时阴阳的消长为刺法。日月，阴阳也。日为阳，主生气，人体的阳气活动与太阳同步；月属阴，主刑杀，针刺禁忌与月亮的盈亏相应。"暮世"医生不知有此，以为只要针刺服药就可以治愈疾病，结果旧病没有治愈，反而出现了新病。

针刺治病顺应四时阴阳就是顺应"天道"，作为医生应该从天道的高度去看待针灸治疗。例如，古人在谈到九针时说：

> 《灵枢·外揣》："夫九针者，小之则无内，大之则无外，深不可为下，高不可为盖，恍惚无穷，流溢无极，余知其合于天道人事四时之变也。"

治病不仅需要"合于天道"，还要懂得"人事四时之变"，懂得四时阴阳对于人体产生的影响。这样，针具虽小，可治大病，针入气随，可上可下，可内可外，可深可浅，气应于针也，"恍惚无穷"，玄妙不可测度。

据文献所示，在四时藏象时期，针刺理论已经颇为成熟，其中有两种观点比较具代表性：针刺气穴和针刺疾病的原发部位。这两种观点分别载于《灵枢·四时气》和《灵枢·终始》，引之如下：

《灵枢·四时气》:"黄帝问于岐伯曰:夫四时之气,各不同形,百病之起,皆有所生,灸刺之道,何者为定?岐伯答曰:四时之气,各有所在,灸刺之道,得气穴为定。故春取经、血脉、分肉之间,甚者深刺之,间者浅刺之。夏取盛经孙络,取分间绝皮肤。秋取经腧,邪在腑,取之合。冬取井荥,必深以留之。"

《灵枢·终始》:"治病者,先刺其病所从生者也。春气在毫毛,夏气在皮肤,秋气在分肉,冬气在筋骨,刺此病者各以其时为剂。故刺肥人者,以秋冬之剂;刺瘦人者,以春夏之剂。"

两篇文章都强调针刺必须根据四时阴阳之所在而施治。《四时气》认为应该"得气穴为定",即结合四时阳气的变化,选取有效穴位,强调针刺以"得气"为主,注重腧穴的效应。春天所刺的腧穴,多在于"经、血脉、分肉之间";夏天多取气血盛满的经脉或孙络,浅刺于皮肤腠理之间,可辅以刺络、刺血;同理,秋天取五腧穴的经穴或腧穴,如邪在六腑,"合治内府"(《灵枢·邪气脏腑病形》)取其合穴;冬天取五腧穴的井穴荥穴。病邪在表则病轻,病轻者浅刺;病邪在里则病重,病重者深刺。至于冬天取井荥,似较费解,对此,《素问·水热穴论》特别予以解释:"(冬天)肾方闭,阳气衰少,阴气坚盛,巨阳伏沉,阳脉乃去,故取井以下阴逆,取荥以实阳气。"下,泻也;实,补也。取井穴泻坚盛之阴气,取荥穴以补衰少之阳气。"深以留之",荥穴大多位于皮肉组织较为浅薄之处,故"深"字应释为久留其针;古代描述空间的词常可与时间互训。如"长"字既可训为空间之深远,亦可释为时间之长久。

《终始》则认为治病应该"先刺其病所从生者",刺致病之源,所谓"必伏其所主,而先其所因"(《素问·至真要大论》),刺疾病的原发部位。"刺此病者各以其时为剂",剂,分剂,一定的分量。《三国志·华佗传》:"又精方药,其疗疾,合汤不过数种,心解分剂,不复称量。"据此，"各以其时为剂"，即给"病所从生"之"时"一定的分量。病由春天而发，由于"春气在毫毛"，就给予"春气"和"毫毛"相应的刺法；病由夏天而发，因为"夏气在皮肤"，就给予"夏气"和"皮肤"相应的刺法；病由秋天而发，"秋气在分肉"，给予"秋气"和"分肉"相应的刺法；病在冬天而发，"冬气在筋骨"，同样，就给予"冬气"和"筋骨"相应的刺法。筋骨不便于针刺则改刺经输。

《灵枢·寒热病》亦持相同的观点：

> "春取络脉，夏取分腠，秋取气口，冬取经输，凡此四时，各以时为剂。络脉治皮肤，分腠治肌肉，气口治筋脉，经输治骨髓、五脏。"

这里的"气口"是指五腧穴中的合穴。《太素·寒热杂说》："秋时肺气将敛，阳气在合……气口即合也。"取络脉是刺络法，取分腠是刺肤法，盖春气在毫毛；夏气在皮肤；秋气在分肉，则取合穴；冬气在骨髓，骨髓无法针刺，改取经穴和腧穴。这里同样主张"各以时为剂"。

古人针刺治病，随"人气"所在而刺。所谓人气，即人体之气与天地阴阳发生同步感应的部分，由于卫气与日行同步，有时人气就指卫气。上述两种不同的刺法可能是对"人气"的理解不同，《四时气》认为与卫气有关，与腧穴是"卫气之所留止"有关。

《终始》和《寒热病》认为春天阳气生长，人气在毫毛，夏天阳气隆盛，人气在皮肤，秋天阳气收敛，人气在分肉，冬天阳气闭藏，人气在筋骨；人气所在就是"病所从生"的地方，寻其所在而取之[1]。"肥人"肉厚，以秋冬之法深刺，瘦人肉薄，以春夏之法浅刺，

---

[1] 关于"人气"之说，可以参看拙著《营卫学说与针灸临床》。

具体运用可以根据人体形体的胖瘦而变通其法。

另外,《素问·水热穴论》解释四时刺法的原理与前两者均不相同,是以病机立论,甚是值得注意。引之如下:

"帝曰:春取络脉分肉何也?岐伯曰:春者木始治,肝气始生,肝气急,其风疾,经脉常深,其气少,不能深入,故取络脉分肉间。帝曰:夏取盛经分腠何也?岐伯曰:夏者火始治,心气始长,脉瘦气弱,阳气留溢,热熏分腠,内至于经,故取盛经分腠,绝肤而病去者,邪居浅也。所谓盛经者,阳脉也。帝曰:秋取经俞何也?岐伯曰:秋者金始治,肺将收杀,金将胜火,阳气在合,阴气初胜,湿气及体,阴气未盛,未能深入,故取俞以泻阴邪,取合以虚阳邪,阳气始衰,故取于合。帝曰:冬取井荥何也?岐伯曰:冬者水始治,肾方闭,阳气衰少,阴气坚盛,巨阳伏沉,阳脉乃去,故取井以下阴,逆取荥以实阳气。故曰冬取井荥,春不鼽衄,此之谓也。"

其中只有四脏的主令和刺法而没有脾脏,显然也是四时阴阳时期的产物。肝属木,主风,应于春,春天邪在络脉的病理包含了木、风、春三种因素。同理,心属火,主热,应于夏,夏天邪在盛经分腠的病理包含了火、热、夏三种因素,其余两脏病理相同,不赘。春天邪气不能深入经脉,故浅刺络脉;夏天阳气留滞在表,"邪居浅也",故取盛经于分腠之间;"盛经者,阳脉也",这个阳脉不是指阳经,而是皮肤浅表的络脉,采用刺络的方法。秋天"阳气在合",阴气未能深入,故取合穴以泻阳邪,取腧穴以泻阴气;冬天阳气潜伏,阴气隆盛,所以取井穴泻阴气,取荥穴补阳气,从此阴阳和谐,春不鼽衄。

不过有的医家却认为春天人气不在络脉,而在经脉。其说载于《素问·四时刺逆从论》,引之如下:

"是故春气在经脉，夏气在孙络，长夏气在肌肉，秋气在皮肤，冬气在骨髓中。帝曰：余愿闻其故。岐伯曰：春者，天气始开，地气始泄，冻解冰释，水行经通，故人气在脉。夏者，经满气溢，入孙络受血，皮肤充实。长夏者，经络皆盛，内溢肌中。秋者，天气始收，腠理闭塞，皮肤引急。冬者盖藏，血气在中，内着骨髓，通于五脏。是故邪气者，常随四时之气血而入客也，至其变化不可为度，然必从其经气，辟除其邪，除其邪则乱气不生。

"帝曰：逆四时而生乱气奈何？岐伯曰：春刺络脉，血气外溢，令人少气；春刺肌肉，血气环逆，令人上气；春刺筋骨，血气内着，令人腹胀。夏刺经脉，血气乃竭，令人解㑊；夏刺肌肉，血气内却，令人善恐；夏刺筋骨，血气上逆，令人善怒。秋刺经脉，血气上逆，令人善忘；秋刺络脉，气不外行，令人卧不欲动；秋刺筋骨，血气内散，令人寒栗。冬刺经脉，血气皆脱，令人目不明；冬刺络脉，内气外泄，留为大痹；冬刺肌肉，阳气竭绝，令人善忘。凡此四时刺者，大逆之病，不可不从也，反之，则生乱气相淫病焉。故刺不知四时之经，病之所生，以从为逆，正气内乱，与精相薄，必审九候，正气不乱，精气不转。"

这两段之后一段"逆四时而生乱气"与上一段的内容前后对应。上一段有"长夏"一节，后一段却没有长夏，只有四时；此篇名又叫《四时刺逆从》，应该原本只有四时。显然，本篇同样出于四时阴阳时期；论中说"夏者，经满气溢，入孙络受血，皮肤充实。长夏者，经络皆盛，内溢肌中"。夏季与长夏的"经满气溢""经络皆盛"意思重出，因此可知，"长夏"的内容应该是后人误将旁注纳入了正文。四时阴阳时期没有长夏。

"故邪气者，常随四时之气血而入客也"，春天水行经通，人气在经脉，邪气则客于经脉；夏天"皮肤充实"，人气在皮肤，邪气则客于皮肤；秋天"腠理闭塞"，人气在肌腠，邪气则客于肌腠；冬天人气"内着骨髓，通于五脏"，则邪气随之客于骨髓和五脏。因此，春天当刺经脉，夏天当刺孙络，秋天应刺皮肤（即"秋取气口"），冬天应刺筋骨（即"冬取经输"），如果不遵守这一原则，则会"逆四时而生乱气"，产生严重的后果。

本来，"灸刺之道，得气穴为定"是正道，即根据病情选取穴位，古往今来莫不如此。而针刺"各以其时为剂"，则是为了满足一年四时阳气所在而进行的一项辅助疗法，似乎具有某种理论方面的安慰性；凡稍有点临床经验的人都会知道这种主次关系，如果春天真的只是浅刺络脉，夏天只浅刺分腠，而不采取"得气穴为定"的刺法，大约不会有好的治疗效果[①]。

《灵枢·本输》："春取络脉诸荥大经分肉之间，甚者深取之，间者浅取之；夏取诸腧孙络肌肉皮肤之上；秋取诸合，余如春法。冬取诸井诸腧之分，欲深而留之。此四时之序，气之所处，病之所舍，脏之所宜。"

这是载于五腧穴后的一段文字，用"四时之序"总领了刺法要道，颇能革除浮辞，兼顾两面，简单易行。据其所言，春天可取络脉、荥穴、大经分肉之间的腧穴，夏天可取诸经腧穴、孙络，秋取合穴，冬取诸经井穴、各经腧穴。这个"气之所处"的取穴范围大多了，四季都有经腧可取，似与"得气穴为定"相去无几。笔者认为"余如春法"，放在"冬取"云云之后似更好。

---

① "得气穴为定"可能与古人运用组穴治病有关，如背俞穴、募穴、原穴、络穴、下合穴、水俞五十七穴、热病五十九刺、五五二十五腧，六六三十六腧等。可参看本书第四章。

第五节　受巫术影响的治疗方法

两汉时期从庙堂到民间弥漫着浓厚的鬼神巫觋气氛。著名学者吕思勉说："若两汉，固仍一鬼神术数之世界也。"[①] 鲁迅也说两汉时期"中国本信巫，秦汉以来，神仙之说盛行，汉末又大畅巫风，而鬼道愈炽"[②]。中医治病肇自远古，其术与巫同源，其理论多为四时阴阳感应之说，故此一并论之。

汉代巫术由方士主持，方士后来称为道士，早期的道教正是在巫术基础上建立起来的。巫觋替人祈福、星占、卜筮、相面，同时也治病。汉代虽然产生了不具巫术色彩的医学，但普通民众大多信巫又信医，同时接受巫师和医师的治疗，巫者医者常一身而二任，因此其时巫医难分。《史记·扁鹊仓公列传》说"信巫不信医，六不治也"，这是站在医生的角度说话，反映了其时整个社会巫术盛行的现状。

据《史记·日者列传》载，当时知名的日者[③] 有五行家、堪舆家、建除家、丛辰家、历家、天人家、太一家等。汉武帝曾将他们全数召聚起来，各以其术预言人事吉凶。五行家讲五行生克，堪舆家勘察风水，建除家观测天象，丛辰家讲时辰吉凶，历家讲天象历法，天人家讲天人相应，太一家讲术数。这些理论均能在中医藏象中看到：五行是藏象的基础，堪舆与病因的四方八风，建除与黄道度数及经脉气行，丛辰与十二辰建十二经脉，历法一年之三百六十五天对应全身三百六十五穴，天人家与中医的人禀天地之气等。巫医交融，难得有个准确的区分。

---

① 吕思勉. 秦汉史 [M]. 上海：上海古籍出版社，1983：810.

② 鲁迅. 中国小说史略 [M]. 济南：齐鲁书社，1997：39.

③ 日者，就是占卜算卦以巫术谋生的人。

《淮南子·说山训》：“病者寝席，医之用针石，巫之用糈藉，所救
钧也。”

糈，精米，用于祭神。《离骚》：“怀椒糈而要之。”王逸注：“精
米所以享神也。”藉，《说文解字》：“祭藉也。”藉之为言席也，将精
米放在席子上作为对神的贡献。民间有病往往请医又请巫，一面接受
针石治病，一面又用糈米享神，这种情况有点像今天的病人既吃中药
又吃西药，十分平常。

祝由是上古真人用符咒治病的方法。《尚书·泰誓》：“祝降时
丧。”孔颖达疏曰：“祝，断也。”《诗·大雅》：“侯作侯祝。”毛亨传：
“祝，诅也。”祝由，诅咒以断其病由也。张介宾《类经·论治类》：
“祝由者，即符咒禁禳之法，用符咒以治病。”巫师用祝由治病，中医
曾经也用。唐宋元明都有祝由科，居于道教符篆之间。清代满族信仰
萨满教，祝由似巫，萨满教纯为巫，因相近而相仇，遂被废除。古之
祝由存在于巫与医的中间地带，扮有亦巫亦医的角色。《内经》就常
有祝由的影子。例如：

《灵枢·禁服》：“黄帝亲祝曰：今日正阳，歃血传方，有敢背此言
者，必受其殃。”

《灵枢·贼风》：“黄帝曰：其祝而已者，其故何也？岐伯曰：先巫
者，因知百病之胜，先知其病之所从生者，可祝而已也。”

《灵枢·官能》：“疾毒言语轻人者，可使唾痈咒病。”

很长时间以来，祝由、唾法、咒法都是医巫同用。马王堆帛书
《五十二病方》载有西汉祝唾的方法。引几例如下：

治㾺儿瘛：“取屋荣蔡，薪燔之而□匕焉。为潐汲三浑，盛以桮。因

咒匕，祝之曰：'喷者巉喷，上□□□□□□□如□星，下如□血，取若门左，斩若门右，为若不已，磔薄若市。'因以匕周□婴儿瘰所，而酒之栖水中。候之，有血若蝇羽者，而弃之于垣，更以水唾匕□以□，如前。"

这是祝唾祛邪的方法。瘰，小儿瘰疭也。原文脱字较多，但能读出大概意思：取屋旁新鲜的野草，用薪火燔烧成灰，用匙调和，至有三分浑浊，盛在酒杯里，取一匙向之而唾。咒语的大意是怒叱瘰邪，将其斩首或肢解于市。然后将匙放在瘰病之处，再将酒倒入杯中，等一会儿，如有血丝"若蝇羽"，就将酒弃之于墙角。然后重复唾叱如前。注意这里"取若门左，斩若门右"，左属少阳，东方主生，右属少阴，西方主杀。这一巫术源自四方阴阳。

祝尤（疣）方："以月晦日之室北，靡（磨）宥（疣），男子七，女子二七，曰：'今日月晦，靡宥室北。'不出一月病已。"

这是一种阴阳感应术。古人大约认为疣属火，当以阴气治之。于是在月晦日，即农历每月最后一天，此夜天地昏暗；室北属阴，加以晦日，阴气更盛。此时"靡宥"，即磨疣，用手摩擦疣子，男子七次，应于阳数；女子十四次，应于阴数。祝，有咒意。

治□方："（唾）之，贲（喷）：'兄父产大山，而居□谷下，□□□不而□□□□□而凤鸟，寻寻□且贯而心。'"

这里用"唾"与"喷"，即吐口水，同时念咒语。

治巢者方："侯（候）天旬（电）而两手相靡（摩），乡（向）旬（电）祝之，曰：'东方之王，西方□□，□□主冥冥人星。'二七而□。"

"巢者"，有学者认为是牡痔，由"肛周之伤口为虫蚀所致"①。古人用祝由的方法祈祷东方之王和西方之王，并于天空闪电时两手相互摩擦以感应东西二方，其术亦源自四方阴阳。这里祝字义为祈祷。祝，祈祷。《战国策·齐策二》："为仪千秋之祝。"

在《五十二病方》中有一个"移精变气"的病例值得注意，引之如下：

> 治㿉方："辛卯日，立堂下东乡（向），乡（向）日，令人挟提㿉（疝）者，曰今日辛卯，更名曰禹。"

这是一个治疗"㿉"疾（疝气）的方子，其术同样源自四方阴阳。天干之辛属阴之金，应于西方；地支之卯属阴之木，应于东方；疝气属于肝经，故面朝东方，朝着太阳升起的方向。疝病的病理基础是金木相克，所以选在辛卯日，意在使金能克木，治疗疝病。传说大禹治水，患有"偏枯之疾"②，行走不太方便，但在巫者看来，大禹虽患偏枯，仍能跋山涉水；疝气患者行走不便，改其名曰"禹"，于是大禹之精气就移注到了患者身上，也就不碍行走了。疝气不能完全治愈，但能通过"挟提"（"疝气托"）③以减轻症状。巫者亦医者也。而中医文献中的移精变气则是一种阴阳感应术。

《素问·移精变气论》："黄帝问曰：余闻古之治病，唯其移精变气，可祝由而已。今世治病，毒药治其内，针石治其外，或愈或不愈，何

---

① 严健民.《五十二病方》物理疗法概述［J］. 湖南中医学院学报，1991（1）：52-53.

② 《尸子》："古时龙门未辟，吕梁未凿，……禹于是疏河决江，十年未阚（《太平御览·皇王部》引作"窥"——引者注）其家，手不爪，胫不毛，生偏枯之疾，步不相过，人曰禹步。"后世的巫师和道士多行禹步。

③ 据此可知，秦汉时期的医生就在使用"疝气托"了。

也？岐伯对曰：往古人居禽兽之间，动作以避寒，阴居以避暑，内无眷慕之累，外无伸宦之形，此恬憺之世，邪不能深入也。故毒药不能治其内，针石不能治其外，故可移精祝由而已。"

"动作以避寒，阴居以避暑"本质是一种阴阳感应。上古时期的人民"内无眷慕之累，外无伸宦之形"，少思寡欲，心志单一，无出仕当官的想法，因而"嗜欲不能劳其目，淫邪不能惑其心"（《素问·上古天真论》），病邪不能深入，不必用针石毒药治病，可以治以"移精祝由"的心灵感应术。后来人们的嗜欲无穷，忧患无已，因而祝由术也就失去了疗效。这很像是巫医分途之后的巫觋自道。

"汉代巫术与道教关系密切。道教是由阴阳五行学说、黄老学说、民间鬼神信仰等构建起来的非常驳杂的宗教体系，其创建主要是由巫师来完成的，因此道教一开始就包含有大量的巫术因素。"[1] 道教一直以来与中医共享同样的基础理论，即阴阳五行，天人合一。道教追求长生不老，得道成仙，生命永恒；而中医较为理性，认为只有上古真人才能做到"寿敝天地，无有终时"（《素问·上古天真论》），真人可望而不可及，现世只能追求健康长寿，祛病延年。因而两者的共性大于差异，只是在实施和操作层面上，一者以医，研究人体脏腑生理，运用针灸药物治病；一者为巫，研究祈福禳灾、祛病延年、长生不死的各种法术，因而巫师也讲脏腑经脉，祛病亦用针药，有时真还难以区分。中医针刺治病的部分方法就常与巫术混同，不知是巫取于医，还是医取于巫。例如，针灸著名的"守神"刺法就与汉代巫术存在着剪不断理还乱的联系。山东微山县两城出土之东汉"扁鹊施针图"所画的扁鹊乃人首鸟身，半巫半医的形象。

---

[1] 胡新生. 中国古代巫术 [M]. 济南：山东人民出版社，1998：78-80.

在此，有一本东汉晚期出现的道书《太平经》值得一提。

《后汉书·襄楷传》："初，顺帝时（126—144），琅邪宫崇诣阙，上其师于吉于曲阳泉水上所得神书百七十卷，皆缥白素朱介青首朱目，号《太平清领书》。其言以阴阳五行为家，而多巫觋杂语。有司奏崇所上妖妄不经，乃收藏之。后张角颇有其书焉。"

《太平经》原文 170 卷，今存 119 卷。这本经书的内容博大，涉及天地、阴阳、五行、十支、灾异、神仙等。由于其中"多巫觋杂语"，所以朝廷并不见用，而民间却大为流行。东汉末年黄巾张角奉为经典。其中针灸的"守神"刺法与《内经》可谓如出一辙。

《太平经·守一入室知神戒第一百五十二》："其上贤明者，治十中十，可以为帝王使，辟邪去恶之臣也。或久久乃复能入茆室而度去，不复誉于俗事也。故守一然后且具知善恶过失处，然后能守道，入茆室精修，然后能守神……见神以占事。言十中十者，法与天神相应；言十中九，与地神相应也；言十中八者，与人神相应也。"

巫师认为修道入冥可以通神，这个"神"是超自然的，能够"见"到。要看见神首先需要入冥以"守一"，使心志如一，不受外界干扰，反省自身的善恶过失，这是第一步；然后进入茆室精进修炼，不再关心世俗的事务，这叫作"守道"，这是第二步；有智慧的人（"上贤明者"）在这个阶段就可能被"度去"成仙了。学会了守道，然后能"守神"。所谓守神，就是能与神"相应"。应，《说文解字》"当也"，相应，即谓与神相当，具有神的能力，这时其人能够"占事"，具有预言未来的法力。如果与天神相当，所预言的十件事，十件应验；如果与地神相当，预言十件事，九件应验；与人神相当，预言十件事，八件应验。

其中有许多后世针灸医生耳熟能详的话语。"守神""守一""入茆室精修""神以占事"，这里姑且称其为巫道的"守神四要素"，这些内容在中医的守神刺法中都有体现。

《灵枢·九针十二原》："小针之要，易陈而难入。粗守形，上守神。神乎神，客在门，未睹其疾，恶知其原？"

《灵枢·终始》："凡刺之法，必察其形气……深居静处，占神往来，闭户塞牖，魂魄不散，专意一神，精气不分，毋闻人声，以收其精，必一其神，令志在针，浅而留之，微而浮之，以移其神，气至乃休。男内女外，坚拒勿出，谨守勿内，是谓得气。"

中医的"守神"刺法与之对照：第一，都有"守神"之说；第二，"闭户塞牖""深居静处"就是"入茆室精修"；第三，"专意一神"就是"守一"；第四，"占神往来"，就是"以神占事"，对照巫觋的"守神四要素"，一个不少。四者之中，"守一"是冥契入道的基础，中医同样如此，认为"守一"可使针灸医生进入某种知觉一气的状态。

据以上分析，针刺"守神四要素"全见于《灵枢》[1]，因此可以知道，《灵枢·九针十二原》与《灵枢·终始》显然受到东汉末年《太平经》的影响。为什么不说后者受前者的影响呢？那是因为针刺脱胎于道术，而入冥占神一类的方法来自太平道教，来自其时的巫觋思想，"（东）汉末又大畅巫风"，是当时社会的主流意识。

---

[1]《素问·移精变气论》也谈到"治之极于一"，也有"闭户塞牖"，但那是"数问其情"，与患者沟通，考察病人色脉神气的方法。

《太平经·解师策书诀第五十》："一者，其道要正当以守一始起也，守一不置，其人日明乎，大迷解矣。明为止，止者足也。夫足者为行生，行此道者，但有日益昭昭，不复愚暗冥冥也。"

《太平经·五事解承负法第四十八》："一者数之始也，一者生之道也，一者元气所起也，一者天之纲纪也，故使守思一，从上更下也。夫万物凡事过于大末不反本者，殊迷不解，故更反本也。是以古者圣人将有可为作，皆仰占天文，俯视地理，明其反本之明效也。"

《太平经·万二千国始火始气诀第一百三十四》："子知守一，万事毕，子何问眇哉？宜思其言。唯唯。一者，心也，意也，志也。念此一身中之神也。凡天下之事，尽是所成也。"

"守一"乃心志入道之根本。无论巫觋的法事或医生的针疗首先都得进入"道"的状态。这是因为古代术数从一开始，一代表了道，代表了事物的本始状态。凡事"过于大"就会"反本"归于一，因而"守一"可以知止，能够从生活事务的喧嚣繁杂中趋于平静，恢复清醒，"不复愚暗冥冥"。古代圣人将要干大事的时候，就会仰观天象，俯察地理，反本止观于"一"。巫觋守一能使心中的意、志呈现出来，使"身中之神"与超自然力量契合为一，在这种状态下则能与神往来。针刺治病也是如此，"一者因得之"，医生守一知止，旨在集中心志，以便从脉象上了解到病人气血往来等情况。

《太平经·三急吉凶法第四十五》："居清静处，已得其意，其治立平，与天地相似哉。"

巫师被要求"居清静处"，因为清净的地方才能"与天地相似"，这是模仿天地清净之意；"苍天之气，清净则志意治"（《素问·生气通天论》），只有在清静的环境中，心志单纯，反本为一，才能与神相感应，相交通。医生也需要在"清净"的状态下"占神往来"（估计会辅以切脉），藉以知道人体神气出入、气血循环流注以及针刺感应等情况。

从《太平经》可以看到，巫觋在画符祝由的同时也会施以针灸治病，其治病也讲经脉，其理论与方法与医生相同。见《太平经·灸刺诀第七十四》：

> "古者圣贤坐居清静处，自相持脉，视其往来度数至不便，以知四时五行得失，因反知其身衰盛，此所以安国养身全形者也，可不慎乎哉？人惑随其无数灸刺，伤正脉，皆伤正气，逆四时五行，使有灾异，大人伤大，小人伤小，尽有可动，遥不居其处者，此自然之事也。是故古圣贤重之，圣帝王居其处，候脉行度，以占知六方吉凶，此所谓以近知远，以内知外也，故为神要道也。"

巫觋使用针灸治病也讲顺应四时五行，同样讲究维护正气，注重脉诊，同样有脉度候气之说，但是，两者对于神的理解却有根本性的不同。医生认为神乃血气之性，《素问·八正神明论》："血气者，人之神。"神是生命活动的集中体现，而巫觋之神乃是鬼神，具有超自然的能力，并藉以祝由咒诅，画符走阴，预言未来及疾病预后等。

医生与巫觋都讲究占神。中医占神就是感知神气所在，了解气血盛衰生命体征以及针刺得气等情况；而巫觋的占神则是了解精气为物，游魂为变等鬼神的情状。其时巫懂医病，医知巫术，医巫不分是两汉社会的常态。

汉代巫术的手段无非两种：一种是控制超自然的力量以治病，二是感应。巫觋两者兼用，医生只讲感应，并且为道日损，后世少有言及。此或为巫医之别欤？《灵枢·九针十二原》有句著名的话："神乎神，客在门。"甚有似于巫觋术语①，此或脱胎于汉代巫师祝由之词，极可能是医巫分途之前的故家旧物。

关于针刺守神的感应内容，可参看拙著《营卫学说与针灸临床》②。

还需注意，在汉代，一些经验丰富的临床医生对于针刺守神却有另外一番理解。《后汉书·郭玉传》："医之为言意也，腠理至微，随气用巧，针石之间，毫芒即乖，神存乎心手之际，可得解而不可碍言也。"所谓神，郭玉的体会是针刺时心手之间的感觉，心意与手法融为一体；针入腠理，以气之用巧而见功，只能感受领会，虽父子不能相传。郭玉完全没有摆弄"守一""占神"等一类玄虚，大匠之言，反本为朴，此真"针刺守神"之谓也！

第六节　四时养生，各奉其主

中医养生的思想应该也与四时阴阳一样的古老，其理论与方法极为简约：顺应天地之气，顺应四时阴阳的变化则寿，逆之则殃。

《素问·上古天真论》："黄帝曰：余闻上古有真人者，提挈天地，把握阴阳，呼吸精气，独立守神，肌肉若一，故能寿敝天地，无有终时，此其道生。中古之时，有至人者，淳德全道，和于阴阳，调于四时，去世离俗，积精全神，游行天地之间，视听八达之外，此盖益其

---

① 《太平经》内常有"神乎"之问。《太平经·致善除邪令人受道戒文第一百八》："夫天地不深知绝洞之道，以何为神乎，以何为寿乎？"《太平经·大功益年书出岁月戒第一百七十九》："大神乃开导大分明，生等比众多，独见异，使有开思，是恩极重，何时教大神乎？"《太平经·卷之一百一十六》："故上善之人无一恶，但常欲为善，其象天也，其象真神乎！"

② 卓廉士. 营卫学说与针灸临床［M］. 北京：人民卫生出版社，2013：187.

寿命而强者也，亦归于真人。其次有圣人者，处天地之和，从八风之理，适嗜欲于世俗之间，无恚嗔之心，行不欲离于世，被服章，举不欲观于俗，外不劳形于事，内无思想之患，以恬愉为务，以自得为功，形体不敝，精神不散，亦可以百数。其次有贤人者，法则天地，象似日月，辩列星辰，逆从阴阳，分别四时，将从上古合同于道，亦可使益寿而有极时。"

真人、至人"提挈天地，把握阴阳""游行天地之间"，能与天地齐寿，"无有终时"，这是巫觋肉身追求的对象，而中医认为真人、至人或者曾经有过，但今后不会再有，因而对之采取存而不论的态度。而圣人、贤人"被服章"，和我们一样的穿衣戴帽；"适嗜于世俗之间""行不欲离于世"，过着与普通人一样的生活，并无超人的能力，但是他们知晓天地日月运行的道理，能够顺应四时阴阳的变化，"以恬愉为务"，心情舒畅，"外不劳形于事，内无思想之患"，因而能够有较高的生活质量，"形体不敝，精神不散"，寿以"百数"，活满天赋的年限。因而圣人、贤人才是追求健康长寿的人们需要取法的对象。关于"逆从阴阳，分别四时"的具体方法载于《素问·四气调神大论》，引之如下：

"春三月，此谓发陈，天地俱生，万物以荣，夜卧早起，广步于庭，被发缓形，以使志生，生而勿杀，予而勿夺，赏而勿罚，此春气之应，养生之道也。逆之则伤肝，夏为寒变，奉长者少。

"夏三月，此谓蕃秀，天地气交，万物华实，夜卧早起，无厌于日，使志无怒，使华英成秀，使气得泄，若所爱在外，此夏气之应，养长之道也。逆之则伤心，秋为痎疟，奉收者少，冬至重病。

"秋三月，此谓容平，天气以急，地气以明，早卧早起，与鸡俱兴，使志安宁，以缓秋刑，收敛神气，使秋气平，无外其志，使肺气清，此秋气之应，养收之道也。逆之则伤肺，冬为飧泄，奉藏者少。

"冬三月，此谓闭藏，水冰地坼，无扰乎阳，早卧晚起，必待日光，使志若伏若匿，若有私意，若已有得，去寒就温，无泄皮肤，使气亟夺，此冬气之应，养藏之道也。逆之则伤肾，春为痿厥，奉生者少。"

论中将四时之少阳、太阳、少阴、太阴内化为日常生活的法则：春天阳气始发，天地俱生，饮食起居与心志活动当与春气发生感应，让一切充满生机；夏天阳气盛满，华英蕃秀，当泛爱万物，泄越阳气；秋天天气肃杀，万物凋零，应收敛神气，不作非分之想，从而减缓秋气刑杀之威；冬天阳气闭藏，心志伏匿，应该像守护财物那样守护阳气，维持居室温暖，避免受寒。此论被后世医家奉为养生宝典，欲济寿域者心追慕想，时时仿效焉。

论中春天"奉长"，夏天"奉收"，秋天"奉藏"，冬天"奉生"，今天均释为适应、奉养，所依据的是王冰的注释："然四时之气，春生夏长，逆春伤肝，故少气以奉于夏长之令也。"意指春气受伤，无力奉养夏气。以此类推，则春将奉夏，夏将奉秋，秋当奉冬，冬又奉春，前之奉后，循环不已，后世多宗此说。但是，据汉儒董仲舒的四时奉养之说，似有不然。

《春秋繁露·天辨在人》："如金木水火各奉其主，以从阴阳，相与一力而并功，其实非独阴阳也，然而阴阳因之以起，助其所主。故少阳因木而起，助春之生也；太阳因火而起，助夏之养也；少阴因金而起，助秋之成也；太阴因水而起，助冬之藏也。"

首先注意：五行无土，与《素问·四气调神大论》相同。另外，少阳属木，主春；太阳属火，主夏；少阴属金，主秋；太阴属水，主冬。这是负阴抱阳的天人形态。春秋冬夏的"生""养""成""藏"都是"阴阳因之以起，助其所主"的结果。具体地说，就是少阳助春暖之生，太阳助火热之养，少阴助秋收之成，太阴助冬藏之气，这叫"各奉其主"，而不是前之奉后。

根据董仲舒"各奉其主"之说，则《素问·四气调神大论》应该作如下解释，方为达诂："春三月……伤肝，夏为寒变，奉长者少"，谓春天肝气受伤，夏天发为寒病，使太阳无力以奉夏养之气；"夏三月……逆之则伤心，秋为痎疟"，夏天心气受伤，秋天发为疟疾，使少阴无力以奉秋收之气；"秋三月……逆之则伤肺，冬为飧泄，奉藏者少"，秋天伤肺，冬天发为飧泄，使太阴无气以奉冬藏之气；"冬三月……逆之则伤肾，春为痿厥，奉生者少"，冬天肾气受伤，春天发为痿厥，使少阳无力以奉春生之气。

由此可见，《素问·四气调神大论》是在董仲舒"自奉其主"思想的影响之下写成的，原义当为夏属太阳，太阳自奉其主。虽然春季肝气受伤，但只要夏天不发寒病，就不会影响到太阳之气，太阳就能自奉其主，奉养夏长之气。揆之医事病理，此说更近于实情。王冰似不知董说在先，望文生义，将其曲解为前者奉后者，形成了"奉循环"。今天的大学教材皆遵王冰之说，亦不知董氏早有嚆矢也。

古人以四时阴阳理论阐述病理，后来多被整合进入了五脏六腑十二经脉之中，存留下来的内容很少，例如下面这段四时病理，叠转用韵，其词甚美，颇有金声玉振之音，录之如下：

《素问·生气通天论》："阳气者若天与日，失其所则折寿而不彰，故天运当以日光明，是故阳因而上卫外者也。因于寒，欲如运枢，起居如惊，神气乃浮。因于暑，汗，烦则喘喝，静则多言，体若燔炭，汗出而散。因于湿，首如裹，湿热不攘，大筋緛短，小筋弛长，緛短为拘，弛长为痿。因于气，为肿，四维相代，阳气乃竭。"

寒、暑、湿、肿四气分别对应冬、夏、春、秋四季，其中寒暑分别与冬夏对应无疑；湿对应春，有"大筋""小筋"之说，切于肝主筋；"肿"对应秋天和肺脏。《素问·水热穴论》有云"秋者金始治……阴气初胜，湿气及体"，人感应了秋天的阴湿之气能够发为水肿。这里的四脏主气中，肺应于湿与后来燥易伤肺在性质上完全相反，此或与后来太阴湿土与阳明燥金相互为表里的模式有关。本段"四气"的病机乃千古名句，广为引用，至今仍然具有重要的临床指导意义。

第七节　从四时到五季的演变

四脏藏象与五行结合之后，尤其是在引入"天六地五"之数以后，四时阴阳作为一个体系已被消解，其内容都被整合进入了五季、六气、十二经脉之中，一如我们今天看到的五脏六腑的藏象形式；其中的四季变为五季，四方化为五方，这一过程是渐进的，今天我们尚能看到这种整合的痕迹。例如：

《素问·金匮真言论》："黄帝问曰：天有八风，经有五风，何谓？岐伯对曰：八风发邪，以为经风，触五脏，邪气发病。所谓得四时之胜者，春胜长夏，长夏胜冬，冬胜夏，夏胜秋，秋胜春，所谓四时之胜也。"

春、长夏、冬、夏、秋之五行相克，其数为五，却偏偏要说成"得四时之胜"，此时正以新理论代替旧理论，新论初立，旧论难忘；"天有八风"，八乃四的倍数，这是四方之风演化成了八面来风，显然源自四时藏象理论。

《素问·生气通天论》："四时之气，更伤五脏。"

《素问·阴阳应象大论》："天有四时五行，以生长收藏，以生寒暑燥湿风。人有五脏化五气，以生喜怒悲忧恐。"

一面口称四时，旧的体系尚难割舍，另一面以五季、五脏与五行暗通款曲，这是转化期间的叙事特点。又如：

《素问·金匮真言论》："故春气者病在头，夏气者病在脏，秋气者病在肩背，冬气者病在四肢。故春善病鼽衄，仲夏善病胸胁，长夏善病洞泄寒中，秋善病风疟，冬善病痹厥。"

这里"头""脏""肩背""四肢"对应四时主病，后又有"鼽衄""胸胁""洞泄寒中""风疟""痹厥"对应五季主病。为了与五行相应，将夏天分成"仲夏"和"长夏"两季，似有不通！王冰注《素问·六节藏象论》"春胜长夏"曰："所谓长夏者，六月也。"这种解释似与一年四季的月数不符，因为夏天有孟、仲、季三个月，仲夏是夏天的第二个月，也就是每年的五月份，如果长夏是六月，那季夏何在呢？顾此失彼，大约也是四五转换时期的常有现象。

《素问·金匮真言论》："帝曰：五脏应四时，各有收受乎？岐伯曰：有。东方青色，入通于肝，……其应四时，上为岁星，是以春气在头也……南方赤色，入通于心，……其应四时，上为荧惑星，是以知病之在脉也……中央黄色，入通于脾……其应四时，上为镇星，是以知病之在肉也……西方白色，入通于肺……其应四时，上为太白星，是以知病之在皮毛也……北方黑色，入通于肾……其应四时，上为辰星，是以知病之在骨也。"

明明天上的五星对应五方，但不应五时，而是"其应四时"，并于每脏之下不断反复，似颇别扭，这仍然可以视为四时变五时，四脏变五脏，新旧交替的一种叙事特点。同时也可以看到古人在脾主长夏与其"不得独主于时"这两者之间的纠结。

通过本章的考索，笔者在五脏六腑藏象学说的大厦之下，发掘出了一个更为原始的四脏藏象体系，这是件颇有意义的事。这个体系建立在负阴抱阳的天人形态之下：前太阳，后太阴，左少阳，右少阴。在这个体系中，四时与四方融为一体，时间随空间而转圜。《素问·阴阳应象大论》所谓"左右者，阴阳之道路"，就是在这个方位上眺望太阳月亮的东升西落。以之对应人体脏腑：左肝右肺，前心后肾。

在四时藏象时期，四脏功能备具，神藏形藏各司其职，中医的基础理论已然奠定，形式上亦颇具规模。在这一时期中，古人建树颇丰：一是建立了一套顺应四时阴阳的养生方法，至今被人尊为宝典；二者根据"四变之动"即四时脉象的盛衰变化，春浮夏洪，秋毛冬石，状物态以明理，以无形况有形，建立了脉诊体系，用以诊断疾病，判断预后，成就了中医脉学的主体，且行之有效，千载奉行，其中将脾寄旺于四季之末，仍存四时阴阳的形式；三者以"四时之气"的变化创立了针刺方法，或得气穴为定，根据病情选取穴位，或先其所因，刺取发病之所，或据四脏主令而创深浅刺法，或据邪气所在"从其经气，辟除其邪"，并对针刺违反四时阴阳所致的"乱气"提出告诫，着语不多，至理全赅，甚有益于医生执简御繁，应对临床的复杂情况。以上理论虽散为多端，聚则一贯，显然都建立在负阴抱阳的天人形态之上，可视为藏象学说的早期形态。

在本章的研究中笔者发现，中医的针刺守神与汉末的巫觋疗法同源异流，这是很有意思的，值得进一步研究。

大道至简，四时阴阳的理论高古素朴，清通简要，旨趣深刻，内容只有：四方、四时、四脏、四经，阴阳只有少阳、少阴、太阳、太阴。如此而已。但古人却能旁搜远绍，取精用宏，为中医藏象学说打下了坚实的基础。

第二章
天以六气赋人

> "登高云水阔，看尽他山春。"[①]
>
> ——作者

春天鸣条律畅，万物以荣。六气融入四时从春天开始。

《庄子·外篇·在宥》："云将曰：'天气不和，地气郁结，六气不调，四时不节。今我愿合六气之精以育群生，为之奈何？'鸿蒙拊脾雀跃掉头曰：'吾弗知！吾弗知！'"

怎样才能"合六气之精以育群生"？这在庄子的时代就是一个难题。鸿蒙弗知，庄子意不在此，而数百年后构建中医六经理论的"轩辕""岐伯"却必须面对，他们必须以天道为根据规划六气在人体的分布形态。这是一项颇为繁难的工作。下面可以看到汉代的中医理论家为此所做的努力。

[①] 作者《登崂山》诗："劳劳何所止，相地宜于身。修得太华骨，来栖碧海滨。登高云水阔，看尽他山春。识得游仙意，漂洋莫问津！"作者 20 世纪 80 年代在陕西中医学院获硕士学位，故有"太华骨"之谓。

第一节　秦汉尚六与六气

　　春秋战国时期，六气就是指自然界中的气候变化。六气之说颇为古老。例如，《庄子·逍遥游》："乘天地之正，而御六气之辨。"再如，《楚辞·远游》："餐六气而饮沆瀣兮，漱正阳而含朝霞。"王逸注引陵阳子《明经》言："春食朝霞，朝霞者，日始欲出赤黄气也；秋食沦阴，沦阴者，日没以后赤黄气也；冬饮沆瀣，沆瀣者，北方夜半气也；夏食正阳，正阳者，南方日中气也；并天地玄黄之气，是为六气也。"古代有食气之说，所食六气乃天地四时旦昼的精气。

　　《国语·周语》："天六地五，数之常也。"由于六为天数，春秋战国以下的好几百年时间一直受到人们的尊奉，常被用到一些重要的人文制度上。周天子"驾六"，驾六匹马的车；《周礼》天子"六军"，"庖人掌共六畜、六兽、六禽"，"食医掌和王之六食、六饮、六膳"，官制有六官，师有"三军""六军"；太公兵法有《六韬》；《伐崇令》有"六畜"；"周官保氏掌养国子，教之六书，谓象形、象事、象意、象声、转注、假借，造字之本也"；春秋战国往来的六卿；儒家经典讲论"六艺"；毛诗"诗有六义"；《左传》中有"郑六卿""晋六卿"，宋"六卿"，乃至周与诸侯"三军"、晋国之"六正"与"三十帅"等，全是六的分数或倍数。大约在古人的观念里，应用天数就能"与天为徒"（庄子语），受到上天的眷顾和保佑。

　　《史记·秦始皇本纪》："始皇推终始五德之传，以为周得火德，秦代周德，从所不胜。方今水德之始，改年始，朝贺皆自十月朔。衣服旄旌节旗皆上黑。数以六为纪，符、法冠皆六寸，而舆六尺，六尺为步，乘六马。更名河曰德水，以为水德之始。"

秦始皇自认为得"水德",因水应数为六①,六的地位一度又被提高,受到前所未有的重视②。秦代官方将调兵的虎符(见图3)、官员的帽子、乘坐的车舆以及尺子等日常度量衡的数字都改为"六"。《史记·秦始皇本纪》"分天下为三十六郡""徙天下富豪于咸阳十二万户""乃徙黔首三万户瑯琊台下,复十二岁""收天下兵,聚之咸阳,销以为钟鐻,金人十二,重各千石,置廷宫中"。三十六郡、十二万户、金人十二等皆为六之倍数。

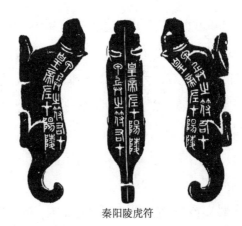

秦阳陵虎符

图3　秦阳陵虎符铭文六字一组:"甲兵之符,右在皇帝,左在阳陵。"
(藏于中国国家博物馆)

汉承秦制,"数以六为纪",六作为天数仍然被普遍地使用。汉代"离宫别馆,三十六所""六师发逐"(《西都赋》),《汉书·艺文志》有《黄帝铭》六篇、《六艺略》,凡诗六家、凡乐六家、《韩故》三十六卷、《韩外传》六卷、《周官经》六篇、《汉封禅群祀》三十六篇、《爰历》六章、《魏文侯》六篇、《周史六弢》六篇、《周政》六

---

① 五行应数:木、火、土、金、水,应数分别是八、七、五、九、六。水之数为六,色黑。

② 《吕氏春秋·尽数》云:"大寒、大热、大燥、大湿、大风、大霖、大雾,七者动精,则生害矣。"为七气。先秦有六气,也有七气,秦汉尚六之后,似不再有七气之说了。

篇，封禅有"六经载籍"、五利将军"配六印，贵震天下"等。

在秦汉重六的思想影响下，人们在四方的基础上产生了宇宙六合的观念，例如：

《淮南子·齐俗训》："往古来今谓之宙，四方上下谓之宇。"

《淮南子·修务训》："夫天之所覆，地之所载，包于六合之内，托于宇宙之间。"

宇就是房子里面的室内空间，这个空间除了四面之外，还有上下两方。我们生活的空间亦称为宇，上为天之所覆，下为地之所载，加上东南西北四方共为六方，六方合为一体，所以又称六合。合者，汇通四方上下也。例如，秦始皇琅琊台石刻"六合之内，皇帝之土"（《史记·秦始皇本纪》）、祭大禹石刻"六合之中，被泽无疆"（《史记·秦始皇本纪》）；贾谊《过秦论》："履至尊而制六合，执敲扑而鞭笞天下，威振四海。"

六合与四方的最大不同就是四方是平面的，而六合则是一个三维空间。人的身体亦呈三维形态，正好可以与六合对应。例如：

《淮南子·本经训》："天地宇宙，一人之身也；六合之内，一人之制也。是故明于性者，天地不能胁也。"

然而，用六合来说明"一人之身"的似乎只有医学，轩辕岐伯"会通六合，各从其经"（《素问·阴阳应象大论》），用六合拟象人体，赋予人体，以之构建经脉理论。

在古人的观念里，六合与六气同出一源，但六合指的六方空间，似较静止；而六气则是六合之中物质的运动，也就是上下四方的气的运动，无时不处于流行的状态。

"人与天地相参"（《素问·咳论》）是会通，而"人与天地相应"（《灵枢·邪客》）则是感应。人体与天体具有同构性，其结构与天地间六气的分布具有一致性，因而人体经脉气血的性状，同于空间中的十二经水，同于时间上的一年之十二月，一日之十二时、十二辰，人与天地交融贯通，黏合无间。这就是其时人们的天人观念。

本章将追寻古人心路，看他们如何将天道六气赋予人体。

第二节　西汉的阴阳学说

现代中医的阴阳学说似乎一直在与时俱进，比较适合今天人们的思维方式，早已非复古先原貌，很难用来解决古书中遇到的问题；考察古人将六气"合于人形"的思路与方法，必须更新一些来自现代中医理论的阴阳观念。正如在上一章将《素问·四气调神大论》的"前之奉后"纠正为"各奉其主"一样。

汉儒董仲舒（前179—前104）是秦汉学术的集大成者（见图4）。《汉书·五行志》载："董仲舒治《公羊春秋》，始推阴阳，为儒者宗。"阴阳是春秋战国以来普遍的哲学思想，经过董仲舒的拓展，成为了一套天人感应的哲学体系，用以说明天体运行、日月盈亏、四时代谢、地震雷雹等自然现象以及社会制度和君臣关系。后世医家认为董氏乃儒学宗师，较少关注他的理论，而不知他的阴阳五行学说乃两汉时期一切学问的基

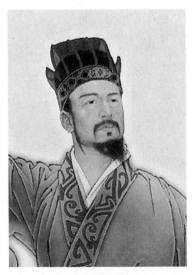

图 4　董仲舒像
（选自杨蓓《董仲舒》，中华书局，
2023 年 5 月）

础，无畛域地遍及当时学术的各个领域，医经方技之学当无例外。

董仲舒认为，天体运行是世界阴阳的源头。阴阳二气同行于天体之上，各行一途，时间上相互制约，空间上分而有合，并于运动中趋于一统。古代医家将阴阳的这种形态对照人体建立了天人同构的藏象学说，由此追源溯流，方能正本循理。

下面是董仲舒有关天道的阐述，医道祖述于此，故笔者不厌其长，引之如下：

《春秋繁露·阴阳终始第四十八》："天之道，终而复始，故北方者，天之所终始也，阴阳之所合别也。冬至之后，阴俛而西入，阳仰而东出，出入之处常相反也。"

《春秋繁露·阴阳出入上下第五十》："天道大数，相反之物也，不得俱出，阴阳是也。春出阳而入阴，秋出阴而入阳，夏右阳而左阴，冬右阴而左阳：阴出则阳入，阳出则阴入，阴右则阳左，阴左则阳右，是故春俱南，秋俱北，而不同道；夏交于前，冬交于后，而不同理；并行而不相乱，浇滑①而各持分，此之谓天之意。而何以从事？天之道，初薄大冬，阴阳各从一方来，而移于后，阴由东方来西，阳由西方来东，至于中冬之月，相遇北方，合而为一，谓之曰至；别而相去，阴适右，阳适左，适左者，其道顺，适右者，其道逆，逆气左上，顺气右下，故下暖而上寒，以此见天之冬右阴而左阳也，上所右而下所左也。冬月尽，而阴阳俱南还，阳南还，出于寅，阴南还，入于戌，此阴阳所始出地入地之见处也。至于中春之月，阳在正东，阴在正西，谓之春分，春分者，阴阳相半也，故昼夜均而寒暑平，阴日损而随阳，阳日益而鸿，故为暖热，初得大夏之月，相遇南方，合而为一，谓之

---

① 《荀子·解蔽篇》："案直将治怪说，玩奇辞以相挠滑也。"杨倞注："滑，乱也，音骨。"此言阴阳虽有交错之时，然各持其分，旋合旋别，不相凌厉。（苏舆. 春秋繁露义证［M］. 钟哲，点校. 北京：中华书局，1992：342.）

日至；别而相去，阳适右，阴适左，适左由下，适右由上，上暑而下寒，以此见天之夏右阳而左阴也，上其所右，下其所左。夏月尽，而阴阳俱北还，阳北还而入于申，阴北还而出于辰，此阴阳所始出地入地之见处也。至于中秋之月，阳在正西，阴在正东，谓之秋分，秋分者，阴阳相半也，故昼夜均而寒暑平，阳日损而随阴，阴日益而鸿，故至于季秋而始霜，至于孟冬而始寒，小雪而物咸成，大寒而物毕藏，天地之功终矣。"

《春秋繁露·天道无二第五十一》："天之常道，相反之物也，不得两起，故谓之一；一而不二者，天之行也。阴与阳，相反之物也，故或出或入，或右或左，春俱南，秋俱北，夏交于前，冬交于后，并行而不同路，交会而各代理，此其文与！天之道，有一出一入，一休一伏，其度一也，然而不同意。阳之出，常县于前，而任岁事；阴之出，常县于后，而守空虚；阳之休也，功已成于上，而伏于下；阴之伏也，不得近义，而远其处也。天之任阳不任阴，好德不好刑，如是。故阳出而前，阴出而后，尊德而卑刑之心见矣。阳出而积于夏，任德以岁事也；阴出而积于冬，错刑于空处也；必以此察之。"

这个"天道大数"的阴阳论是对秦汉天文学的演绎。古人为了考察日、月、行星的位置和运动，把太阳所历之黄道带分成十二个部分，称为"十二次"，分别对应子、丑、寅、卯、辰、巳、午、未、申、酉、戌、亥十二辰位，阴阳二气运行于其上。

一年之中夏至白昼最长，冬至白昼最短，古人在"二至日"观察太阳的出入。夏至太阳出于寅位而入于戌位，冬至太阳出辰位而入申位[①]。由于十二次起于子位，古人据此认为，北方子位是"天之所终始也，阴阳之所合别"的地方。阴阳二气于此开始各自的旅程，阳

---

① 其说体现在《素问·脉解》中。

气向左行，阴气向右行。近年有人文学者对此有深入的研究，为省脑力，引之如下："第一，在空间方位上，阳气顺时针流转，由北→东→南→西→北的方向和路线循环，阴气逆时针流转，由北→西→南→东→北的方向和路线循环。二者运行的方向和路径截然不同，只有在北方冬至日和南方夏至日才能相遇，其余的时间和空间里阴阳都是各行其道，各履其职。这种空间上的运行是以东南西北四方为范围循环流动的。第二，在时间的流动上，阳气流动的方向是顺行，顺着时间自然流动的方向运行，寅卯辰巳午未申酉戌亥子丑月（即按农历的正月、二月、三月……十月、冬月、腊月）顺向依次循环流动；阴气逆时针流动的方向而行。从丑子亥戌酉申未午巳辰卯寅月（即按农历的腊月、冬月、十月……三月、二月、正月）反向依次循环流动"①。

董氏阴阳论认为，"阴俛而西入，阳仰而东出"，阳气"仰"而阴气"俛"。阳气仰行，行在显处，行在看得到的地方，故曰"常县于前，而任岁事"，所谓"岁事"就是一年的时间由阳气掌控（《春秋繁露·阳尊阴卑》"故数日者，据昼而不据夜"，体现在《素问·气府论》中），也就是说，阳气向东而行，一年所历三百六十五日皆属于阳，时间与阳气同在；阴气俛行向西，阴不主时，行于暗处，并且"常县于后，而守空虚"，行于空虚之地，也就是说，阴气的运行看不到，但对阳气起着支撑、制约的作用。这个"守"与《素问·阴阳应象大论》"阴在内，阳之守也"是同一个"守"字，即守持制约之义。

阴阳二气在夏至日交会于南方，冬至日交会于北方，这即所谓"夏交于前，冬交于后"；阳气的路径在左，阴气的路径在右，所以一同出来，"并行而不同路"。阳气出于东北，向南而行，经西而"休"于北。休者，止也；阴气出于东南，向北而行，经西而"伏"于南方。伏者，藏也。阳气以南方为位，故"阳县（悬）于前"，北

---

① 李丰琼. 论董子之阴阳出入［J］. 衡水学院学报，2014，16（2）：25-30，18.

方为休；阴气以北方为位，"阴县（悬）于后"，南方为伏。阴气位不在此，故藏匿而远其处也[①]。

天体阴阳的运行是中医六气赋人的理论源头，是六经的本始，非常重要，本章随后将有详论。

汉以前人们受老子的阴阳观的影响，较为注重阴气。提倡的是"上善若水"（《老子·八章》）、"守其雌"（《老子·十八章》）、"守静笃"（《老子·十六章》），总是强调阴气的作用，在至用方面主张柔弱胜刚强，例如"天下莫柔弱于水，而攻坚强者莫之能胜"（《老子·七十八章》）等。

董仲舒的阴阳学说基于天道，认为天体运行是由阳气主导的，因此一反老子的阴阳观，认为"天之任阳不任阴"，天道"贵阳而贱阴"。他在《春秋繁露·阳尊阴卑》里说：

　　"阳气以正月始出于地，生育长养于上，至其功必成也，而积十月；人亦十月而生，合于天数也。是故天道十月而成，人亦十月而成，合于天道也。故阳气出于东北，入于西北，发于孟春，毕于孟冬，而物莫不应是。阳始出，物亦始出；阳方盛，物亦方盛；阳初衰，物亦初衰。物随阳而出入，数随阳而终始。三王之正，随阳而更起，以此见之，贵阳而贱阴也。"

由于阳气左行，"出于东北，入于西北，发于孟春，毕于孟冬"，经历春、夏、秋、冬，天地间的生命活动受阳气主导，阳气盛则万物生长繁荣，阳气衰则万物衰残死亡，正所谓"物随阳而出入，数随阳而终始"，阴气仅能起到辅助的作用。《素问·五常政大论》说"阳和布化，阴气乃随，和气淳化，万物以荣"，正是此理；《素问·阴

[①] 李丰琼. 论董子之阴阳出入 [J]. 衡水学院学报，2014，16（2）：25-30，18.

阳离合论》"阳予之正，阴为之主"——古人构建六经的指导性理论——亦一本于此；受"贵阳而贱阴"的影响，古代医家曾经一度将三百六十五个腧穴全部设置在六阳经之上（见《素问·气府论》，本书后将论及）。当然，阴气并非全然不起作用，《汉书·礼乐志》载：

> "董仲舒对策言：王者欲有所为，宜求其端于天。天道大者，在于阴阳。阳为德，阴为刑。天使阳常居大夏，而以生育长养为事；阴常居大冬，而积于空虚不用之处，以此见天之任德不任刑也。"

在董氏天道中，阴气之"不用"，并非绝对不用，而是"为刑"，有刑杀之威，其"积于空虚不用之处"的"空虚"，可入老子有无之辩。《老子·四十章》："天下万物生于有，有生于无。"阴处于空虚，近于道，近于事物的本体（参看本章第四节，"后曰太冲"之说），所以阴气名曰无用，却常能扶助、制约阳气而彰显其大用，对此，现代中医称之为"阴阳互根"，用以说明脏腑、气血之间相互依存、互根互用的生理联系。

大约古人认为，中医藏象的生理环境必须是"阴平阳秘"（《素问·生气通天论》）的，阴阳虽为"相反之物"，但能合而为一，能以偶合的方式维持动态平衡，中医藏象的这一思想亦源自董氏，《春秋繁露·基义》说：

> "凡物必有合；合必有上，必有下，必有左，必有右，必有前，必有后，必有表，必有里，有美必有恶，有顺必有逆，有喜必有怒，有寒必有暑，有昼必有夜，此皆其合也。阴者，阳之合，妻者，夫之合，子者，父之合，臣者，君之合，物莫无合，而合各有阴阳。"

天地间阴阳之气的存在方式为偶合，一切事物内部都由反向的双方偶合而成：上为阳，下为阴，上下相合，形成了天地；左为阳，右为阴，左右相合，形成了合抱；前为阳，后为阴，前后相合，形成了倚靠；暑为阳，寒为阴，寒暑相合，形成了冬夏；夫为阳，妻为阴，夫妻相合，形成了家庭；君为阳，臣为阴，君臣相合，形成了纲常等。

"物莫无合，而合各有阴阳"生命基于阴阳运动的和谐，和谐来自相反相成的嵌合，脏腑相合，表里相合，气血相合，均为反向偶合，虽然相反，实则相成。这一思想可以溯源于《易》之"睽"卦，其《象》曰："上火下泽，睽。君子以同而异。"学者钱锺书称此为"正反依待之理"[1]；睽卦之上火下泽，上阳下阴，正反依待之合。老子说，"反者道之动"(《老子·四十章》)，天地的生机在于牝牡相合，才有所谓"天地绷缊，万物化醇，男女构精，万物化生"(《易·系辞》)，反道相合乃是天地之道，也是生命法则，现代中医认为事物发展在于阴阳二气之间的斗争，正与此说相悖。

中医藏象感应于天道，天道决定了六气分布以及人体六经的形态，阳生阴长（贵阳贱阴）促进了人体的新陈代谢，阴阳互根使得人体内环境具有相对的稳定性；其"顺天应人"与养生延年，卫气与太阳同步，脉象与四时相应，都是天人感应的呈现，而天人感应正是董氏阴阳的核心部分，在西汉占据着统治地位，以上都是藏象理论的主体构件。

第三节　六气赋人与感应致病

天以六气赋人，至上而下，但是，研究六气赋人则需要从人体六经的分布上去还原天道，这一过程看似简单，其实颇有难度。考索

---

[1] 钱锺书. 管锥编（第二册）[M]. 北京：中华书局，1979：414.

《内经》诸篇，唯有《素问·脉解》可以着手。虽然这是一篇旨在讨论感应致病的文章，但于其中能够窥见天道六气在人体的对应分布情况以及藏诸其后的董氏天道的原理，因而不厌其长，引之如下：

《素问·脉解》："太阳所谓肿腰脽痛者，正月太阳寅，寅太阳也，正月阳气出在上，而阴气盛，阳未得自次也，故肿腰脽痛也。病偏虚为跛者，正月阳气冻解，地气而出也，所谓偏虚者，冬寒颇有不足者，故偏虚为跛也。所谓强上引背者，阳气大上而争，故强上也。所谓耳鸣者，阳气万物盛上而跃，故耳鸣也。所谓甚则狂颠疾者，阳尽在上，而阴气从下，下虚上实，故狂颠疾也。所谓浮为聋者，皆在气也。所谓入中为喑者，阳盛已衰，故为喑也。内夺而厥，则为喑俳，此肾虚也，少阴不至者，厥也。

"少阳所谓心胁痛者，言少阳盛（戌）也，盛者心之所表也，九月阳气尽而阴气盛，故心胁痛也。所谓不可反侧者，阴气藏物也，物藏则不动，故不可反侧也。所谓甚则跃者，九月万物尽衰，草木毕落而堕，则气去阳而之阴，气盛而阳之下长，故谓跃。

"阳明所谓洒洒振寒者，阳明者午也，五月盛阳之阴也，阳盛而阴气加之，故洒洒振寒也。所谓胫肿而股不收者，是五月盛阳之阴也，阳者衰于五月，而一阴气上，与阳始争，故胫肿而股不收也。所谓上喘而为水者，阴气下而复上，上则邪客于脏腑间，故为水也。所谓胸痛少气者，水气在脏腑也，水者阴气也，阴气在中，故胸痛少气也。所谓甚则厥，恶人与火，闻木音则惕然而惊者，阳气与阴气相薄，水火相恶，故惕然而惊也。所谓欲独闭户牖而处者，阴阳相薄也，阳尽而阴盛，故欲独闭户牖而居。所谓病至则欲乘高而歌，弃衣而走者，阴阳复争，而外并于阳，故使之弃衣而走也。所谓客孙脉则头痛鼻鼽腹肿者，阳明并于上，上者则其孙络太阴也，故头痛鼻鼽腹肿也。

"太阴所谓病胀者，太阴子也，十一月万物气皆藏于中，故曰病胀。所谓上走心为噫者，阴盛而上走于阳明，阳明络属心，故曰上走心为噫也。所谓食则呕者，物盛满而上溢，故呕也。所谓得后与气则快然如衰者，十二月阴气下衰，而阳气且出，故曰得后与气则快然如衰也。

"少阴所谓腰痛者，少阴者肾也，十月（七月。从《太素》）万物阳气皆伤，故腰痛也。所谓呕咳上气喘者，阴气在下，阳气在上，诸阳气浮，无所依从，故呕咳上气喘也。所谓色色不能久立，久坐起则目𥆧𥆧无所见者，万物阴阳不定未有主也，秋气始至，微霜始下，而方杀万物，阴阳内夺，故目𥆧𥆧无所见也。所谓少气善怒者，阳气不治，阳气不治，则阳气不得出，肝气当治而未得，故善怒，善怒者，名曰煎厥。所谓恐如人将捕之者，秋气万物未有毕去，阴气少，阳气入，阴阳相薄，故恐也。所谓恶闻食臭者，胃无气，故恶闻食臭也。所谓面黑如地色者，秋气内夺，故变于色也。所谓咳则有血者，阳脉伤也，阳气未盛于上而脉满，满则咳，故血见于鼻也。

"厥阴所谓癫疝，妇人少腹肿者，厥阴者，辰也，三月阳中之阴，邪在中，故曰癫疝少腹肿也。所谓腰脊痛不可以俯仰者，三月一振，荣华万物，一俛而不仰也。所谓癫癃疝肤胀者，曰阴亦盛而脉胀不通，故曰癫癃疝也。所谓甚则嗌干热中者，阴阳相薄而热，故嗌干也。"

《素问·脉解》不被古今医家重视，读者难得要领。王冰注："正月三阳生，主建寅，三阳谓太阳，故曰寅太阳也。"这是常识，注之无益，对此，后世注家很少置喙。今天的学院派看出了本篇三阴三阳的排列次序有异，甚为不解，只是隐约知道这个排序颇不寻常。他们说："本篇对六经配合月份，与诸篇不同。诸篇均是始于厥阴而终于太阳，本篇因太阳为三阳主气，故以太阳为首，配合正月，阳明为阳之极，配合五月，少阳为阳之终，配合九月；太阴为阴中之至阴，配合十一月，少阴为初阴，列居十月（《黄帝内经太素》作"七月"），厥阴主辰月（三月），各主六十日成为一年。此无非是说四时气候变化，影响到阴阳经气的盛衰，而可以发生各种不同的病变。"[1] 解经者看出了本篇六经的出场次序"与诸篇不同"，但并不知其所以然。

其实，本篇六经的出场次序正是考察六气赋人的切入点，不可错过。现排列如下，以醒眼目：太阳、少阳、阳明、太阴、少阴、厥阴。列表如下（见表 1），予以揭示。

表 1 《素问·脉解》六气对照月份表

亥 十月	子 十一月 **太阴**	丑 十二月	寅 正月 **太阳**
戌 九月 **少阳**			卯 二月 "阳在正东，阴在正西" 春分阴阳各半
酉 八月 "阳在正西，阴在正东" 秋分阴阳各半			辰 三月 **厥阴**
申 七月 **少阴**	未 六月	午 五月 **阳明**	巳 四月

《汉书·律历志》："辰者，日月之会而建所指也。"

辰指十二辰位。古代天文学家将天赤道、黄道附近的区域从东向西划分为十二个相等的部分，分别冠以十二地支之名：子、丑、寅、卯、辰、巳、午、未、申、酉、戌、亥，用以观察日月星辰的关系。《周礼·春官》载："冯相氏掌十有二岁，十有二月，十有二辰……"

---

① 南京中医学院医经教研组. 黄帝内经素问译释［M］. 上海：上海科学技术出版社，1981：370.

可见十二辰的起源非常古老。

根据上一章的董氏阴阳论：阴阳环行于十二辰，于十一月冬至日相遇于北方子位，然后阳气左行（东行），阴气右行（西行），再于五月夏至日相遇于午位，然后阳气向右向上，阴气向左向上，又于冬至相遇于北方，是为一年。在这个过程中，阴阳出入具有时间和方位的双重意义。

一年之间阴阳只在冬至日与夏至日相遇。夏至日阴阳相遇于南方，是一年中白昼最长的一天，冬至日阴阳相遇于北方，是一年中白昼最短的一天。古人认为这"两至"之日是观察太阳出入的最佳时候。夏至日观察阳气的变化，冬至日观察阴气的变化。所谓观察阳气和阴气，其实都是观察太阳，阴阳取决于观察的方位，午位（五月）观察到的就是阳气的多少，子位（十一月）观察到的就是阴气的多少。

《春秋繁露·阴阳出入上下》："冬月尽，而阴阳俱南还，阳南还，出于寅，阴南还，入于戌……夏月尽，而阴阳俱北还，阳北还而入于申，阴北还而出于辰。"夏至日太阳出于"寅"位而入于"戌"位。寅，就是太阳升起的时辰和方位；戌，就是太阳落下的时辰和方位。冬至日太阳出于"辰"而入于"申"。辰，是太阳升起的时辰和方位；申，是太阳落下的时辰和方位。二月春分"阳在正东，阴在正西"，阴阳各半；八月秋分"阳在正西，阴在正东"，阴阳亦各半。春分秋分之日，太阳从正东升起，在正西落下。

董氏指出，"夏至时，日出寅而入戌，冬至时，日出辰而入申"（见表1），知道了二至的方位之后，就可以解读《素问·脉解》中六经病证排列的先后次序了。夏至日在午位观察阳气，太阳出于寅位，落下在戌位，分别对应月份是：正月、九月、五月，即日出（寅）、日落（戌），最后是观察点（午），对应人体的三阳经，其次序为：太阳、少阳、阳明。同样，冬至日在子位观察阴气，太阳出于辰位，落下在申位。由于阴气逆行，从右向左，一反于阳，因而观察点的子位排列在最前面，所以它的排序应为：观察点（子）、日落（申）、日出（辰）。分别对应月份是：十一月、七月、三月，对应人体的三阴经，其次序为：太阴、少阴、厥阴（见表1）。

因此可以知道，所谓太阳、少阳、阳明，就是夏至日在寅、戌、午的方位上看到的三方阳气多少的情况，而所谓太阴、少阴、厥阴，就是冬至日在子、申、辰的方位上看到三方的阴气多少的情况。仿之于一日，就阳气而言，寅时太阳初生，直称太阳。戌时太阳落坡，阳气较少，故谓少阳，午时阳气最盛，谓之阳明；就阴气而论，子时阴气最盛，是谓太阴，申时阴气较少，是为少阴，辰时阴气已尽，是为厥阴。

这就是《素问·脉解》三阳三阴排列次序"与诸篇不同"的原因。

这里有一点值得特别注意：本来，太阳一词是人面朝南方，面对天上的太阳而得名，原义为阳气盛大，这一概念来自负阴抱阳的天人形态。但是，从表1可以看到，六气中的太阳在寅位，非指阳气盛大，而是阳气初生。这可以在六气相合中得到验证：太阴与阳明合，盛阴与盛阳相合；少阳与厥阴合，将尽的阳气与垂绝的阴气相合，因此，少阴与太阳合则是始生的阴气与初生的阳气相合。由此可以看到从四气变为六气的过程中存在术语方面不能尽善、易生歧义的尴尬。而后世注家不明就里，将太阳释为阳气盛大，这一误读集中体现在对《伤寒》的注解上。

在十二辰位中，由阴阳的运动形成"阴日损而随阳""阳日损而随阴"（《春秋繁露·阴阳出入上下》），人体的阴阳气血的多少与之相对应，因而其中的月份只具有方位和阴阳多少的意义，古代医家用以说明人体病理，例如，用寅月的阳气说明太阳病的病理，非谓太阳病发于一月也。

历代注家不知本篇的源头与"二至"之日观察天象有关，更不知道时空对应之理，只看到正月、二月、三月……十二月的先后顺序，于是就有所谓阴阳交错之说：太阳、厥阴、阳明、少阴、少阳、太阴，阳后有阴，阴后是阳，无知而强作解人，难免堕入五里雾中。

汉武帝太初改制之后，以正月为岁首，以寅月为正月，据《脉解》"正月太阳寅"，可以知道本篇的写作时间是在汉武帝之后；六气与十二次的结合以及阳明厥阴之名此前不见于经传，大约亦始于此。

下面看本篇所论的感应致病：

一年始于寅正月，寅位是夏至太阳升起的方位。其时初春季节，阳气刚出地面，万物复苏，同时春寒料峭，阴气仍然盛大，人体以太阳应之——太阳意谓阳气初生，前已论及。太阳病证的机理是："正月阳气出在上，而阴气盛，阳未得自次也，故肿腰脽痛也……正月阳气冻解，地气而出也。"次，《左传·襄二十六年》："师陈焚次。"杜预注："次，舍也。焚舍，示必死。"初春阳气破土而出，从阴之阳，由于阴气太盛，阳气未能找到自己的次舍，无处存留，阴盛阳虚；阴气积于腰，故"腰脽痛"；阳气偏虚于一侧，可以出现"跛"的症状；腰脽为太阳脉气所在之处，故腰脽肿痛；阳气在下，从土中奋轧而出，强行上升，"盛上而跃"，人气失于感应，就会出现耳鸣；阳气上腾，使得"阳尽在上，而阴气从下，下虚上实"，可能发为颠疾；气逆上行可以出现耳聋；阳气虚可致喑而不能语；房事过多，精气内竭可致厥证，四肢痿废，这是肾气虚耗所致。

戌位乃是夏至太阳落下的方位，对应则是凉秋九月，阳气渐衰，阴气渐盛，气属少阳，人体以少阳之气应之。少阳病证的机理：少阳气在胸胁，所以说"九月阳气尽而阴气盛，故心胁痛也"。所谓"阴气藏物也，物藏则不动，故不可反侧也"，意思是说阴气收引，使气血凝滞，故胸胁疼痛不可转侧。此时阳气继续向上、向北而行，谓为"气去阳而之阴"；又因阳气在阴盛时上行，"故谓跃"，即冲决阴霾之气而向上腾跃。

午位是夏至观察太阳的地方，时维五月，阳气大盛，骄阳似火，是谓阳明。此季阳气虽盛，但阴气已经开始出土生长。人体有阳明之气应之。阳明病证的机理："五月盛阳之阴也，阳盛而阴气加之"，洒洒振寒者；夏至一阴生，"一阴气上，与阳始争，故胫肿而股不收也"；阴为水气，阴气上争，致使水气泛滥，症见喘满、水肿、胸痛、少气等。在生理状态下，阴阳相会，乃是阴阳相交致生和气，但在病理情况下则为阴阳相搏，水火相恶，"故惕然而惊也"；其"登高而歌，弃衣而走"皆由阴阳相争所致。阳明经脉上行于头、鼻，邪气在头故"头痛鼻衄"，阳明与太阴为表里，有络相通，邪入于太阴则"腹肿"。

子位是冬至观察太阳的地方，时维十一月，阴气主令，阳气潜藏。太阴病证的机理：由于阳气伏藏，易生胀病。如果阳气不藏，乱气可由阳明之络"走心为噫"而发生呕逆；到了十二月"阴气下衰"，郁积的阳气能通过矢气的方式排出体外。

申位是冬至日落的地方，时维七月。今本《素问·脉解》少阴为"十月"，而《太素》作"七月"。据《素问·脉解》"厥阴者，辰也，三月阳中之阴"，故应以《太素》为准。少阴病机理："少阴所谓腰痛者，少阴者肾也"，此处云"少阴肾也"，似有可疑。文中其他五经："寅太阳也""少阳盛（戌）也""阳明者午也""太阴子也""厥阴者，辰也"，均不提所属脏腑。考虑到《内经》在"少阴属肾"有笔误，所以此四字颇为可疑。从少阴病机上看，"秋气始至，微霜始下，而方杀万物"，是属肺也。又，"呕咳上气喘"是肺病的症状。少阴时值秋分，"阳在正西，阴在正东"，阴阳各半，与春分相对，所以会出现有类于少阳的症状："肝气当治而未得，故善怒"，大怒形气绝可能发生"煎厥"；"目䀮䀮无所见"，肝经络目也。"恐"之一症原本属肺，原因是"秋气万物未有毕去，阴气少，阳气入，阴阳相薄，故恐也"。

辰位是冬至日出的地方，时维三月，病在厥阴：三月孟春，阳气发陈，右行之阴气露出地面，故曰"三月一振，荣华万物"。厥阴过少腹，其病为癫疝，少腹肿，俯不可仰。阴气初出地面，故而"脉胀不通"；厥阴脉"绕阴器过少腹"，故会出现"癃癫疝肤胀"的症状。此季亦是阴阳各半，"阴阳相薄而热，故嗌干也"。

现代中医则强调斗争，认为"邪正斗争的胜负，决定了发病与不发病"[①]，而《素问·脉解》为我们提供了一个不一样的发病理论：感应发病。疾病是天气不正与人体失调发生感应的结果[②]，故而特别强调六气对人的影响。例如，"正月阳气出在上，而阴气盛，阳未得自次也，故肿腰脽痛也。"阴气盛乃天气之虚，阳未得自次，是人体正气之虚，"两虚相感"而病成。因而可见本篇旨在说明疾病与天人之间的联系和影响。天地阴阳出入，人气感应相随，失序则病。春天阳气出土，人体的阴气太盛，阳气不能随之上行，致使"腰脽痛"；秋天阳气收敛，人身的阳气不敛而上浮，发生呕吐、喘咳等症，这些都是天人感应失调，不能适应四时气候的变化而发生的疾病，正所谓"故阴阳四时者，万物之终始也，死生之本也，逆之则灾害生，从之则苛疾不起，是谓得道"（《素问·四气调神大论》）。

下面结合《素问·脉解》的病症，看六气在人的对应部位：

三阳经："太阳……肿腰脽痛也……所谓强上引背者"，其脉分布在腰背部；"少阳所谓心胁痛者……阴气藏物也，物藏则不动，故不可反侧也"，其脉分布在胸胁，居人体两侧；"阳明……胸痛少气者……故头痛鼻鼽腹肿也"，其脉分布在胸腹头面。

再看三阴经："太阴所谓病胀者，太阴子也，十一月万物气皆藏于中，故曰病胀"，太阴脉分布在腹内；"少阴所谓腰痛者，少阴者肾也，十月万物阳气皆伤，故腰痛也……呕咳上气喘……满则咳，故血见于鼻也"，少阴脉分布在体内的肺肾部；"厥阴所谓首癫疝，妇人少

---

① 印会河. 中医基础理论［M］. 上海：上海科学技术出版社，2006：103.

② 卓廉士. 中医感应、术数理论钩沉［M］. 北京：人民卫生出版社，2015：88-126.

腹肿者"，厥阴脉分布在少腹、阴囊。三阴脉多在体内，符合早期经脉阳在外、阴在内的分布特点。

我们了解到六气在人的分布部位之后，则可以进一步考察如此分布的原理。为了便于说明，图示如下（见图5）：

（后背）

太阳　　　　　　太阳

少阴　少阴

（右）少阳　　厥阴　厥阴　　少阳（左）

太阴　太阴

阳明　　　　　阳明

（胸腹前面）

图 5 《素问·脉解》六气在人之中身横截示意图

人体有左右两侧，由于"天道尚左"（《逸周书·武顺》），故以人体的左侧为准，步骤如下：一，天道阳气左行，其序为太阳（背部）、少阳（胸胁）、阳明（胸腹）；二，"天之任阳不任阴"，阴附于阳，三阴经分别分布在体内与阳经对应，形成互偶：太阴与阳明，太阳与少阴，少阳与厥阴（见图 5 人体左侧）；三，人体右侧之经脉一律对照左侧，向左看齐，与之对称[1]（见图 5 人体右侧）。这样，我们就通过《素问·脉解》六经排序以及分布原理还原了天道。

天道中六气阴阳多少的关系通过六经呈现出来。太阴（子位）阴

---

[1] 天道尚左，但是，人事尚右。例如成语"无出其右"就出自汉代。例如《史记·陈丞相世家》记载："于是孝文帝乃以绛侯勃为右丞相，位次第一；平徙为左丞相，位次第二。"唐代颜师古注《汉书》曰："是时尊右卑左，故谓贬秩为左迁。"又如，《汉书·高帝纪下》："贤赵臣田叔、孟舒等十人，如见与语，汉廷臣无能出其右者。"清人赵翼同样在《陔余丛考》中提及："两汉尊右卑左，久为定制。"

气最盛，阳明（午位）阳气最盛，盛阳与盛阴合；厥阴（辰位）阴尽阳生，少阳（戌位）阳尽阴生，绝阴与绝阳合；太阳（寅位）阳气初生，少阴（申位）阴气初始，初阳与少阴合。其间的关系是子午相合，辰戌相合，寅申相合（见表 1）[①]，这种天道阴阳互偶的关系，放在脏腑经脉上，则被称为表里关系。有一点需要注意：《脉解》的六经仅限于足之六脉。将图 5 对照《灵枢·经脉》，可以看到经脉分布形态与其所载之十二经脉相同，只不过《素问·脉解》体现的是六气赋人的范围，而后者则是线状的经脉。

以上就是六气赋人的形态和原理。

此外，《素问·热论》还载有另一种三阳三阴的排序形式：太阳、阳明、少阳，太阴、少阴、厥阴[②]。这与《素问·脉解》之太阳、少阳、阳明，太阴、少阴、厥阴的排列次序颇有出入。后世较为熟知的是这一形式，值得注意。

汉代天人六气之说皆源于天道，一本于董氏阴阳论，《素问·脉解》与《素问·热论》均无例外，所不同者，前者是以"二至日"立论，后者则以"阴阳各从一方来"入说，前者聚焦于阴阳之气的多少，旨在说明六气在人的对应部位；后者专注于阴阳二气的运动，为六经之传变张目。

《素问·热论》三阳三阴的排列原理也可以从表 1 看到：阴阳二气从北方出发，阳气从左向右行，阴气从右向左行，最后相会于北方

---

① 在六气中，子午、寅申、辰戌的关系是相合互偶，而后世如命理学、紫微斗数之类则将这种关系称为相冲，意正相反（见表 1）。

②《素问·热论》："岐伯曰：伤寒一日，巨阳（太阳）受之，故头项痛，腰脊强。二日阳明受之，阳明主肉，其脉挟鼻络于目，故身热目疼而鼻干，不得卧也。三日少阳受之，少阳主胆，其脉循胁络于耳，故胸胁痛而耳聋。三阳经络皆受其病，而未入于脏者，故可汗而已。四日太阴受之，太阴脉布胃中络于嗌，故腹满而嗌干。五日少阴受之，少阴脉贯肾络于肺，系舌本，故口燥舌干而渴；六日厥阴受之，厥阴脉循阴器而络于肝，故烦满而囊缩。三阴三阳，五脏六腑皆受病，荣卫不行，五脏不通，则死矣。"

子位。《热论》的六经直接追寻天路，阳经从左到右：太阳、阳明、少阳；阴经从右到左：太阴、少阴、厥阴（见表1）。张仲景《伤寒论》祖述《素问·热论》，同样是着眼于阴阳二气的运行，基于六经传变的考虑。

关于《伤寒论》的阴阳排序，古今注家聚讼纷纭，有言六爻卦象的，有称圭表定位的，有言气化的，甚至有言五运六气的，莫衷一是，其实，真相十分简单：天人相应。其中的道理源自汉代天文学，源自董仲舒的阴阳上下出入理论。如有疑义，只要打开本书的表1，看阳气左行，阴气右行自知。

至于《素问·脉解》阴阳的排序，古今注家似全然无解。近年常有以易卦作解者，不谓不可以，但有一点需要明白：医经旨在研求藏象生理于天人之际，而易卦乃是烛照鬼神情状于幽明之间[1]，判然两途，故医可用易理而不用易卦，当为古今之共识。《素问·脉解》全文在此，看到的是阴阳六气的病理，其中的六经次序源于"二至日"对太阳的观察，这在汉代大约是天文学的常识[2]，只是后世的医家不再仰望星空，遂昧其义谛。

第四节 "阳予之正，阴为之主"

上一节我们通过对《素问·脉解》的研究，知道了六气在人体的分布形态，并知道这一形态源自天道，源自"二至日"对阴阳二气的

---

[1]《易·系辞·上》："易与天地准，故能弥纶天地之道。仰以观于天文，俯以察于地理，是故知幽明之故。原始反终，故知死生之说。精气为物，游魂为变，是故知鬼神之情状。"

[2] 顾炎武在《日知录》卷三十："三代以上，人人皆知天文。'七月流火'，农夫之辞也；'三星在户'，妇人之语也；'月离于毕'，戍卒之作也；'龙尾伏辰'，儿童之谣也。"

观察，本节将进一步揭示古人采取了哪些理论和方法，依从天道着手构建人体六经。

> 《灵枢·本神》："天之在我者德也，地之在我者气也，德流气薄而生者也。"[1]

对这段经文予以特别关注的人不多，其实这就是生命形成的原理，也是古人构建六经体系的重要观念。"德流气薄""天德"以六气的形式下流——注意"流"字，意谓以气的形态敷布于人体；"薄"，同迫。"地气"在天德下流之中，回报之以感应。《素问·宝命全形论》说"夫人生于地，悬命于天，天地合气，命之曰人"，盖即指此。"合气"就是天人之间由气之感应而上下相合。研究经脉的形成需要存有这样一个观念。

《素问·阴阳离合论》论述了经脉形成和六气应对的原理，是一篇研究早期经脉架构的重要文献，具有极高学术价值，本篇文字简约，信息量大，需要仔细研读。为便于对照叙述，引之如下：

> 《素问·阴阳离合论》："天覆地载，万物方生，未出地者，命曰阴处，名曰阴中之阴；则出地者，命曰阴中之阳。阳予之正，阴为之主。故生因春，长因夏，收因秋，藏因冬，失常则天地四塞。阴阳之变，其在人者，亦数之可数。
>
> "帝曰：愿闻三阴三阳之离合也。岐伯曰：圣人南面而立，前曰广明，后曰太冲，太冲之地，名曰少阴，少阴之上，名曰太阳。太阳根起于至阴，结于命门，名曰阴中之阳。中身而上，名曰广明，广明之

---

[1] 《春秋繁露·人副天数》："天德施，地德化，人德义。天气上，地气下，人气在其间。"《本神》与之有传承焉。

下，名曰太阴，太阴之前，名曰阳明。阳明根起于厉兑，名曰阴中之阳。厥阴之表，名曰少阳，少阳根起于窍阴，名曰阴中之少阳。是故三阳之离合也，太阳为开，阳明为阖，少阳为枢。三经者，不得相失也，搏而勿浮，命曰一阳。

"帝曰：愿闻三阴。岐伯曰：外者为阳，内者为阴。然则中为阴，其冲在下，名曰太阴。太阴根起于隐白，名曰阴中之阴。太阴之后，名曰少阴。少阴根起于涌泉，名曰阴中之少阴。少阴之前，名曰厥阴。厥阴根起于大敦，阴之绝阳，名曰阴之绝阴。是故三阴之离合也，太阴为开，厥阴为阖，少阴为枢。三经者不得相失也，搏而勿沉，名曰一阴。阴阳𩰚𩰚，积传为一周，气里形表而为相成也。"

本篇给人的感受是：据事类义，字字用心，非文章高手莫能办此。因而疑其出自于天禄阁①的学者之手，具有权威性。本篇有"春生、夏长、秋收、冬藏"之说，据本书的学术轨迹推测，本篇写作于从四方到六合，从四脏到六经的过渡阶段，正是构建经脉理论的时候。

研究《素问·阴阳离合论》必须了解以下几点：一，本篇旨在各气分属的范围之内，用"经"来规划"脉"的线路，以便于脉的生成。二，其时各派医家的"脉"名目繁多，杂乱无章②。本篇六经之立，纲举目张，俾其时各个脉学流派一体遵从。三，后世医家常将经脉视为一体，是则是矣，但那是经与脉结合之后的事，本篇是以经律脉。四，本篇所论乃足之六经，没有手五经，手之五经要待"天六地五"之数再次整合之后才能产生。下面逐句分析：

---

① 西汉未央宫中的藏书阁，有当时一流学者校书于其中。

② 《素问·刺腰痛》所载之"昌阳之脉""衡络之脉""同阴之脉""肉里之脉"等，线路各行其是。再如《素问·三部九候论》中所载的"额动脉""颊动脉""耳前动脉"；帛书《足臂十一脉灸经》《阴阳十一脉灸经》的肩脉、耳脉和齿脉等，名称较乱。

"天覆地载，万物方生，未出地者，命曰阴处，名曰阴中之阴；则出地者，命曰阴中之阳。"

本段谈万物生长的形式，其中暗喻经脉的形成。在本篇的语境下，"天覆地载"同于"德流气薄"。"阴中之阴""阴中之阳"的"之"字是动词。世间的万物产自于大地，草木只要尚未出土都被视为"阴中之阴"，即在土里生长的意思；发芽之后的生长则叫作"阴中之阳"，意谓扎根在土里，生命破土而出，见了天日；生命的成长积极向上、不可逆转。因此，篇中只有"阴中之阳"而没有"阳中之阴"。

"阳予之正，阴为之主"。

这句话非常重要，是对经脉形成的纲领性阐述。王冰注曰："阳施正气，万物方生；阴为主持，群形乃立。"是则是矣，但总觉隔靴搔痒，未见明白。"正"，应训为规正，使……走上正道。《春秋繁露·楚庄王》："人之言曰：'国家治则四邻贺，国家乱则四邻散。'是故季孙专其位，而大国莫之正，出走八年，死乃得归，身亡子危，困之至也。""莫之正"就是没有让他（季孙）走上正道。"主"，守持，义同于"守"。《论语·学而》："主忠信，无友不如己者"。全句的意思是：阳气使生命走上正道，阴气为生命提供支持。

这句话寓意深刻：六气在天为经，地气在人为脉。经属阳，脉属阴。"阳予之正"，六气感人，规定了六气在人的分属部分并为脉气生成预设了线路；"阴为之主"，脉气应天，自下而上，沿此预设的线路向上生长，同时，身体为经脉的成长提供营养。天德下降，地气上升，六气赋人，脉气上升，其间升降相因存焉。

"圣人南面而立"。

古代口中的"圣人"常常是指帝王，这在《内经》就可见到。例如，《素问·气穴论》载："岐伯稽首再拜对曰：窘乎哉问也！其非圣帝，孰能穷其道焉？因请溢意尽言其处。帝捧手逡巡而却曰：夫子之开余道也，目未见其处，耳未闻其数，而目以明，耳以聪矣。岐伯曰：此所谓圣人易语，良马易御也。"这里岐伯所说的"圣人易语"是对黄帝的恭维，黄帝当仁不让，就以圣人自居。

战国秦汉时期人们常以帝王的身体作为一切人的标准①，是一种较为普遍的现象，常为研究者忽视。例如，《春秋繁露·重政》："惟圣人能属万物于一，而系之元也。"再如，《春秋繁露·威德》："圣人配天。"又如，《春秋繁露·四时之副》："王者配天。"古人认为帝王是天子，也就是天之嫡长子，天子应当成为天人相应的主体，而维民之则也。

"前曰广明，后曰太冲"。

帝王面朝南方站立，他的前方就是"广明"。"广"，训为"大"，"广明"即"大明"。《易经·乾卦·彖》曰："大明终始，六位时成。""大明"，原义是太阳。六位，易之阳爻从下向上共六位，对应天地四方六合。

关于"广明"，古今注家似未得确解，实际是帝王身体的延伸部分。西汉政权的中心在长安之未央宫。《史记·高祖本纪》："八年，……萧丞相营作未央宫，立东阙、北阙、前殿、武库。"东阙和北阙是未央宫的正门，前殿是大殿，地势高，居高临下。也就是说，

① 这有似于"英尺"（foot）这个计量单位来自英王的脚。

未央宫坐西朝东，这与后世宫殿坐南朝北迥异。《史记》注家认为这是萧何用了厌胜术。如颜师古注云："未央殿虽南向，而当上书奏事谒见之徒皆诣北阙，公车司马亦在北焉。是则以北阙为正门，而又有东门、东阙，至于西南两面，无门阙矣。萧何初立未央宫，以厌胜之术理宜然乎？"司马贞《史记索隐》卷八："东阙名苍龙，北阙名玄武，无西南二阙者，盖萧何以厌胜之法故不立。"其事难考。也有人认为萧何此举是根据周礼，以东向为尊位①。其事亦难知。

据现代学者考证："未央宫的核心建筑为前殿、宣明、承明、温室四殿。……其中前殿是标志性建筑，温室在前殿北，二者都建于依靠龙首山改造而成的高大台基之上，主要用于朝廷的礼仪活动。承明和宣室殿在上述台基以北，分别是皇帝日常办公和生活起居之处。"②

"广明"是未央宫里的殿名。据中国古代宫廷建筑的格式，主殿如承明殿的旁边常有小庭院，正史不载。现代学者认为，"汉代皇宫中称作'某某殿'的建筑，通常都有内外两个庭院，其门可称殿门。"据《三辅黄图》③卷三所载："宣明、广明，皆在未央殿东。"未央宫坐西朝东，宣明、广明、承明之名都有太阳东升，阳光充满之意。"东方明矣，朝既昌矣"，正好是《诗·鸡鸣》早朝的情景。帝王在承明殿内接见群臣则是坐北朝南，所谓"南面为王"，自古以来就是如此，这是毫无疑义的④。

---

① 《礼记·曲礼上》："主人就东阶，客就西阶。"

② 陈苏镇. 汉未央宫"殿中"考［J］. 文史, 2016（2）: 37-62.

③ 《三辅黄图》，又名《西京黄图》，简称《黄图》，不著作者姓名。初本成书的时间，孙星衍序断为"汉末人撰"；苗昌言题词定为"汉魏间人所作"；晁公武《郡斋读书志》定为"梁陈间人作"；宋联奎序断为"后汉人撰"；陈直认为"原书应成于东汉末，曹魏初期"。

④ 秦代:《史记·秦本纪》"秦并海内，兼诸侯，南面称帝，以养四海。"西汉:《史记·孝文本纪》"孝文在代，兆遇大横。宋昌建册，绛侯奉迎。南面而让，天下归诚。"

皇帝办公生活在承明殿。宣明、广明两殿皆以"明"字命名，应该附属于承明殿；承明殿东边是武库，剩余的空间不多，因而这两殿极可能一在承明之东，一在其南。因此推测，承明殿的南面是广明殿，正好位于"圣人南面"①。

帝王站在承明殿内，面朝南方，"前曰广明"，就是广明殿（见图6，下面部分）。在"圣人能属万物于一"的观念里，广明既是宫殿，也是帝王身体的延伸，二者一而二，二而一，有时真不好区分。例如，称皇帝为"陛下"即有此意。《说文解字》："陛，升高阶也。"按：天子之陛九级。意谓这九级台阶皆为天子身体所延伸的部分。而"陛下"者，意谓称臣者跪九级台阶之下，也就是跪在天子脚前讲话，今天看来是极其屈辱的。据国外学者研究，将房屋作为人的身体的延伸似为古代人类共有的现象②。

"后曰太冲"。本来，在负阴抱阳的天人形态中，面对太阳，背靠太阴，左拥右抱，和气居中。然而，在六气赋人之后，前面已然不是太阳，而是"广明"了，因此后面也不应是太阴，而成为了"太冲"。

这个"后"面，在人体为后脑和背部，而在未央宫则是承明殿的北面，其处是北阙，北阙之外也就是宫禁之外。汉廷上书奏事者从北阙而入。根据董氏的阴阳理论："阴常居大冬，而积于空虚不用之处。"北阙之外，离开了权力的核心区，便为"空虚不用之处"；也就是道冲空虚之地。

董氏的阴阳学说认为，"阴之伏也，不得近义，而远其处也"。人体的阴气在下肢内侧、后侧，伏藏于躯干背部；"不得近义"，义，行为。诸葛亮《出师表》"引喻失义"，意思是说阴气无形，没有实际的

---

① 近年西安旅游广告，多将"广明殿"置于承明殿的南面。

② 列维·布留尔（Lucien Lévy-Bruhl, 1857—1939）说："朱尼人与一般的原始民族一样，把人制作的物品……不论是房屋，还是家庭用具，还是武器……都想象成有生命的东西……这像是一种静止的生命……能够产生善与恶。"（列维·布留尔《原始思维》）

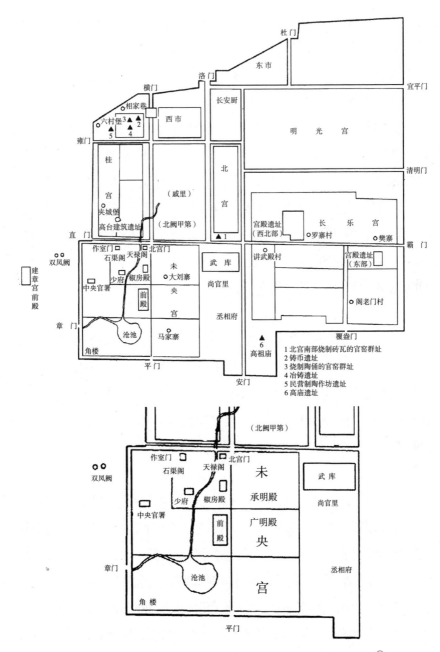

图 6 汉长安未央宫图（上图摘自徐畅《汉长安遗址平面图》①）

① 徐畅. 西汉长安未央宫北阙的地理位置及政治功能［J］. 四川文物，2012（4）：51-58.

作为。在汉代的阴阳思想里，阴常表示为暗处、空虚、伏匿、无用，尽管如此，却能作为阳气之守持而彰显其无用之用。

王冰注"广明""太冲"曰："广，大也。南方丙丁，火位主之，阳气盛明，故曰大明也。向明而治，故圣人南面而立。《易》曰：相见乎离。盖谓此也。然在人身中，则心藏在南，故谓前曰广明；冲脉在北，故谓后曰太冲。然太冲者，肾脉与冲脉合而盛大，故曰太冲。"王冰知道太冲之说是为了与广明相对待，但又认为太冲是冲脉，似颇矛盾。据《素问·骨空论》载："冲脉者，起于气街，并少阴之经，侠脐上行，至胸中而散。"冲脉位于胸腹前面，不在背后，人所共知。故王注"冲脉在北〔背〕"有误。

考太冲之说最早见于庄子。

《庄子·应帝王》："列子入，以告壶子。壶子曰：'乡吾示之以天壤，名实不入，而机发于踵。是殆见吾善者机也。尝又与来。'明日，又与之见壶子。出而谓列子曰：'子之先生不齐，吾无得而相焉。试齐，且复相之。'列子入，以告壶子。壶子曰：'吾乡示之以太冲莫胜，是殆见吾衡气机也。'"

庄子"机发于踵""太冲……衡气机"之说就是"其冲在下""后曰太冲"的最好解释。古人认为人体的气机或曰生机来自于地，其气经足踵向上而行。太冲，太，大也；冲，直行。木华《海赋》"冲溶沄濴。""太冲莫胜"，"胜"，克也。意谓其上行之气不可阻挡也。生命之气起于足踵，上出于太冲，因而脑后及背部都是太冲上行之气布散之处[1]。地气上行，其冲在下，人体之内以冲脉应之，这应该是

---

[1] 晋代文学家左思，姓左名思字太冲，因而又被称为左太冲。古人的名字由名和字两个部分构成，字是对名的补充和说明。从他的名字似可窥见，古人认为人的思考与太冲上行之气有关。这也间接说明脑后与背部是太冲之气布散之处。

冲脉产生的原理，本书后有详论；《素问·痿论》称冲脉为"经脉之海"① 或与此布散范围的原始记忆有关。

《老子·四章》："道冲，而用之或不盈，渊兮似万物之宗。"冲，傅亦本作"盅"，是空虚的意思。道，渊深空虚，用之不盈，不被充满，这是"万物之宗"，即万物背后的那个本体。它以其渊深空虚为前面的实相提供"道"的支持。庄子"示之以太冲莫胜"，就是以虚示人，因而使得壶子"无得而相"。其说虽玄，但可借以知道太冲之意又为"大虚"，帝王的背后属阴，一片虚空；虽然空虚无物，却有"衡气机"的作用，即能起到平衡阴阳的作用，同时为前面的实相互根提供支持。

关于太冲的考释，笔者寻检古籍发现与今天流行的看法相去甚远，现将证据小结于此，以供学者评章之用。一，"圣人配天""王者配天"，广明与太冲既是"王者"身体所处的环境，也是他身体的延伸；二，地气从人的足跟部（"踵"）上行是为太冲，其气布散在后背及脑部。太冲之"冲"义同于"盅"，空虚的意思，其存在的意义在于"衡气机"，平衡阴阳；三，据老子的观点，前者为有，后者为无，有生于无，"有之以为利，无之以为用"（《老子·十一章》），太冲之虚与胸腹头面的实相互为根用。四，此源于董氏的阴阳论"阳之出，常县于前，而任岁事；阴之出，常县于后，而守空虚"，因太冲应于天地节律，与人体脉动有关，因而渐趋于实相，最后舍虚就实，变成了冲脉②。

据此可以看到，在古人的观念里，视天人合一，物我合一为最

---

① 《素问·痿论》："冲脉者，经脉之海也，主渗灌溪谷。"

② 《灵枢·逆顺肥瘦》："夫冲脉者，五脏六腑之海也，五脏六腑皆禀焉。其上者，出于颃颡，渗诸阳，灌诸精；其下者，注少阴之大络，出于气街，循阴股内廉，入腘中，伏行骭骨内，下至内踝之后属而别。其下者，并于少阴之经，渗三阴，其前者，伏行出跗属，下循跗，入大指间，渗诸络而温肌肉。故别络结则跗上不动，不动则厥，厥则寒矣。"《素问·生气通天论》："太冲脉盛，月事以时下。"

高境界，所以人与物之间、人与环境之间的界限常常显得模糊。例如"广明"既是殿宇，又是身体的一个部分，其间并无明确的界限；"太冲"亦既为身体的延伸，又为空虚无用之处。此一层古今无人解会①。

本篇对人体躯干的阴阳划分：一，"中身"以上为阳，以下为阴。所谓中身，大约是以髂嵴为界，上半身属阳，下半身属阴。二，"外者为阳，内者为阴"。三，阳经居于身体表面，阴经居胸腹内部；阳经在下肢外侧，阴经在下肢内侧。掌握以上原则，有助于理解原文。

"太冲之地，名曰少阴，少阴之上，名曰太阳"。

太冲，前面说了，源于庄子的"机发于踵"，在它接触到地面的部分，也就是赤脚踩到大地之处，其处为少阴，有气发于此，状如泉涌（少阴经之涌泉穴应与此有关。厥阴之气发于大敦，太阴之气发于隐白，均是如此）；这是天德以六气下流，脉气感应的反应。

注意："少阴之上，名曰太阳"以及此后"太阴之前，名曰阳明"云云，是指明六气在人的分属范围，而非谓经脉上下运行也。脉气起自各经之"根"，如太阳之至阴，少阴之涌泉。

"中身而上，名曰广明，广明之下，名曰太阴"。

"广明"只分布于"中身"以上，在胸腹头面部。"广明"的下面，即腰以下为太阴。

"太阴之前，名曰阳明"。

———————

① 物我界限模糊的结果是没有明确的私域，此有待于人文学者做进一步之研究。

太阴是阴经，分布在下肢内侧和腹内，它的前面是阳明，则阳明既在下肢前方，又在胸腹前面，这样，阳明与广明都在胸腹部，正好说明广明不是人体组织，而是帝王南面的殿宇。

"太阴之后，名曰少阴"。
"少阴之前，名曰厥阴"。

据此，三阴在躯干的分布是：太阴之后是少阴，而厥阴居于少阴之前，因此，三阴经的排列次序为：太阴、厥阴、少阴；太阴之前为阳明。

"厥阴之表，名曰少阳"。

据此，则三阳经的排列次序为：阳明、少阳、太阳。

广明在前，太冲在后，均不在六气数中，亦不在六经数中，而是"圣人"身体的延伸，与人体保持若即若离的关系，原理前已论及。除去广明、太冲，六气分布在人体不再负阴抱阳，而是呈现出外阳内阴的格局。

据以上经文，《阴阳离合论》所论六经分布的形态如下：三阳经中，阳明居前，太阳在后，少阳在两侧。三阴经按照与阳经的表里关系，一前一后分布在与阳经相对应的位置上。阳明之外的广明，太阳之外的太冲。下面以"中身横截图"以示六经形态（见图7）。

如果除去图7中的广明和太冲，六气在人体的分布则与《素问·脉解》相同（见图5），如果就以足六经而论，六经分布也与《灵枢·经脉》一致，因此再次证明，董氏阴阳论亦即汉代天道是中医经脉学说的源头，可惜历代注家都没有注意到这一点，这是研究藏象经脉者必须补上的一课。

（后曰太冲）

太阳	太阳
少阴	少阴

（右）少阳　　厥阴　　厥阴　　少阳（左）

太阴	太阴
阳明	阳明

（前曰广明）

图7　六经中身横截示意图

《素问·阴阳离合论》中的太阳、太阴、少阳、少阴、阳明、厥阴，尚不是后世意义的经脉，仅为六气分属的部分，如阳明的范围是人体的整个胸腹头面及下肢前面，太阳则是整个后脑和背部等，其实，这些分属部分就是皮部，是为十二皮部之原始状态。《素问·皮部论》："欲知皮部以经脉为纪者，诸经皆然。"认识皮部可以从经脉入手，但皮部的形成则先于经脉，是六气赋人的原初状态。

下面看六经之根。

"太阳根起于至阴，结于命门，名曰阴中之阳。……阳明根起于厉兑，名曰阴中之阳。……少阳根起于窍阴，名曰阴中之少阳。……三经者，不得相失也……太阴根起于隐白，名曰阴中之阴。……少阴根起于涌泉，名曰阴中之少阴。……厥阴根起于大敦，阴之绝阳，名曰阴之绝阴。……三经者不得相失也"。

根，植物的根部。《论衡·超奇》"有根株于下，有荣叶于上。"称各脉的起始处为"根"，即有脉气如同植物从根开始向上生长的意思。天上的六气下流，人气应之，于是有气从足底或足趾末端的

"根"部而出，此为脉气。经气自天，属阳，"阳予之正"，为人"脉"的形成规定了线路；脉气自地，属阴，"阴为之主"，此后的脉气将沿此预设之线路从"根"向上生长；阴经从根至腹内。

在六经中，太阳有起有止，有根有结，阳明、少阳有根无结，或有待于补充；阴经有根无结，说明在初始的预设中阴经只及于胸腹之内——这与《素问·脉解》的阴经分布相同——后来《灵枢·根结》补全，原义遂隐。

由于下肢属阴，三阴三阳皆起于下肢，皆起于阴，其起点皆被赋予阴性之名。三阳经：太阳、少阳名曰"至阴""窍阴"，皆以"阴"字命名；阳明名曰"厉兑"，兑为泽，属水，水亦阴物。而"阴中之阳"与"阴中之少阳"，指的是一旦脉气从根沿经上行，即可从阴出阳，分布在胸腹头面或身体两侧。

三阴经："中为阴，其冲在下"。冲，《说文解字》："涌摇也。"似说三阴的脉气在根部有气涌动摇摇然。"涌泉"，有泉如涌[1]。"大敦"，敦，疑借作沌，有水涌动。隐白，白，《释名》："启也。如水启时色也。"白色是水的本色。三阴经上行的线路将是"阴中之阴""阴中之少阴"和"阴之绝阴"，指的是脉气走向于胸腹内部的不同部位。

总括古人建构六经的方法：天禄阁学者在人体六气分属的下肢末端分别设置了"根"，认为有气涌摇，从根上行，阳经达于头面，阴经及于腹内，这就是行将构建的经脉的雏形，六脉将沿此线路向上生长。

古人相信天道，用天道六气来祖构经脉，立论正大，举重若轻，而开元肇始，意义非凡，此后数百年间，各家学派自觉地将各自的"脉学"纳入天道之中，融入六经体系，克明克类，不违不弃，补充

---

① 据《素问·气府论》"冲脉气所发者二十二穴"，足少阴无腧；后来冲脉之腧归于足少阴。据《素问·骨空论》称冲脉"并少阴之经，挟脐上行"，两脉合而为一。涌泉原属冲脉，指冲脉之气上涌如泉，后归属足少阴。

完善，既为医学治病，又为心中的信念，兴言至此，嗟呀不已！我们看到马王堆帛书之《足臂十一脉灸经》《阴阳十一脉灸经》所载六经都具有大致相同的形态，就是这种情况。

第五节　阴阳离合

现在重新回到《素问·阴阳离合论》，考察阴阳离合。

> "是故三阳之离合也，太阳为开，阳明为阖，少阳为枢。……是故三阴之离合也，太阴为开，厥阴为阖，少阴为枢"。

对于这段经文的解释，历代注家只谈开阖枢，而对三阳三阴的"离合"不著一词，须知离合乃是开阖枢的源头。

董氏《春秋繁露·阴阳出入上下》："阴阳各从一方来，而移于后，阴由东方来西，阳由西方来东。"在这一过程中，阴阳二气在夏至日交会于南方午位，这是合，然后离去；冬至日交会于北方子位，这又是合，然后离去，这就是天道阴阳的离合形式，阴阳的运动就是不断地重复着的离合过程。一年如此，一天也是如此；天道有三阳三阴之"离合"，人体阴阳分别以"开""阖"应之，"枢"是开阖之机。

古人认为，"昼则阳气为暖，夜则阴气为润，乃得生长……不得昼夜合阴阳气，物无以得成也。"（《太平经·三急吉凶法第四十五》），开阖是响应天地的阴阳离合，似此，人体生命的才得以生长，得以维持，因而开阖枢乃是机体内外交通的门户。

白昼阳气主令，夜晚阴气主令，开阖枢既为气机的活动，也是天人相应的枢机。从上一节的表 1 中可以看到，太阳在寅位，时间在正月。如果放在一天，则是寅时，大约是早上 5 点钟，中原地区太阳初升，阳气温和，此时人的腠理开放以接纳阳气，居家可以打开窗户让阳光照入户内；阳明在午位，正是一天的中午 12 点左右，这时阳光太强，宜关闭窗户，可免受盛阳的伤害；少阳在戌位，于季为秋，是一天的晚上 9 点，此时阳气收敛，阴气用事，天地由阳入阴，为阴阳交替之机枢，故谓之"枢"。

而夜晚天地阴气主事。太阴在子位，时间在半夜 1 点，此时全身的气血大会于手太阴，其经脉必呈盛满状态，此谓为"开"；厥阴位在辰位，时间在早上 7 点，此时太阳升起，夜来的阴气消尽，人的精神饱满，机体的阴气最少，对阴气而言为"阖"；少阴在申位，时间在下午 5 点，太阳行将落坡，阳尽阴生，故谓为"枢"。

于是古人推想，人体气机有如居室的门户不断因枢转而进行着开与关的运动。东汉班固《西都赋》："张千门而立万户，顺阴阳以开阖。"词人佳句移以解经，最为形象，是为的诂。《淮南子·本经训》曰："开阖张歙，不失其叙。"开阖枢转，气机出入有序，人体生命机能运转正常。

> "三经者，不得相失也，搏而勿浮，命曰一阳。……三经者不得相失也，搏而勿沉，名曰一阴。阴阳𩣡𩣡，积传为一周，气里形表而为相成也"。

𩣡𩣡，王冰注："言气之往来也。"三阴在内，三阳在外，阴阳开阖，分而为三，合而为一，气机运转，永不止息。"搏而勿浮"，指六脉平和，不浮不沉，反映出气里形表往来交通的生命活动。

本来，开阖枢是一种天人感应的气机活动，后来被引申到中医藏象的多个领域，尤其开阖二字，成为了藏象生理的重要内容。董仲舒在《春秋繁露·立元神》说"可以内参外，可以小占大，必知其实，是谓开阖"。门户开阖既可沟通内外，亦可借以探测室内的虚实，了解房间的大小、身体健康等情况。

例如，古人将皮肤司理汗孔、调节体温的功能概括为开阖，腠理专司其职；皮肤中本来就存在"千门万户"，并且无时不在随呼吸之气以开阖。《素问·生气通天论》就从病理上反证了这一功能。

> "阳气者，精则养神，柔则养筋。开阖不得，寒气从之，乃生大偻。陷脉为瘘，留连肉腠，俞气化薄，传为善畏，及为惊骇。营气不从，逆于肉理，乃生痈肿"。

阳气，指体表卫外的阳气，卫气能充养精神，温养皮肤，营养筋脉，助汗腺的开阖。如果皮肤的开阖失调，阳气不能达于体表，就会生出"大偻""瘘""善畏""惊骇"等病症。营卫失于开阖就会发生气机逆乱，甚则酿为"痈肿"。可见卫气的开阖功能的重要性。又如：

> 《素问·调经论》："帝曰：经言阳虚则外寒，阴虚则内热，阳盛则外热，阴盛则内寒，余已闻之矣，不知其所由然也。岐伯曰：阳受气于上焦，以温皮肤分肉之间，今寒气在外，则上焦不通，上焦不通则寒气独留于外，故寒栗。……帝曰：阳盛生外热奈何？岐伯曰：上焦不通利，则皮肤致密，腠理闭塞，玄府不通，卫气不得泄越，故外热。"

外感风寒，寒性收引，腠理闭塞，玄府（汗孔）不通，卫阳不达于表，体表失于阳气的温养则恶寒；同时阳气蓄积在体内不得泄越，郁而发热。这就是著名的伤寒病理，影响甚为深远。

腠理的开阖功能，是三阳开阖枢之引申、发展。腠理闭塞常伴咳嗽，古人反向推知皮肤间的汗孔具有呼吸功能，咳喘乃汗孔闭塞，肺气郁闭所致，治以宣肺解表，即能止咳平喘。清代赵晴初说"遍身毛窍，俱暗随呼吸之气以为鼓伏"（《存存斋医话稿》），诚哉斯言。古医家早就明白这个道理，并且利用皮肤腠理的开阖功能来进行针灸治疗。

　　《素问·离合真邪论》："候吸引针，气不得出，各在其处，推阖其门，令神气存，大气留止，故名曰补。"

　　《素问·针解》："补泻之时者，与气开阖相合也。"

　　《素问·离合真邪论》："帝曰：不足者补之奈何？岐伯曰：必先扪而循之，切而散之，推而按之，弹而怒之，抓而下之，通而取之，外引其门，以闭其神，呼尽纳针，静以久留，以气至为故，如待所贵，不知日暮，其气以至，适而自护，候吸引针，气不得出，各在其处，推阖其门，令神气存，大气留止，故命曰补。"

　　开阖刺法是因为皮肤有"门"，门里既有气，又有神。针刺手法之切、推、弹、抓等能随呼吸吐纳进行补泻，顺门户开阖以守神。

　　针刺的"推阖"手法因能顺应开阖的生理性状，所以获效；"外引其门，以闭其神""推阖其门，令神气存"，并且，皮肤腠理的开阖似关乎神气出入，关乎心志的运用。太阳、阳明在表，其开阖与肺气的呼吸相同步；太阴、厥阴主里，其开阖与神气的守藏共进退，枢随开阖而运转，邪气由表入里，由里出表以启伤寒表里出入之机。

　　此外，《灵枢·根结》亦载有"开、阖、枢"，值得一叙。其中将开阖枢全部释为病理，发生在天地之间出现"阴阳不调"的恶劣情况下，出现在人体"阴阳大失"的危重关头，因而此开阖非彼开阖，两者所处的境况完全不同。引之如下，以便对照研究。

　　"岐伯曰：天地相感，寒暖相移，阴阳之道，孰少孰多，阴道偶，阳道奇。发于春夏，阴气少，阳气多，阴阳不调，何补何泻？发于秋冬，阳气少，阴气多，阴气盛而阳气衰，故茎叶枯槁，湿雨下归，阴阳相移，何泻何补？奇邪离经，不可胜数，不知根结，五脏六腑，折关败枢，开阖而走，阴阳大失，不可复取。九针之玄，要在终始；故能知终始，一言而毕，不知终始，针道咸绝。

"太阳根于至阴，结于命门。命门者，目也。阳明根于厉兑，结于颡大。颡大者，钳耳也。少阳根于窍阴，结于窗笼。窗笼者，耳中也。太阳为开，阳明为阖，少阳为枢，故开折则肉节渎而暴病起矣，故暴病者取之太阳，视有余不足，渎者皮肉宛膲而弱也。阖折则气无所止息而痿疾起矣，故痿疾者取之阳明，视有余不足，无所止息者，真气稽留，邪气居之也，枢折即骨繇而不安于地，故骨繇者取之少阳，视有余不足，骨繇者节缓而不收也，所谓骨繇者摇故也，当穷其本也。

"太阴根于隐白，结于太仓。少阴根于涌泉，结于廉泉。厥阴根于大敦，结于玉英，络于膻中。太阴为开，厥阴为阖，少阴为枢。故开折则仓廪无所输膈洞，膈洞者取之太阴，视有余不足。故开折者气不足而生病也，阖折则气绝而喜悲，悲者取之厥阴，视有余不足。枢折则脉有所结而不通，不通者，取之少阴，视有余不足，有结者皆取之不足"。

关于根结，《素问·阴阳离合论》唯有太阳有根有结，而《灵枢·根结》的三阴三阳皆是有根有结，显然较为晚出。今天有学者认为，《灵枢》早于《素问》，但《根结》所示的内容正好相反。

《灵枢·根结》将开阖枢与根结结合起来加以讨论，认为根结乃门户的根结，三阴三阳经的开阖枢均系于其上。并且说，如果不明白根结的道理，疾病来时就可能导致"五脏六腑，折关败枢，开阖而走，阴阳大失"，造成严重后果。故此特别指出了三阴三阳根结的名称和所在之处。

《素问·阴阳离合论》的开阖枢均为动词，针对门户的开和关，枢则转圜其中。而《灵枢·根结》却不是这样："故开折则肉节渎而暴病起矣"（太阳）、"阖折则气无所止息而痿疾起矣"（阳明）、"枢折即骨繇而不安于地"（少阳）、"故开折者气不足而生病也"（太阴）、"阖折则气弛而喜悲"（厥阴）、"枢折则脉有所结而不通"（少阴）。其中的"开""阖""枢"都成了名词。"开折"，开门时门垮了；"阖折"，关门时门垮了；"枢折"，转动时门垮了。无论开门关门还是转动了枢轴，门都会垮掉！表现出来的危急症状则各不相同。

杨上善似乎明白这个道理。开，《太素》作"关。"意谓门闩。杨上善曰："三阴三阳之□□身为门，营卫身也。门有三种：一者门关，比之太阳；二者门扉，比之阳明；三者门枢，比之少阳也。"今天多从此说。

在先秦纵横家的语境里，阴阳开阖之说有机杼深藏的一方面，深具危机意识，人处于逆境中容易引述其说，做出生死攸关的选择。例如：

《鬼谷子·捭阖》："观阴阳之开阖以名命物，知存亡之门户，筹策万类之终始，达人心之理，见变化之朕焉，而守司其门户。故圣人之在天下也，自古至今，其道一也。……捭阖者，道之大化，说之变也。必豫审其变化。"

历代注家深感《灵枢·根结》之开阖难解，盖不知源头出于此。捭阖，就是开阖。《广雅》："捭，开也。"鬼谷子认为一旦以开阖说事，往往面临"大化"在即，生死攸关。盖"门户"乃"存亡"的关键，门户有疾没有由轻症逐渐变成重症的过程，而是一旦出现"变化之朕"，危证立即发生，患者随时面临死亡。这大约就是《灵枢·根结》以"开拆""阖拆""枢拆"入说的原因。

《素问·阴阳离合论》的开阖意谓阴阳之气内外交通，能致和谐，为六经布局做铺垫。它与《灵枢·根结》的开阖之间除了文字相同，实质大相径庭。不过，值得一提的是，《灵枢·根结》记录的六经的"根""溜""注""人"在研究脉气如水从地上行方面具有重要意义。后将论及。

从《春秋繁露·立元神》和《鬼谷子·捭阖》可以看出，开阖之说是先秦两汉论事的套路，将其引入医学有其成功的一面，如三阳三阴开阖枢对于气机出入的理论，如汗孔开阖的理论，以及开阖在针刺方面的应用等，都有重要的临床意义；但所论及病理可以使人闻之色变，其中的门户垮塌之说古代医家鲜有引述者。此外，有些篇章虽然不见开阖枢之言，却隐含其实。例如，《素问·阴阳别论》：

> "二阳之病发心脾，有不得隐曲，女子不月。其传为风消，其传为息贲者，死不治。曰：三阳为病发寒热，下为痈肿，及为痿厥腨痛。其传为索泽，其传为颓疝。曰：一阳发病，少气，善咳，善泄。其传为心掣，其传为膈。二阳一阴发病，主惊骇背痛，善噫，善欠，名曰风厥。二阴一阳发病，善胀，心满，善气。三阳三阴发病，为偏枯痿易，四肢不举。"

本节阐述"三阳三阴"的病理，其间二阳（阳明为阖）、三阳（太阳为开）、一阳（少阳为枢），三、二、一；又，二阳一阴、二阴一阳，阳开阴阖，阴阖阳枢，虽无开阖之说，却具开阖之势。医道相传，有不传之以言而传之以心者，传其言者得其皮，传其心者得其髓。千百年来的临床实践证明《阴阳别论》的三阴三阳病理颇具临床指导意义。如"二阳之病发心脾"，乃情志抑郁，思虑伤脾，致气机阖而不通——此为阖，治之以开——于中医妇科理论之建设具有首功;"三阳为病发寒热",乃皮肤汗腺开阖不利,用以说明太阳病表证的机理等。由于深具实用性,后世医家浑忘其为"别论",早已作为《内经》的重要理论而被普遍接受,却少有知其乃开阖之传承也。

第六节 脉气向心而行的原理

关于天人感应,脉气向心而行,还有更为深刻的文化背景。据考,这一思想应该源自《易经》:

汉代郑康成注《周易乾凿度·述卦》曰:"物感以动类相应也。阳气从下生(易本无形,自微及著,故炁从下生。以下爻为始也),动于地之下,则应于天之下,动于地之中则应于天之中,动于地之上则应于天之上(天炁下降以感地,故地炁升动而应天也)。"

《内经》有易理而无易卦,这应该是一个研究藏象学说的常识。易理是古代的人文思想,一种共有的意识,与阴阳五行一样渗透在各家学说中,而在汉代易卦则多与谶纬结合,与巫术有关,医学很少直接使用,更不用说"通篇"皆为爻辞了。不过,有时为了深入说明一些现象需要从易理入手。

《周易》六十四卦每卦各有六爻,爻位自下而上,阳爻自初九、二九、三九、四九、五九、上九;阴爻自初六、六二、六三、六四、六五、上六,其气由下而上,表明生命的生长是从下至上,向着阳光,欣欣向荣,这是事物生长的自然规律。司马迁曰"阴阳之精,气本在地"(《史记·天官书》),其源在此。

　　天属阳，天上云行雨施，白云在天，其根在地①，阳气在天，精气之本在地；春风化雨，佳气氤氲，阴阳精气化育万类，万物的出产在地上。地气上行以应天气。正所谓"天炁下降以感地，故地炁升动而应天也"。《灵枢·本神》体现了这一思想："天之在我者德也，地之在我者气也，德流气薄而生者也。"前面已经论及；天德下流，地气上升，"德流气薄"，形成生命。《灵枢·终始》曰"阳受气于四末"，六经之根在四末，脉气从四末开始，向上生长。

　　六气的核心是阴阳，阴阳相合即是天地相交，天地相交的形式是升降，《素问·六微旨大论》曰："升已而降，降者谓天；降已而升，升者谓地。天气下降，气流于地；地气上升，气腾于天。"高下相召之间，下流于地之气腾而上升显得至为重要。《素问·阴阳离合论》六合中有"阴中之阳"却无"阳中之阴"，对于生命而言，只有生长、向上，上升是生命的形式，显露出勃勃的生机。这大约正是六经之气沿"根"上行的深层原理。

　　因此，天德下流，地之精气上升，同时，天德下流，感应人体，人身中的精气因禀受地气亦随之上升，所以下肢之脉气是从下往上行。②自古以来的临床医生都知道用针刺激下肢末端常引发气感上行，这是古人认为下肢经气向上而行的一个重要原因。六气随天德下流，六脉随地之精气上升，最后经与脉合，遍布全身，"会通六合"的工作才告大体完成。

　　《淮南子·俶真训》："天气始下，地气始上，阴阳错合，相与优游竞畅于宇宙之间，被德含和，缤纷茏苁，欲与物接而未成兆朕。有未始有夫未始有有始者，天含和而未降，地怀气而未扬，虚无寂寞，萧

---

①《素问·阴阳应象大论》："地气上为云。"

②《庄子·大宗师》："真人息以踵。"后世道家有"踵息术"，认为气来自足底之涌泉穴，或与此有关。

条霄霓，无有仿佛，气遂而大通冥冥者也。"

天地"阴阳错合"，"欲"与"物接"，"含"而"未降"，"怀"而"未扬"，这就叫机，也就是生机。钱锺书将机解作："潜能者，能然而尚未然；几者，已动而似未动，故曰'动之微'。"①天气含而未降，地气怀而未扬，因此使得天地六合充满生机。"有未始有夫未始有始也者"，语出《庄子·齐物论》，意思是说太古之初宇宙未生而生机已在。人体也是如此，体内自具生机。天气下降，人气上升，其间聚力作势，引而不发，为脏腑注满生机，正是六经"逆行"而上的生理意义。人之于天，"顺之即凡，逆之即圣"（北宋张伯端《悟真篇》），其斯之谓欤！

经脉从肢端向上而行这一现象，我们可以在长沙马王堆帛书之《足臂十一脉灸经》《阴阳十一脉灸经》中看到，可以在《灵枢·本输》的五腧穴中看到，可以在十二经标本中看到，可以在六经根结中看到，可以在六阳经的根、溜、注、入中看到，这些现象都指明了"脉气"出自于地，来自人体下肢末端，并朝着六经所设计、规定的线路，在六经之气的引导、接纳下融合所过之处的原始诸脉向上生长，最后天上的六经与地上的六脉在人体相互融合，形成经脉。

老子说："太上，不知有之……功成事遂，百姓皆谓：'我自然'。"（《老子·十七章》）中医的六气"经脉化"发生得自然而然，功成事遂，以至于后世医家全然不知道存在这样一个原理和过程，不能不说是一件遗憾的事。

---

① 钱锺书. 管锥编（第一册）［M］. 北京：中华书局，1999：45.

第三章
端络经脉

> "鱼龙有深隐，不近燃犀光。"[1]
>
> ——作者

历史文献陈陈相因，古人的遗迹深藏于千年历史积淀的深水之中，探本索源的工作，只能在暗中摸索，甚盼燃犀而照见之。

天道茫茫，研究古代学问，须仰望满天星斗，身临古人所历之境，获取古人之生命体验，然后由此着手，方有所得。而今天中医的研究方法却与此不同，多将藏象经脉视为一个客体，一个纯粹的对象，分解割裂，欲于其中"提炼"出一个"科学内涵"，此未成乎心而有是非也，是今日适越而昔至也，所以少见胜景。

第一节　经与脉

古人的经脉体系是参照天道设计的，具体来说，就是以六经为

---

[1] 作者《夜宿爱琴海蓝岛之悬崖酒店》："蓝海染为瓦，白云圬作墙。海潮朝入梦，云卧昼生凉。永夜天如水，清晨月肃霜。鱼龙有深隐，不近燃犀光。"燃犀：温峤在牛渚悬崖上燃犀照见水族的故事。见《晋书》。

纲，将经脉的生理病理、脉象腧穴、针刺治疗整合到这一体系之中。正如《灵枢·外揣》所说："非道，何可小大深浅，杂合而为一乎？"两汉数百年间，古医家一直遵循这个原则，以道为旨归，薪火相传，克咸厥功。

> 《素问·阴阳应象大论》："帝曰：余闻上古圣人，论理人形，列别脏腑，端络经脉，会通六合，各从其经；气穴所发，各有处名；溪谷属骨，皆有所起；分部逆从，各有条理；四时阴阳，尽有经纪，外内之应，皆有表里，其信然乎？"

　　这个黄帝之问很重要，它涉及了构建经脉理论的顶层构想；岐伯之答非所问乃是由于黄帝明知故问："其信然乎？"答案是肯定的。不过笔者的兴趣乃在本段的句法上，认为这是破解其中义理的钥匙。

　　本段句法的特点是："皆先呼后应，有起必承，而应承之次序与起呼之次序适反。"钱锺书称这种句法为"丫叉句法"，他举例说："如《卷阿》：'凤凰鸣兮，于彼高冈：梧桐出兮，于彼朝阳；萋萋萋萋，雝雝喈喈'，以摹'萋萋'句近接梧桐而以'雝雝'句远应凤凰。《史记·老子韩非列传》：'鸟吾知其能飞，鱼吾知其能游，兽吾知其能走；走者可以为罔，游者可以为纶，飞者可以为矰'。"文中"走者"应"兽"，"游者"应隔句的"鱼"，而"飞者"应隔两句的"鸟"。又举例说："杜甫《大历三年春自白帝城放船出瞿塘峡》：'神女峰娟妙，昭君宅有无；曲留明怨惜，梦尽失欢娱'。"[①]其中第三句承第二句之"昭君"，第四句承第一句之"神女"，盖明妃有曲而神女入梦也。

---

① 钱锺书. 管锥编（第一册）[M]. 北京：中华书局，1999：66.

本段的句法也是这样：首句"列别脏腑，端络经脉"，以最后两句"外内之应，皆有表里"承之；第二句"会通六合，各从其经"，倒数第三四句承之曰"四时阴阳，尽有经纪""分部逆从，各有条理"；第三句，"气穴所发，各有处名"则直接承以"溪谷属骨，皆有所起"，错落有致，章法井然，就是所谓"先呼后应"的"丫叉句法"。

通过丫叉句法可以获得关于藏象经脉架构方式的重要线索。据"黄帝"的看法：一，"列别脏腑，端络经脉""外内之应，皆有表里"。端络，意谓找出络脉的端点，理出经脉的头绪。让经脉与脏腑连属，在肢体外内之间建构表里联系，并使表里相关的经脉分布在相对应的部位上。

二，"会通六合，各从其经""四时阴阳，尽有经纪""分部逆从，各有条理"。指出"经"是"会通六合"的结果，上一章已有详细讨论；六经由四经发展而来，还能依稀看到四时阴阳阶段曾有过的"经纪"，似乎隐约看到中医藏象曾经有过四脏四经的时期。

三，这里的"分布逆从"容易误解作十二经脉循环，即手三阴从胸走手，手三阳从手走头所形成的逆从流注，其实不然，应该是指六气赋人的形态：天德下流，脉气上生，所形成的"逆从"之势。对此，上一章已有详论。

四，"气穴所发，各有处名，溪谷属骨，皆有所起"。溪谷，肌肉交会缝隙凹陷处。《素问·气穴论》："肉之大会为谷，肉之小会为溪，肉分之间，溪谷之会。"人体腧穴多在筋节缝间的凹陷处，这些组织是卫气留止之处，针刺易于得气。正如《素问·五脏生成》所云："人有大谷十二分，小溪三百五十四名，少十二俞。此皆卫气之所留止，邪气之所客也，针石缘而去之。"

以上的丫叉句法勾勒出了藏象学说的主线条，清楚明白，为研究经脉理论指明了方向。现在从"端络经脉"开始。

　　经脉是由"经"和"脉"组成，经与脉两者原来不是一回事。经，朱骏声《说文通训定声》："织也，从丝也。从丝为经，衡丝为纬，凡织，经静而纬动。"原义是纵行的丝线，引申为纵行的线路。早期的"经"只有四经，源于负阴抱阳的天人形态。例如，《史记·太史公自序》曰：

　　　　"夫阴阳四时、八位、十二度、二十四节各有教令，顺之者昌，逆　　之者不死则亡，未必然也，故曰'使人拘而多畏'。夫春生夏长，秋收　　冬藏，此天道之大经也，弗顺则无以为天下纲纪。"

　　"大经"有主干的意思。这个"天道之大经"就是以春夏秋冬形成的四时阴阳，以此为基础，然后以四的倍数扩展。八位，八个方位；十二度，黄赤道带自东向西划分为十二个部分，日行的轨道；二十四节，即清明、谷雨等二十四个农时，这些都是春秋冬夏四时四经的延伸。

　　原始的"经"本于四方天象，因而是四经。黄道经天分为十二度、十二辰、十二从、十二月，"脉以应月"（《素问·移精变气论》），由十二月发展出了十二经。

　　　　《素问·阴阳别论》："黄帝问曰：人有四经十二从，何谓？岐伯对　　曰：四经应四时，十二从应十二月，十二月应十二脉。脉有阴阳，知　　阳者知阴，知阴者知阳。"

　　"四经十二从"：四经，就是与四方对应的四经。今天有学者认为"四经"来自古代心脏解剖，并引《晏子春秋·景公畋十八日不返国·晏子谏第二十三》中齐景公说："寡人之有五子，犹心之有四支，心有四支，故心得佚焉。"① 肢，古作支。推测四经曾从心脏延伸至于肢体②，当视为四时天道的拓展。用"五子"对应"四支"，应该是五行对应四时之滥觞。

十二从，《说文解字》："从，随行也。"十二月随四时阴阳而行。王冰曰："从谓天气顺行十二辰之分，故应十二月也。十二月谓春建寅、卯、辰，夏建巳、午、未，秋建申、酉、戌，冬建亥、子、丑之月也。"王冰懂得原始的四经源自于四方四时，故从四时阴阳作解。后世注家多不明"四经"为何物，解作"四时的正常脉象，即春脉弦，夏脉洪，秋脉浮，冬脉沉"，又将"十二从"解作"指手足三阴三阳之十二经脉，从手太阴起顺行至足厥阴，与十二月相应"③。误读的原因是不知道中国医学史上曾经有过四经四脏，更不知四时阴阳一度是藏象的核心理论。

"四经"与"四脏"是同一时期的产物。四脏的文献偶尔还可一见，如前所论及的《素问·六节藏象论》；明称"四经"的文献尤少，不过我们知道，四经的名称就是太阴、太阳、少阴、少阳，按照前太阳、后太阴、左少阳、右少阴，即负阴抱阳的方式分布，具体状态今已无从考察，无从寻觅了。但是我们知道这四条经脉存在过，后被六气理论重新整合，融入了六经或十二经脉的新体系。

除了司马迁所说的"天道大经"之外，秦汉时期至少还有两种天道之经。一种载于《史记·天官书》：

---

① 严健民. 论殷商至两汉创立经脉学说的解剖基础 [J]. 中国中医基础医学杂志，2003，9（10）：3.

② 有学者认为"四经"来自古代解剖学。"现代解剖证明：在这一解剖过程中可见心包在心脏底部包裹于大血管根部，这里最显著的大血管（经脉）有四条，即显露于心包膜之外的由主动脉弓发出的左锁骨下动脉、左颈总动脉、无名动脉（头臂干）和上腔静脉。这便是'心有四支'即'人有四经'的本意与现代注释。"——严健民. 《素问·阴阳别论》"人有四经"考释 [J]. 湖南中医学院学报，1997，17（3）：2.

③ 黄帝内经素问译释 [M]. 南京中医学院医经教研组编著. 上海：上海科学技术出版社，1981：66.

"余观史记，考行事，百年之中，五星无出而不反逆行，反逆行，尝盛大而变色；日月薄蚀，行南北有时：此其大度也。故紫宫、房心、权衡、咸池、虚危列宿部星，此天之五官坐位也，为经，不移徙，大小有差，阔狭有常。水、火、金、木、镇星，此五星者，天之五佐，为纬，见伏有时，所过行赢缩有度。"

天象有经纬。"紫宫、房心、权衡、咸池、虚危"等五大星座南北纵行，五官座位以"不移徙"为经，而"水、火、金、木、镇"五星东西横向"见伏有时"为纬。经纬勘定，可藉以考察天象逆顺"赢缩"之度。凡合五五之数[①]。

天道有经纬，与天相应，地道也有经纬。例如：

《大戴礼记·易本命》："凡地东西为纬，南北为经。"
《左传·昭公二十五年》："天之经也，地之义也。"
《史记·礼节》："人道经纬万端，规矩无所不贯。"
《史记·秦始皇本纪》："普施明法，经纬天下，永为仪则。大矣哉！……皇帝明德，经理宇内，视听不怠。"

天之有经，日月星宿，井然有序。与之相应，地上有道德秩序。于是由天文而地理，由天道而人道。天道有经纬，地理有经纬，人道有经纬，治道有经纬，明法有经纬，经纬"无所不贯"。

另一种天经来自术数，载于《国语》：

《国语·周语下》："天六地五，数之常也。经之以天，纬之以地。"

———————

[①]《素问·阴阳应象大论》"凡阳有五，五五二十五阳"疑源于此经纬之数。

"天六地五"是春秋以来经天纬地之数，以六气为经，五行为纬。"天六地五"之数十分重要，中医用此数一举整合了五脏六腑和十一脉，曾经是藏象学说的重要数理。本书此后将有详论。

然而须予注意，中医早期的"经"应该来自司马迁的"天道大经"，因为这个"大经"的根据是太阳一年四时十二次的轨迹，人气应天，经脉三阴三阳之气与之相应，气行与之同步。

早期藏象以"四经应四时"（《素问·阴阳别论》）为核心，后因秦汉尚六，从而"会通六合，各从其经"，在天道四方，即太阴、太阳、少阴、少阳的基础上，增加了阳明和厥阴，形成了六经形态。

汉代医学虽有数术、医经、经方、方技多家[①]，但于道术则一。天道为四时阴阳，人则有四经四脏，天道有六合，人就有六经，后来天道改宗"天六地五"，人则有五脏六腑、十一脉。六气化为三阴三阳，六经则有三阴经和三阳经。根据阳在上，阴在下，阳居外，阴居内的原则，阴阳各在其位。随着脉的沿经生长，阴阳之间逐渐有了交错，有了互渗，形成阴中有阳，阳中有阴的局面。

以上说经，下面论脉。

《素问·离合真邪论》："故天有宿度，地有经水，人有经脉。"

在古人具有"六经"的观念之前，早已认识到了人体身上的"脉"。脉，《说文解字》作"衇"，"血理分衺行体中者"。字形的左边是纹理，右边是血，像体表血络纵横之状；"衺"，同斜，意谓血如流水分行于体内。字形体现了脉的基本形态。除了看到人体有血有肉的"脉"之外，古人还看到了山川大地之脉。我国自古以来流行有"相地"之法，就是观察地脉的走向，分辨地理的吉凶。如：

———————————

① 见《汉书·艺文志》。

《吴越春秋·越王无余外传》："行到名山大泽，召其神而问之山川脉理。"

《史记·蒙恬列传》："（蒙恬）起临洮属之辽东，城堑万余里，此其中不能无绝地脉哉？此乃恬之罪也。"

秦汉以来就将相地之学称为堪舆。东汉许慎注《淮南子》："堪，天道也；舆，地道也。"堪舆就是借助天象来寻找地脉（见图8，文末）。中医确定人体六脉的分布，其方法与堪舆是一样的，同样是根据天上六气的布局来确定人体六脉的位置（详见本书第二章）。

《国语·周语上》："古者，太史顺时觊土，阳瘅愤盈，土气震发，农祥晨正，日月底于天庙，土乃脉发。"

"觊"，音mì，看；观视。《尔雅·释诂·下》："觊，相也。""觊土"，就是相地脉。这里也说到相地脉要"顺时"，即顺应天时，根据天时推算出地下"脉发"的时间。韦昭注："农祥，房星也。晨正，谓立春之日，晨中于午也。"天庙，南斗。太史预言土里阳气贲盈的时间是：立春之日正午时分，房星抵于南斗，土里的脉就会"震发"，到时可能会发生地震。张家山《脉书》有"相脉之道"，即是用相地的方法以相人身之脉。

从"近取诸身，远取诸物"（《易·系辞》）上看，古人应该是先认识到人脉，然后才将其联系地脉，并据此认为人体的脉气上行源于地气上升。有趣的是地脉与人脉出现的症状竟然非常相似。

《素问·通评虚实论》："帝曰：消瘅虚实何如？岐伯曰：脉实大，病久可治；脉悬小坚，病久不可治。"

《素问·疟论》："其但热而不寒者，阴气先绝，阳气独发，则少气烦冤，手足热而欲呕，名曰瘅疟。"

人患阳瘅证时，"阳气独发"，症见"脉实大"。土地"阳瘅愤盈"也会"脉发"，病机与症状都是一样，不知是谁借鉴了谁？地脉学后来沦为风水之学，完全与医学断绝了联系；好在我们据此知道"地脉"属阴，"人脉"亦属于阴，人脉来自地气。而追踪地脉与考索人脉的分布一样，都离不开天象的指引。

"经"是天道，"脉"是地道，经脉则是天经地脉在人体身上的结合和体现，天经规定了人体六脉的分布"应该如此"，并为人脉预设了线路；"人脉"却是生理的现实，脉之于经则只能"尽量如此"，修改补充，日臻完善，逐步符合于"经"的规范。显然，六经在天，是形而上者，六脉在人，是形而下者。天人相合，上下相形产生了经脉。这就本书第二章所谓的"阳予之正，阴为之主"。

古代不同的医家对脉的认识或者有多有少，但他们都向往天道，都会仰望星空，当得知四经已然演进而新有六经之说，都会跂予而望，希望了解六气在人的分布情况，尤其是当有大匠运斤，预设了六经线路之后，各派医家自觉地将所知的"脉"按三阴三阳的分布形态纳入天道六经的规范之中，并将结果在相互之间进行交流，共商其是。后来，当"天六地五"成为"常数"，各医家又自有一套十一脉方案。自萧何主持修建石渠阁以来，汉代朝廷搜集图书就具有其连贯性。如公元前126年汉武帝采纳丞相公孙弘的意见，广开献书之路，想必也曾有过搜求民间方技书籍的事。长沙马王堆帛书《阴阳十一脉灸经》和《足臂十一脉灸经》可能就是两派医家提交州郡的"十一脉"方案（本书认为《阴阳》稍偏于巫，《足臂》更近于医学），算是当时经脉研究的最新成果，轪侯利苍在上报朝廷医事部门之后留下的副本。当然，这仅为一种接近事实的猜想，后有详论。

第二节　动脉与归经

脉之搏动者为动脉，古人认为脉动是生命象征。动脉的搏动能反映人体的健康状况，故可用来诊断疾病。早期中医就是通过比较各脉搏动的幅度、大小和节律来认识病情。张家山汉简《脉书》载有的"相脉之道"就不局限于"阙"，而是采取切脉的方法在多脉中进行比较：

　　"相脉之道，左□□□□□案（按）之，右手直踝而簟之。它脉盈，此独虚，则主病。它脉滑，此独涩，则主病。它脉静，此独动，则主病。夫脉固有动者，骭之少阴，臂之巨阴、少阴，是主动，疾则病。此所以论有过之脉也，其余谨视当脉之过。

　　"以左手足上，上去踝五寸按之，庶右手足[①]当踝而弹之，其应过五寸以上蠕蠕然者不病；其应疾中手浑浑然者病；中手徐徐然者病；其应上不能至五寸，弹之不应者死。"

　　其中"蠕蠕然者"，指脉来有力；"浑浑然"，脉来无力；"徐徐然者"，脉来似有似无。汉简的"簟之"，文中皆作"弹之"。[②]"其应上不能至五寸""弹之不应者死也"。其法是医生以左手加于病人的左足上，距离内踝五寸之处按压，再以右手指在病人足内踝上弹之，医者之左手即有振动感，若振动的范围超过五寸，脉来有力，为正常；如

---

① "庶右手足"：《甲乙经》"庶"作"以"，无"足"字。
② 这段话也见于敦煌出土的医药残卷，现存法国国立图书馆，编号：P.3287。《黄帝内经素问·佚文》："以左手去足内踝上五寸，指微按之。以右手指当踝上微而弹之。其脉中气动应过五寸已上。蠕蠕然者，不病也（蠕蠕者，来有力）；其气来疾，中手悍悍然者，病也（悍悍者，来无力也）；其气来徐徐，上不能至五寸，弹之不应手者，死也（徐徐者，似有似无也）；其肌肉身充，气不去来者，亦死（不去来者，弹之全无）。"（以上括号内的文字均原卷之注文。）

其应手无力，则为病态；振动似有若无，应手迟缓，亦为病态；若振动不能上及五寸，弹之没有反应，是为死证。我们现在知道一些危急证候如重度衰竭组织器官缺血而出现皮肤苍白、塌陷、温度降低、毛细血管充盈时间延长或消失等，会出现"弹之不应"的情况，预后极为不良。

相脉，《说文解字》"相，省视也"，是用眼睛观察。据汉简知道，"相脉"不仅限于观察，而是主动的行为。"弹之"，可知早期医生切脉的同时，还有"弹"，就是用手指弹拨、弹击动脉，将其与左右或上下的脉进行对比观察快慢、滑涩、盈虚、动静、有力无力等情况。"夫脉固有动者，骭之少阴，臂之巨阴、少阴，是主动，疾则病"，脉搏不快不慢才是正常现象；"疾则病"，如果搏动太快，就是病态。

脉搏的跳动本身就会引发古代医家关于藏象经脉的思考：脉动来自气之涌溢和推动，但脉搏动力的源头在什么地方？对此，《灵枢·邪客》认为动力来源于宗气，"宗气积于胸中，出于喉咙，以贯心肺，而行呼吸焉"；《灵枢·动输》认为部分来自冲脉。而《黄帝八十一难经》却认为推动之气来自"肾间动气"[1]：

> "八难曰：寸口脉平而死者，何谓也？然。诸十二经脉者，皆系于生气之原。所谓生气之原者，谓十二经之根本也，谓肾间动气也。此五藏六府之本，十二经脉之根，呼吸之门，三焦之原。"

现代中医深受西方医学的影响，倾向于推动之力来自心肺间的宗气，认为宗气推动的心跳是脉搏的动力（有的中医教材直接认为是心

———————

[1] 肾间动气之说被道家所继承，所谓气守丹田即源于此。

气推动血液运行）^①。虽然关于脉的动力来源有宗气和肾间动气的不同说法（笔者认为脉动来自天地节律，随后将有讨论），但对于脉由气发的认识则是一致的，并且一致认为脉动是生命之本。这个道理很简单，没有脉动就没有生命。不仅如此，古人观察到全身的动脉搏动，"九候之相应也，上下若一"（《素问·三部九候论》），节律一致才是正常脉象，同时认识到动脉对人的影响来自纵向，这与天上六气的纵向下行正好一致，是经与脉合的基础^②。

经脉是一个由动脉主导的能行血气营阴阳的生理系统，尽管大部分经脉"常不可见"，但就经脉系统的整体而言，皆处于动脉的影响之下，对此，古人并不止于思考，还确定了几处动脉作为"动输"，并对之进行了生理学方面的考察。其法载于《灵枢·动输》，值得一述：

"黄帝曰：经脉十二，而手太阴、足少阴、阳明独动不休，何也？岐伯曰：足阳明胃脉也。

"胃为五脏六腑之海，其清气上注于肺，肺气从太阴而行之，其行也，以息往来，故人一呼脉再动，一吸脉亦再动，呼吸不已，故动而不止。黄帝曰：气之过于寸口也，上十焉息？下八焉伏？何道从还？不知其极。岐伯曰：气之离脏也，卒然如弓弩之发，如水之下岸，上于鱼以反衰，其余气衰散以逆上，故其行微。

"黄帝曰：足之阳明何因而动？岐伯曰：胃气上注于肺，其悍气上冲头者，循咽，上走空窍，循眼系，入络脑，出颅，下客主人，循牙车，合阳明，并下人迎，此胃气别走于阳明者也。故阴阳上下，其动

---

① 对此，古人后来进行了调和，认为肺为气之主，而"肾间动气"（估计是腹主动脉）为气之根，因有"呼吸在肺，吸气在肾"的说法。

② 段玉裁《说文解字注》注解"经"字："织之从丝谓之经，必先有经而后有纬，是故三纲五常六艺谓之天地之常经。大戴礼曰：南北曰经，东西曰纬。"

也若一。故阳病而阳脉小者为逆，阴病而阴脉大者为逆。故阴阳俱静俱动若引绳，相倾者病。

"黄帝曰：足少阴何因而动？岐伯曰：冲脉者，十二经之海也。与少阴之大络，起于肾下，出于气街，循阴股内廉，邪入腘中，循胫骨内廉，并少阴之经，下入内踝之后，入足下，其别者，邪入踝，出属、跗上，入大指之间，注诸络，以温足胫，此脉之常动者也。"

这里提出了以下几个问题：十二经脉为什么"独动不休"？足阳明脉与冲脉"何因而动"？动输的动力源自何处？为什么手太阴脉与足阳明脉的搏动上下一致？

古人观察到动脉与呼吸之间存在着相关性，"一呼脉再动，一吸脉亦再动"（《素问·平人气象论》），据此揣测：手太阴"独动不休"是呼吸之气灌注肺脉所致；胃气上注于肺中，水谷精气与呼吸之气相结合，形成宗气；其支者有"悍气"（强大的气）上冲于头，然后下行"别走于阳明"之脉，在人迎穴处形成动脉，因此认为手太阴与足阳明的动力皆来自宗气的推动，两脉一下一上，"其动也若一"。足阳明脉指人迎穴，位置较寸口为高，是颈部动脉，是上部的脉；手太阴脉在寸口，较之人迎为低，相对于人迎是下部的脉；阳脉在上，阴脉在下，故曰"阴阳上下"。脉如"引绳"，指脉紧张而有力；"相倾者病"，相倾，即对立。语出《老子·二章》："长短相形，高下相倾。"人迎寸口上下相倾，谓上下两脉的搏动不一致，故主有病①。

人迎、寸口动脉之气同源于呼吸，在此两处进行对照比较可以考察脉气之强弱，上下两处脉来饱满有力，是健康的标志，如下不及上，常伴呼吸无力，是动力衰少的表现。人迎属阳，人迎盛则阳气

---

① 现代医学认为，颈动脉与桡动脉的搏动不一致多为动脉血管的闭塞、盗血综合征或者是房颤病人因为心跳不整齐导致的搏动不整齐。

实，寸口属阴，寸口盛则阴气实，虚证反之。据此可知，人迎、寸口是古代比较诊法的主要部位。张家山汉简《脉书》也有"它脉盈，此独虚，则主病""它脉静，此独动"的记载，这是来自临床的经验之谈，大约在很长一段时间之内中医脉诊皆执着于比较。《灵枢·经脉》于每条阴经为后曰："盛者寸口大三倍于人迎，虚者则寸口反小于人迎也"，又于每条阳经后有曰："盛者人迎大三倍于寸口，虚者人迎反小于寸口也。"[①] 阴经的实证寸口大于人迎，虚证寸口小于人迎；阳经的实证人迎大于寸口，虚证人迎小于寸口。据此可知，"寸口人迎脉法"是辨别阴证阳证的关键。《素问·阴阳应象大论》曰"善诊者，察色按脉，先别阴阳"，就是在寸口人迎进行比较诊脉。

"足少阴何因而动？"古人认为足少阴之脉动不是来自肺气，而是来自冲脉。现代中医受西方医学的影响，认为冲脉的动力仍源自心肺，来自宗气，学界不察，翕然从之；其实，古人并没有血由心脏输出的观念，人体脉搏的跳动来自天人感应。

《老子·五章》："天地之间，其犹橐籥乎？虚而不屈，动而愈出。"古人认为天地之间存在呼吸吐纳，并且在呼吸吐纳之间有动气输出，动气感应于人，人以脉气应之。人身脉搏的动力来自两个方面：一个方面来自宗气。宗气受之于天，通过肺之呼吸，"以贯心肺而行呼吸焉"（《灵枢·邪客》），这是手太阴、足阳明脉动之因；另一个方面是地气感应天气之上行。冲脉之"机发于踵"（《庄子·应帝王》），且"中为阴，其冲在下"（《素问·阴阳离合论》），通过"少阴之大络，起于肾下[②]，出于气街"，使"内踝之后""跗上""大指

---

① 人迎候三阳之病，寸口候三阴之病，并被进一步细化。《素问·六节藏象论》："故人迎一盛，病在少阳。二盛，病在太阳。三盛，病在阳明。四盛已上为格阳。寸口一盛，病在厥阴。二盛，病在少阴。三盛，病在太阴。四盛已上为关阴。人迎与寸口俱盛四倍已上为关格。关格之脉赢，不能极于天地之精气，则死矣。"

②《难经》认为这是"肾间动气"。

（趾）之间”的动脉随之而动。由于天地的节律在上下两个方面具有一致性，所以足少阴与冲脉、手太阴脉与足阳明的脉动至数相同，而在天地节律中天气亦即阳气起着主导作用，地气随之，起着次要作用，所谓"肺为气之主，肾为气之根"，指此。这大约才是古人对于脉动的正解。

最后一个问题很有意思："气之过于寸口也，上十焉息？下八焉伏？何道从还？""不知其极？"这是说肺气在呼吸十次的时候，上行于何处？呼吸八次，下行于何处？最远能到达什么地方？

据《灵枢·脉度》载："手之六阴，从手至胸中，三尺五寸，三六一丈八尺，五六三尺，合二丈一尺。"手阴经的总长为左右两侧经脉的长度。《灵枢·五十营》："故人一呼，脉再动，气行三寸，一吸，脉亦再动，气行三寸，呼吸定息，气行六寸。十息，气行六尺。"手太阴肺经长三尺五寸，十次呼吸气行六尺，六尺的气行乃是左右两侧经脉的共长，单侧当为三尺。古人将腕与肘之间的皮肤称为"尺肤"，将腕部桡动脉处称为"寸口"。从"尺肤"与"寸口"的名称上看，"寸口"正好在"尺"与"寸"的分界线上，而呼吸十息气行三尺正好到达寸口。寸口距手太阴肺经在食指末端的长度为五寸，寸口或因此而得名。晋代王叔和在《脉经·分别三关境界脉候所主》认为寸口之称来自"从鱼际至高骨，却行一寸，其名曰寸口"，非是。

"下八焉伏"？这是问呼吸八次的时候，气行可到达什么地方，也就是其动气伏藏在什么地方？八息，每息气行六寸，八息四尺八寸，单侧为二尺四寸，也就是说，这个动脉深藏在肺气下行二尺四寸之处，据《灵枢·动输》所云"出于气街"，此处当为气街穴[1]。

---

[1] 据前所引董仲舒阴阳出入理论，阳出于左，阴出于右，阴阳所行的路程相同，但计数只计阳数，此则左右经脉同出于肺，只计阳经即单侧的行程。

　　显然，古人应该知道"上十焉息，下八焉伏"的气在何处，提出这个问题的目的是要予以验证，将其设为实验，借以观察针刺气行与呼吸至数之间是否吻合。但因记录过于简单，从来没有引起历代医家的重视。

　　　"气之离脏也，卒然如弓弩之发，如水之下岸，上于鱼以反衰，其
　　余气衰散以逆上，故其行微"。

　　古人认为针刺感传能够引发气行，其气与呼吸气的次数和经脉长度具有相关性。因此，这个实验的设计是：在针刺感传发生的同时计算呼吸次数，观察呼吸在"十息"之后感传是否正好达于寸口，借以验证"上十焉息"的可靠性。

　　基于"手之三阴从脏走手"（《灵枢·逆顺肥瘦》），要验明脉气——即感传"离脏"达于寸口与气息的关系，需要在肺经上选取一个距离肺脏最近的腧穴，估计是天府、侠白等处，针刺其上，并施予较强的刺激，结果惊人地发现：气感"卒然如弓弩之发"——估计针刺在桡神经干上了！感传闪电般地通过了寸口，并超过了寸口，"上于鱼"（鱼际），到达了鱼际附近，这就是气行之极限（"其极"）了；然后气感"如水之下岸"，迅速返回，残余"衰散"之气缓慢"逆上"向心而行。由于针刺激发出来感传迅如放箭，快到超出了观察者的预想，因此无暇顾及呼吸，只是草草记录了气行往返的情况。

　　这是中国最早的生理实验了，在世界医学史上大约也属首创之举！虽然设计粗糙，并且将呼吸之气与针刺感传之气混为一谈，却给我们展示了通过针刺感传探寻脉气线路的方法，意义至为重大。尽管实验并不成功，但我们由此知道了古人考察"动输"的方法：一种是通过针刺观察脉行线路、气行大小和方向，以此确定脉气所及的范

围；二是通过上下比较，观察各脉之间搏动的时间、强弱、节律，并推测其原因。注意：上下比较诊脉法的要点是异脉比较，"它脉静，此独动"，并不是同一条脉的上下。古人"察色按脉，先别阴阳"就是在手太阴和足阳明之间进行比较。

提出问题，上下对比，偶尔通过实验观察，从已知生理推测脉气运行的原理，据以了解脉行的线路、分布，并以此参之天地，考察人脉与天上六气的符合情况，以及在多脉比较之中思考如何吸收、整合原始脉络并将之融入六经体系，这就是古人建构经脉体系的方法。

《素问·三部九候论》所载候气的诊脉法同样是异脉比较，上下比较，这与张家山汉简《脉书》"相脉之道"采取的方法相同。引之如下：

"帝曰：何谓三部？岐伯曰：有下部，有中部，有上部，部各有三候，三候者，有天有地有人也，必指而导之，乃以为真。上部天，两额之动脉；上部地，两颊之动脉；上部人，耳前之动脉。中部天，手太阴也；中部地，手阳明也；中部人，手少阴也。下部天，足厥阴也；下部地，足少阴也；下部人，足太阴也。故下部之天以候肝，地以候肾，人以候脾胃之气。帝曰：中部之候奈何？岐伯曰：亦有天，亦有地，亦有人。天以候肺，地以候胸中之气，人以候心。帝曰：上部以何候之？岐伯曰：亦有天，亦有地，亦有人。天以候头角之气，地以候口齿之气，人以候耳目之气。三部者，各有天，各有地，各有人。三而成天，三而成地，三而成人。三而三之，合则为九，九分为九野，九野为九脏。故神脏五，形脏四，合为九脏。五脏已败，其色必夭，夭必死矣。"

表 2　三部九候及临床意义

三部	九候	相应经脉和穴位	所属动脉	诊断意义
上部（头）	天 地 人	两额动脉（足少阳 太阳穴） 两颊动脉（足阳明 巨髎穴） 耳前动脉（手少阳 耳门穴）	颞浅动脉 面动脉（颌内动脉） 颞浅动脉	候头角之气 候口齿之气 候耳目之气
中部（手）	天 地 人	手太阴（寸口部的太渊、经渠穴） 手阳明（合谷穴） 手少阴（神门穴）	桡动脉 拇主要动脉 尺动脉	候肺 候胸中之气 候心
下部（足）	天 地 人	足厥阴（五里或太冲穴） 足少阴（太溪穴） 足太阴（箕门或足阳明冲阳穴）	跖背动脉 胫后动脉跟支 股动脉或足背动脉	候肝 候肾 候脾胃

注：各经腧穴是现代中医加上的。

先看本篇运用的三、五、九的数理组合："三而成天，三而成地，三而成人。三而三之，合则为九，九分为九野，九野为九脏。故神脏五，形脏四，合为九脏。"由阴阳交合而生三，成为天、地、人三部，三而三之，合为九野、九州，在人则为"九脏"。

同样的数理组合见于《素问·六节藏象论》："夫自古通天者，生之本，本于阴阳，其气九州九窍，皆通乎天气。故其生五，其气三，三而成天，三而成地，三而成人，三而三之，合则为九，九分为九野，九野为九脏。故形脏四，神脏五，合为九脏，以应之也。"两篇之"三""五""九"，机杼相同。因此推测，两者来自同一时期同一背景，来自"九脏"，三部九候之脉其实是九脏之脉。

九脏之中，五神脏俱全，与六腑相连的经脉只有手阳明大肠经在"三部九候"中，脉象名称不全。例如，在"上部"所辖的"天""地""人"中，头部的"脉"仍然是原始名称："额动脉""颊动脉""耳前动脉"——所谓原始名称是指那些以所在部位命名并未纳入六经体系者，例如帛书《阴阳十一脉灸经》的肩脉、耳脉和齿脉，有其脉而未正其名，这是临床各家之脉在纳入六经体系之前的存在常态。其后，额动脉融入了足少阳胆经，颊动脉融入了足阳明胃经，耳前动脉融入了手少阳三焦经（三部九候及临床意义详见表2）。

九脏之说是为三三之数而组成的权宜配合，没有实际的意义。不似四时阴阳、六合六经、十一脉和十二经脉在医学史上曾经引领过一时之风气，形成过藏象经脉理论。

古人列出"三部九候"，目的在于"候气"，分别用以"候肾""候肝""候脾胃""候胸中之气"。《灵枢·动输》曾有"上十焉息，下八焉伏"的实验意图，估计这些"候气"之处可能采用过类似的手段以确定动脉与相应脏腑的联系，使得候气具有生理依据。另外，"候气"的意义除了诊断之外，还有等待气至施以针刺治疗的一层含义。《灵枢·卫气行》："卫气之在于身也，上下往来不以期，候气而刺之，奈何？"古人还将卫气所历之脏腑经脉与一日漏水的时间结合起来，借以知道每时每刻卫气所在之处，"知其往来，要与之期"（《灵枢·九针十二原》），于此决定针刺的时间和方法。这一理论牵涉较多，颇为复杂，此处不赘。拙著《营卫学说与针灸临床》中有详细讨论。

古人观察上下动脉的搏动与考察"足之阳明何因而动"的方法是一样的："九候之相应也，上下若一，不得相失。"在上下比较之时始终遵守"它脉静，此独动"原则，切脉工作不在同一脉上进行，因而其间不能形成脉之"本""末"或曰标本的联系。

据《素问·三部九候论》所载，古人诊脉常常分段进行。在"上部"候头角之气，"中部"候心肺之气，"下部"候肝肾之气，直到十一脉或十二经脉体系出现之后，经脉才被整合成了一个整体，经脉之间才有了表里联系；大约在这个时候，才会出现"气口亦太阴也，是以五脏六腑之气味，皆出于胃，变见于气口"的"独取寸口"的理论。在独取寸口的方法产生之后，三部九候遍诊法逐渐弃用，张机《伤寒论·序》批评当时的医生"三部不参"，正是其时已经普遍不用此法的例证。

学者黄龙祥说，有的脉"由于它既是诊脉部位，同时又是针刺治疗部位，便渐渐演变为有确定部位的腧穴。"[①]先于动脉处切脉或治疗，后来其处演变成了腧穴。此说大有见地！从三部九候"头部"的原始动脉就能看到这种情况，原本用于候气，逐渐认识到脉动所及或有一些联系，有一定的线路走向，然后顺应天道归入六经，而原本切脉处的"额动脉""颊动脉""耳前动脉"便演化成了经上的腧穴，分别成为太阳穴、足少阳经的耳门穴和足阳明的巨髎穴。原始动脉被纳入六经，脉由其出发点演化成为腧穴的情况似较普遍，其他如：

《灵枢·寒热病》："颈侧之动脉人迎……腋下动脉，臂太阴也，名曰天府。"

《灵枢·癫狂》："狂而新发，未应如此者，先取曲泉左右动脉。"

先有"腋下动脉"，其处归入手太阴后，原来"名曰天府"的动脉，成为天府穴；先有"颈侧之动脉"，其脉归入足阳明后，遂成人迎穴；膝关节附近先有"曲泉左右动脉"，此动脉归入足厥阴后，其处成为曲泉穴。一些用以针刺治病的动脉，久之也被纳入了六经而变为腧穴。如：

《素问·刺疟论》："疟发，身方热，刺跗上动脉。"

跗上动脉在归入足阳明胃经之后成为冲阳穴。再如：

《灵枢·本输》："肺出于少商……入于尺泽，尺泽，肘中之动脉也……一次任脉侧之动脉，足阳明也，名曰人迎……腋内动脉，手太

---

① 黄龙祥. 腧穴概念的演变 [J]. 针刺研究，1998（3）：161.

阴也，名曰天府……"

自然存在状态叫"肘中之动脉""腋内动脉"，归入手太阴经之后其处分别成为尺泽、天府穴。又如：

《素问·缪刺论》："邪客于足少阴之络，令人嗌痛，不可内食，无故善怒，气上走贲上，刺足下中央之脉……"

原始状态下叫"足下中央之脉"，归入足少阴后，其处被命为涌泉穴。又如：

《灵枢·杂病》："心痛引腰脊，欲呕，取足少阴。……巅痛，刺足阳明曲周动脉见血，立已；不已，按人迎于经，立已。气逆上，刺膺中陷者与下胸动脉。腹痛，刺脐左右动脉，已刺按之，立已；不已，刺气街，已刺按之，立已。"

一些动脉已经被纳入了六经体系，其时尚未命名，如"足阳明曲周"，后来为颊车穴；"脐左右动脉"，后来为天枢穴。一些则被弃置，如"膺中陷者与胸动脉"（《针灸甲乙经》作"膺中陷者与胁下动脉"），未予命名，久后消失于医史的长河之中。

动脉的所谓"演化"实际上就是原始之脉向六经体系的趋同和归附，六经是天道或天上六气在人身的体现，道在于斯，诸脉归之如水之趋下，那些原始的、散在的、有名或无名的"脉"，在"道"的感召下逐渐归入六经、十一脉或十二经脉的体系，部分则归入络脉、奇经之中，当然，也有不被采用剔除在外的，经脉学说就是这样在"天道大经"的反复修正、补充、整合之下最后形成了《灵枢·经脉》的经脉形态。

第三节 从帛书《十一脉灸经》看脉之归经

人体六经由天人感应，脉气上升结合而成。早期只有从足上行之六脉或曰十二脉，后来，古人依据"天六地五"之数在足六经的基础上加入了手五经，共十一脉。长沙马王堆出土的帛书《阴阳十一脉灸经》和《足臂十一脉灸经》正是足之六脉已具雏形，而手之五脉有待生长完善的阶段，用以对照后来的十二经脉，可以了解到原始之"脉"的归经之路。下面先看《阴阳十一脉灸经》：

钜阳脉：系于踵外踝娄（窭）中，出郄（腘）中，上穿臀，出肤（厌）中，夹（挟）脊，出于项，上头角，下颜，挟鼽（颊），系目内廉。

少阳脉：系于外踝之前廉，上出鱼股之外，出胁，上出耳前。

阳明脉：系于骭骨外廉，循骭而上，穿膑，出鱼股之（上）廉，上穿乳，穿颊，出目外廉，环颜□。

肩脉：起于耳后，下肩，出臑外廉，出□□□臂外，腕上，乘手背。

耳脉：起于手北（背），出臂外两骨之间，上骨下廉，出肘中，入耳中。

齿脉：起于次指与大指上，出臂上廉，入肘中，乘臑，穿颊，入齿中，夹鼻。

大（太）阴脉：是胃脉殹（也）。被胃，下出鱼股阴下廉，腨上廉，出内踝之上廉。

厥阴脉：系于足大指丛毛之上，乘足跗上廉，去内踝一寸，上踝五寸，而出大（太）阴之后，上出鱼股内廉，触少腹，大渍旁。

少阴脉：系于内踝外廉，穿腨，出郄中央，上穿脊之内廉，系于肾，夹舌本。

111

臂钜阴脉：在于手掌中，出臂内阴两骨之间，上骨下廉，筋之上，出臂内阴，入心中。

臂少阴脉：起于臂两骨之间，之下骨上廉，筋之下，出臑内阴。入心中。

在《阴阳十一脉灸经》中，足三阳经分布于下肢外侧：阳明在前，少阳在侧，钜阳（太阳）在后，皆通过躯干上行至头。足三阴经：足厥阴、足少阴、足太阴分别行于下肢内侧的中间、后沿和前沿。《阴阳十一脉灸经》阴阳六脉的分布一本于董氏之论，同于《素问·脉解》。

手五经名称不全，只有"臂钜阴脉""臂少阴脉"。臂，上肢的意思，手经的另一种称呼。手太阴（臂钜阴脉）行于"上骨下廉"，手少阴（臂少阴脉）行于"下骨上廉"，其分布与《灵枢·经脉》接近，但详略差别较大。据此可见，其时足六经已然具数，而手五经尚处于比较原始的状态，有待于"生长"。

上肢和头面部的"齿脉""耳脉"和"肩脉"等，伴随着"脉"之生长上达头面，可以想见，这些原始脉名将被逐一规正，线路将被融入正经。据这三脉之线路："齿脉：起于次指与大指上，出臂上廉，入肘中，乘臑，穿颊，入齿中，夹鼻"，对照《灵枢·经脉》可知其后被接纳进入了手阳明大肠经；"耳脉：起于手北（背），出臂外两骨之间，上骨下廉，出肘中，入耳中"，其所循线路是手少阳经的一部分，后来被纳入手少阳三焦经；"肩脉：起于耳后，下肩，出臑外廉，出□□□臂外，腕上，乘手背"，这是今天手太阳经的一部分，后来归入了手太阳小肠经。

在《阴阳十一脉灸经》中，有九脉向心而行，但是"大阴脉"（足太阴）和"肩脉"却是向下逆心而行。这一点须予特别注意；同时出土的《足臂十一脉灸经》所载之十一脉则是全部向心而行，说明其时的医家知道脉的走向和原理：脉气随地气上升。因此，"大（太）阴脉"与"肩脉"的逆心而行一定有特别的缘由。

据考，两脉逆心而行的现象应该与西汉改正朔、易服色有关。本来汉承秦制，尚水德。汉文帝继位（前179年）不久，方士们就鼓动改正朔、易服色。他们认为汉朝应该尊尚土德，刘邦取秦而代之，是土胜水的结果。在汉文帝之世，方士为此大造舆论，声称上天已现祥瑞，改制之事应该提上议事日程了。《史记·孝文本纪》载："鲁人公孙臣上书陈终始传五德事，言方今土德时，土德应黄龙见，当改正朔服色制度。"公孙臣上书在文帝十四年（前166年），上书后不久，"十五年（前165年）黄龙见成纪"（同上）。董仲舒也说："王正，则元气和顺，风雨时，景星见，黄龙下。"（《春秋繁露·王道》）

汉代是一个巫觋鬼神气氛浓厚的世界。天人相应，脉气上应天象。六经对应五行，当天象有"景星见，黄龙下"的时候，这种天降祥瑞就会反映到脉气上来，人体中属土的脉气就会一反向心上行之势而感应黄龙下行。帛书特别指出"大（太）阴脉，是胃脉也"，胃脉属土而色黄，此其下行的原因。后来"胃脉"归属了足太阴为脾经。

汉初至文帝的数十年间，朝廷虽云尚黑，但实际上贵族阶层"内尚火德"，崇奉的是外黑内红（参看本书第五章第三节之"五行的文化景观与藏象理论"）。所谓易服色实际上是脱去外面的黑色，而内红不变，因而伴随"黄龙下"的还有五行中属火的红色。"肩脉"实际上是手太阳小肠经，手太阳属火而色红，因而同随黄龙而下。由此可以看到，手五脉在归入十二经脉之前，其时的医家已经知道了它们的五行属性。这预示汉家改制之后将呈现外土内火、外黄内红的格局。

我们知道，出土文物的年代与墓葬的年代可能是完全不同的两回事。《阴阳十一脉灸经》有"大阴脉"和"肩脉"的逆心下行，可以将其定为墓主生前的私人物品。发现帛书的长沙马王堆三号墓葬于文帝十二年，墓主软侯利苍是西汉"长沙国"的丞相，他活着的时候正值西汉改制的酝酿和讨论时期，正是"祥瑞"频出的年代[①]；估计利苍也是一位改制的支持者，所以家里藏有脉气感应"黄龙下"的帛书，并嘱以陪葬，大约至死都盼望改制成功。

还有一点值得注意：汉初已用隶书，但帛书《阴阳十一脉灸经》均用秦小篆抄成，常误导一些学者认为帛书录于秦代，内容或出自先秦。其实，方士如此作为，是为了突出"黄龙下"具有谶语般的预言性。

"大阴脉""肩脉"的下行载于《阴阳》本，而《足臂》本的十一脉全部向心上行，从名称上可以窥见前者较近于巫，后者纯属医学。

《阴阳十一脉灸经》"是动则病""其所产病"的说法被成都老官山汉简《脉书》承袭，再后被《灵枢·经脉》修改采用。十二经脉的主病是各派医家补充缘饰的结果。历代学者对"是动""所生"有不同的解释，我认为解经力求简易，原文的字面上已较明白，前者与脉搏跳动有关，其语来自"是主动，疾则脉"，其症亦与诊脉有关；后者乃是经脉循行所过之处可能发生的疾病，似为针刺而设。例如，"少阳脉"（足少阳）："是动则病：（心与胁痛，不）可以反稷（侧），甚则无膏，足外反，此为阳（厥），是少阳（脉）治。其所产病，□□□（头颈痛），胁痛，疟，汗出，节尽痛，脾（髀）外廉痛，□涌，鱼股痛，（膝外廉）痛，振寒，（足中指）踝（痹），为十二病。"是动与心有关，可诊脉得知；其脉所过之处可能产生胁痛、髀外廉痛等症状，可以为临床针刺提供参考。

下面再看《足臂十一脉灸经》，引之如下：

足

足泰（太）阳温（脉）：出外踝窦（娄）中，上贯腨（腨），出于

---

① 汉文帝继位（前180年）之后不久朝廷就有人鼓动改制，后因有方士假造祥瑞而止。

胠（郄）；枝之下髀；其直者贯臀，夹（挟）脊，出项，上于豆（脰）；枝颜下，之耳；其直者贯目内渍（眦），之鼻。

足少阳（脉）：出于踝前，枝于骨间，上贯膝外兼（廉），出于股外兼（廉），出胁；枝之肩薄（髆）；其直者贯腋，出于项、耳，出（枕），出目外渍（眦）。

足阳明（脉）：循胻中，上贯膝中，出股，夹（挟）少腹，上出乳内兼（廉），出嗌，夹口，以上之鼻。

足少阴（脉）：出内踝窭（娄）中，上贯腨（腨），入胠（郄），出股，入腹，循脊内上兼（廉），出肝，入胠，（系）舌本。

足泰（太）阴（脉）：出大指内兼（廉）骨际，出内踝上兼（廉），循胻内兼（廉），上膝内兼（廉），出股内兼（廉）。

足卷（厥）阴（脉）：循大指间，以上出胻内兼（廉），上踝八寸，交泰（太）阴（脉），循股内，上入脞间。

臂

臂泰（太）阴（脉）：循筋上兼（廉），以奏（走）臑内，出夜（腋）内兼（廉），之心。

臂少阴（脉）：循筋下兼（廉），出臑内下兼（廉），出夜（腋），奏（凑）胁。

臂泰（太）阳（脉）：出小指，循骨下兼（廉），出臑下兼（廉），出肩外兼（廉），出项□□□目外渍（眦）。

臂少阳（脉）：出中指，循臂上骨下兼（廉），奏（凑）耳。

臂阳明（脉）：出中指间，循骨上兼（廉），出臑外廉上，奏（凑）（枕），之口。

《足臂十一脉灸经》所有的脉均向心行走，说明《足臂》未受"祥瑞"的影响或更接近十一脉的本来面目。现以足太阳脉为例考察两篇的文字：

《足臂》："足泰（太）阳温（脉）：出外踝窭（娄）中，上贯腨（腨），出于腘（郄）；枝之下髀；其直者贯臀，夹（挟）脊，出项，上于豆（脛）；枝颜下，之耳；其直者贯目内渍（眦），之鼻。"

《阴阳》："钜阳脉：系于踵外踝娄（窭）中，出郄（腘）中，上穿臀，出猒（厌）中，夹（挟）脊，出于项，上头角，下颜，挟鼺（颃），系目内廉。"

两篇所描述的是同一条线路，文字很少重复，前者称"外踝窭中"，后者称"踵外踝窭中"，前者"上贯腨，出于郄"，后者不贯腨而"出郄"，前者通过髀而"贯臀"，后者不过髀而"穿臀"；两者都"挟脊"。此后稍有分歧，前者"出项，上于脛（颈）"，后者"出项上头角"；两者都过"颜"，前者"之耳"，后者不过耳，前者"贯目内眦，之鼻"结束，后者"挟颃，系目内廉"结束。两相对照《足臂》较为详细。

这是两个医学流派或一巫一医的记录[①]，各自采用自己在实践中的针感传导的线路，并用各自的语言对足太阳脉进行了描述，对比之后发现，结果就像两人采用同一张图纸勘探同一矿脉所做的记录。这张图纸就是天上的六气，具体来说就是《素问·阴阳离合论》所预设的线路，脉气沿经上行。巫医双方均知据六经以"觊"脉，其情形有如堪舆之寻地脉，按图索骥竟能殊途同归。

这里再次看到，经脉线路的形成是古人从两个方面努力的结果：一方面是仰望星空产生的形而上思考，一方面则类似《灵枢·动输》的"上十焉息，下八焉伏"之类的实验观察，对切循弹压的不断总结，以及大量的临床经验；前者是"经"，后者是"脉"，前者事先赋予了这"一线"的名称和意义，后者观察到——本书认为同时通过针

[①] 马王堆《五十二病方》巫术多于医术。当时的巫师与医生都知脏腑经脉针术。见本书第一章。

刺感传探索到——"两点连一线""经脉起止点"的线路和走向。"经"的多少、名称是由"天经地义"所规定的，而脉则是实实在在可见可及的动脉搏动和针感传导。帛书《阴阳十一脉灸经》《足臂十一脉灸经》深知"经"与"脉"之别，故称脉而不称经，盖"脉"虽一本于"经"，但探索切循却有因人而异，最后之定本还须有待于"天经"之核准；经与脉结合，完成了天人感应之相互授受，这才能被称为"经脉"。因而古人在称"经脉"的时候，天人之功已毕，十二经脉的建构大体完成。这种例子在《内经》中多不胜举：

《素问·举痛论》："经脉流行不止，环周不休。"

《素问·痿论》："冲脉者，经脉之海也，主渗灌溪谷。"

《灵枢·痈疽》："中焦出气如露，上注溪谷，而渗孙脉，津液和调，变化而赤为血，血和则孙脉先满溢，乃注于络脉，络脉皆盈，乃注于经脉。"

《灵枢·痈疽》："经脉流行不止，与天同度，与地合纪。……营气稽留于经脉之中，则血泣而不行，不行则卫气从之而不通，壅遏而不得行，故热。"

《灵枢·皮部》："欲知皮部以经脉为纪者，诸经皆然。"

《灵枢·调经论》："风雨之伤人也，先客于皮肤，传入于孙脉，孙脉满则传入于络脉，络脉满则输于大经脉，血气与邪并客于分腠之间，其脉坚大，故曰实。实者外坚充满，不可按之，按之则痛。"

据以上所引，知道经与脉的区别和讲究，以上称经脉的地方往往都是"经"与"脉"结合之后的成熟状态，或论十二经脉的气血循环，或言经脉之间的气血流注，或"与天同度"，或以经脉为纪对皮部做出的分区，或邪气深入经脉的传变等情况，可见古人慎用经脉之名，不似后人动辄混同也。

第四节　从《素问·刺腰痛》看脉之归经

《素问·刺腰痛》是一篇古人在临床上治疗腰痛病的文献，而使今天的研究者感兴趣的不是治疗腰痛的方法，而是其中出现了多个不同名称的"脉"。近年学术界认为这些脉在追踪经脉理论的发展轨迹方面具有重要价值。引之如下，并予分析。

"足太阳脉令人腰痛，引项脊尻背如重状，刺其郄中，太阳正经出血，春无见血。

"少阳令人腰痛，如以针刺其皮中，循循然，不可以俯仰，不可以顾，刺少阳成骨之端出血，成骨在膝外廉之骨独起者，夏无见血。

"阳明令人腰痛，不可以顾，顾如有见者，善悲，刺阳明于胻前三痏，上下和之出血，秋无见血。

"足少阴令人腰痛，痛引脊内廉，刺少阴于内踝上二痏，春无见血，出血太多，不可复也。

"厥阴之脉，令人腰痛，腰中如张弓弩弦，刺厥阴之脉，在腨踵鱼腹之外，循之累累然，乃刺之，其病令人善言，默默然不慧，刺之三痏。

"解脉令人腰痛，痛引肩，目䀮䀮然，时遗溲，刺解脉，在膝筋肉分间郄外廉之横脉出血，血变而止。

"解脉令人腰痛如引带，常如折腰状，善恐，刺解脉，在郄中结络如黍米，刺之血射以黑，见赤血而已。

"同阴之脉，令人腰痛，痛如小锤居其中，怫然肿，刺同阴之脉，在外踝上绝骨之端，为三痏。

"阳维之脉，令人腰痛，痛上怫然肿，刺阳维之脉，脉与太阳合腨下间，去地一尺所。

"衡络之脉，令人腰痛，不可以俯仰，仰则恐仆，得之举重伤腰，衡络绝，恶血归之，刺之在郄阳筋之间，上郄数寸，衡居为二痏出血。

"会阴之脉，令人腰痛，痛上漯漯然汗出，汗干令人欲饮，饮已欲走，刺直阳之脉上三痏，在跷上郄下五寸横居，视其盛者出血。

"飞阳之脉，令人腰痛，痛上拂拂然，甚则悲以恐，刺飞阳之脉，在内踝上五寸，少阴之前，与阴维之会。

"昌阳之脉，令人腰痛，痛引膺，目𥄂𥄂然，甚则反折，舌卷不能言，刺内筋为二痏，在内踝上大筋前，太阴后，上踝二寸所。

"散脉，令人腰痛而热，热甚生烦，腰下如有横木居其中，甚则遗溲，刺散脉，在膝前骨肉分间，络外廉束脉，为三痏。

"肉里之脉，令人腰痛，不可以咳，咳则筋缩急，刺肉里之脉为二痏，在太阳之外，少阳绝骨之后"。

篇中以三阴三阳命名的经脉均为足经，这与《素问·阴阳离合论》相同。足六经中缺少太阴，原因大概认为太阴与腰痛无直接关系。

本篇记载了不少我们不熟悉的脉名："居阴之脉""同阴之脉""阳维之脉""衡络之脉""会阴之脉""飞阳之脉""昌阳之脉""肉里之脉"。这些脉仅此一见，随后消失，无迹可寻。今天我们关心的问题是，这些脉哪里去了？笔者认为，随着脉之生长，它们大多被整合进入了十二经脉体系。

当天道六经开宗架构，其时名目繁多的"脉"将被纳入天道，纳入六经体系，这是总的趋势，但是，在这个阶段里，一些治疗某病的脉，疗效特出，或一时难以舍弃，所以并存于此，供临床者参考。这大约正是我们今天仍然能够看到它们的原因。

本书前面论及，中医藏象学说曾经有过四时阴阳，四经四脏的阶段。在这个时期，古医家所遵循的是负阴抱阳的天道，这些"消失"的脉，多以阴阳命名：居阴、同阴、会阴、飞阳、昌阳等，疑此为负阴抱阳，前阳后阴的遗存。也就是说，它们是更古的脉。

由于四时天道与六气阴阳颇有共通之处，如六经少阳与少阴皆在人体两侧，而四经之左少阳，右少阴分别位于人体的右侧和左侧，这就是所谓共通之处；这一点可以在"昌阳之脉"和"同阴之脉"的循行线路上看到佐证。

例如，"昌阳之脉，令人腰痛，痛引膺，目𥆧𥆧然，甚则反折，舌卷不能言，刺内筋为二痏，在内踝上大筋前，太阴后，上踝二寸所"。经脉所过，主治所及，"昌阳之脉"的主治范围也就是脉行的线路，经过了"膺""目""舌"，并延伸至"内踝大筋""上踝"等处。

对照《明堂经》可知，昌阳之脉取刺之处是复溜穴，后属足少阴。考十二经脉的线路，将昌阳脉与《灵枢·经脉》的足少阴之脉进行对照，很容易发现昌阳脉所过之"膺""舌"等处与足少阴似有重合，盖足少阴也入于腰脊，然后向前行于胸膺。因此推测，昌阳之脉极可能被并入了足少阴脉，从而被纳入了六经体系（见图9）。

"昌阳之脉"以胸膺部为阳，四时阴阳也以胸膺部为阳，因而极可能来自四经四脏的时期。

与足少阴合并的并不止于昌阳脉，据《素问·骨空论》载，冲脉亦被并入足少阴经。"冲脉者，起于气街，并少阴之经，侠脐上行，至胸中而散。"因此可见，一脉数名，多脉与六经并存曾经或为常态，这是因为其时各家脉学皆遵循同样的天道，对象是相同的人体，结果有大同小异者；其事有如帛书《足臂十一脉灸经》与《阴阳十一脉灸经》两者按图索骥最后殊途同归（本书第三章第三节）。此纷乱状态的结束，是由十二经脉予以整合，甄别取舍，或并入其中，或入奇经，或更其名，或被淘汰。

同阴之脉也有类似情况。"同阴之脉，令人腰痛，痛如小锤居其中，怫然肿，刺同阴之脉，在外踝上绝骨之端，为三痏"。从同阴脉的病症可以知道，其脉上及于腰下及于"外踝上"，过"绝骨之端"；此处在《明堂》为"阳辅"穴，阳辅属足少阳。"外踝"在下肢外侧，属阳。因此，疑"同阴"之"阴"当为"阳"字，应为"同阳之脉"；

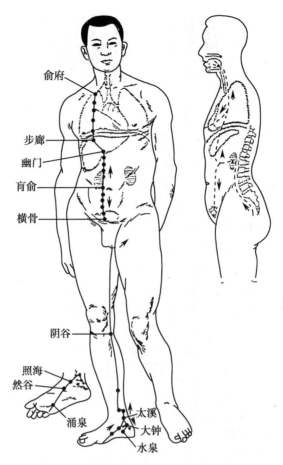

图 9　足少阴肾经
（选自张光霁、张庆祥主编《中医基础理论》，人民卫生出版社，2021 年 8 月）

同，《说文》："同，合会也。""同阳脉"则意谓两阳脉同行在一条线
路上。因此可以判定：同阴（阳）脉与足少阳脉原本同在一处，一脉
两名，后来取一弃一（见图 10）。

衡络之脉也是如此。"衡络之脉，令人腰痛，不可以俯仰，仰则
恐仆，得之举重伤腰，衡络绝，恶血归之。"此症极似急性腰扭伤。
《汉书·律历志》："衡，平也。所以任权而均物，平轻重也。"据此，
"衡络之脉"是一条承受重力的脉，相当于腰大肌、腰方肌处的筋脉。
治疗"刺之在郄阳筋之间，上郄数寸"，点刺出血，有似于后世之

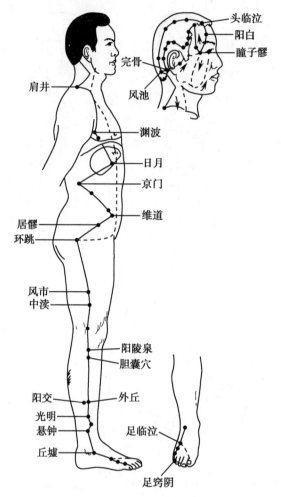

图 10　足少阳胆经

（选自张光霁、张庆祥主编《中医基础理论》，人民卫生出版社，2021 年 8 月）

"腰痛委中求"。后来两侧腰大肌为足太阳经所循，此脉后来顺理成章地被整合进入了足太阳经。

　　有的脉演变成为了后来的奇经。例如，《刺腰痛论》解脉腰痛的症状"痛如引带"，其脉行线路环腰一周，此"解脉"与后来之带脉极为相似。"解"，解开。《墨子·公输》："解带为城。"解之与带，二者迹异心同，两端一本，带之在腰，可带可解。解脉之疾刺解脉穴，脉与穴同名，带脉有带脉穴，脉亦与穴同名，因此揣测，解脉极可能演变成为了后来的带脉。此外，飞阳之脉、会阴之脉与阳维脉极可能与带脉一样，后被纳入了奇经八脉。

因此可见，《刺腰痛论》呈现出经脉理论发展到某个阶段的情况，这个阶段各种之脉名目繁多，然而，其时六经之纲已举，天道攸归，脉之合并、归入的工作有待开展或正在开展之际，一些原始的"脉"，如"昌阳之脉""会阴之脉""同阴之脉"等，将被逐步整合、归入六经体系之中；另一些归入了奇经，如"解脉""阳维之脉"和"飞扬之脉"等，当然，也有弃置不用的。

《素问·刺腰痛》最后有一段关于腰痛治疗的叙述，似被研究者所忽视。引之如下：

> "腰痛侠脊而痛至头，几几然，目𥊏𥊏欲僵仆，刺足太阳郄中出血。腰痛上寒，刺足太阳阳明；上热刺足厥阴；不可以俯仰，刺足少阳；中热而喘，刺足少阴，刺郄中出血。腰痛上寒，不可顾，刺足阳明；上热，刺足太阴；中热而喘，刺足少阴。大便难，刺足少阴。少腹满，刺足厥阴。如折，不可以俯仰，不可举，刺足太阳。引脊内廉，刺足少阴。腰痛引少腹控䏚，不可以仰，刺腰尻交者，两髁肿上，以月生死为痏数，发针立已。左取右，右取左。"

这一段从形式和语气上很像是对腰痛刺法的再次总结，其中已然没有了"解脉"，没有了"同阴之脉"，没有了"阳维之脉""衡络之脉""会阴之脉""飞扬之脉""昌阳之脉""散脉""肉里之脉"等，治疗腰痛者仅为足之六脉。据此推测，这一段与前面所述并非出于同一时间或同一人之手，其中的意味是：没有这些原始的"脉"，并不影响腰痛的治疗。

第五节　脉生长之诸问题

从天人交通，地气上行的理论看，脉气从足的根部按天道六经所规定和预设的线路向上而行，逐步延伸和完善，本书谓之为"生长"。据本书研究得知，六气赋人原本分属部分较为宽泛，即六经皮部的原始形态，但是，怎样在这个范围之内，刻画出线性的道路，也就是说，古人是通过什么方法来确定脉行的具体路线，是一个值得讨论的问题。

由于人体体表能够摸到明显的动脉，常使研究者想到动脉与十二经脉的架构之间存在某种关系。尤其是《灵枢·本输》载有手太阴"行于经渠，经渠，寸口中也，动而不居……入于尺泽，尺泽，肘中之动脉也"，使人常会误以为古人在很大程度上是以"动脉"为据点并加以连缀来认识经脉的。这既是历代注家的看法，也是今天学术界主流的观点。

但是，细考则有不然，尤其从"天以六气赋人"的角度来看待这个问题：第一，这出于手经，是十一脉时期的说法；而足六经才是六气赋人的原貌。第二，《本输》是为五输穴张目，旨在说明脉气上行的原理（本书第五章第四节），即使如此，动脉纵向勾连亦仅见于手太阴肺经。第三，"经脉十二者，伏行分肉之间，深而不见"（《灵枢·经脉》），这个"见"字，不是看到，而是触及。经脉所过之处能触及动脉的地方不多，难得有以点连线的企图。第四，如果没有天道六经的规定，就只有"脉"的概念，不会出现经脉；并且人们对全身脉的数目永远莫衷一是。

而最重要的是，原始的脉是用来诊病的。如《脉书》"他脉静，此独动，则主病"，古人诊脉一直是用比较诊法，即在两脉或多脉之间进行比较，某脉的搏动不与众同则主病。这可以从《素问·三部九候论》上看到，还可以从《灵枢·经脉》上看到"盛者寸口大三倍于人迎，虚者则寸口反小于人迎也"，在阴脉与阳脉之间比较，所谓"善诊者，察色按脉，先别阴阳"，指此。

考察《伤寒论》的脉法也是如此，最常见的是在寸口脉（太阴）和跗阳脉（阳明）之间，亦即阴阳两脉之间进行比较。例如：

《伤寒论·平脉法第二》："寸口脉微而涩，微者卫气不行，涩者荣气不足。卫气衰，面色黄；荣气不足，面色青。荣为根，卫为叶。荣卫俱微，则根叶枯槁，而寒栗咳逆，唾腥吐涎沫也。跗阳脉浮而芤，浮者卫气衰，芤者荣气伤，其身体瘦，肌肉甲错，浮芤相搏，宗气衰微，四属断绝。"[①]

这种例子很多，不胜枚举。除此之外，跗阳脉还常与少阴脉进行比较，亦发生在阴阳两经之间。例如：

《伤寒论·辨脉法第一》："跗阳脉浮而涩，少阴脉如经也，其病在脾，法当下利。何以知之？若脉浮大者，气实血虚也。今跗阳脉浮而涩，故知脾气不足，胃气虚也。以少阴脉弦而浮（一作沉），才见此为调脉，故称如经也。"

《伤寒论·平脉法第二》："跗阳脉紧而浮，浮为风，紧为寒。浮为腹满，紧为绞痛。浮紧相搏，肠鸣而转，转即气动，隔气乃下。少阴脉不出，其阴肿大而虚也。"

考《内经》《伤寒》脉法，从未见有在一脉之上进行纵向比较的诊法，有之，则是错误的方法，曾经受到张仲景的批评"人迎跗阳，三部不参"（《伤寒论·序》），是说人迎、跗阳同属于足阳明脉，诊在同一条脉之上；因为不是在异脉之间进行比较，所以不能考察阴阳双方及多个脏腑的病情，远失古人脉诊三部九候之旨。对此，后人少有读懂者。

---

① 刘渡舟. 伤寒论校注［M］. 北京：人民卫生出版社，1991.

因此可知，古人对于动脉的兴趣在于异脉比较，而不在于纵向勾连，更看不到有两点连一线的迹象。

那么，古人又是如何确定脉行线路的呢？我以为是根据"卫在脉外"的理论，追寻卫气。

笔者认为，卫气慓悍滑疾是古人对针刺体验产生的思考。《灵枢·根结》说："（针入人体）气滑则出疾，气涩则出迟，气悍则针小而入浅，气涩则针大而入深，深则欲留，浅则欲疾……此皆因气慓悍滑利也。"《说文》："慓，疾也。""悍，勇也。""慓悍滑疾"或作"慓悍滑利"，都是对针刺感应的生动描述。当针入皮下，酸胀诸感迅即发生，是为"疾"，而气之出入表里，运行无碍，是为"滑"；而"慓悍"则是因针刺所激发的卫气感应强烈，由此推知卫气具有消除病痛，祛除邪气的作用，以轻捷勇猛而得名。

更为重要的是，针刺还会产生气行感，气感沿经而行，于是古人认为通过卫行运行的线路就能知道经脉所在了[①]。

大约在此同时，古人建立了关于"标本"的理论。

所谓"本"，树的根部，《说文》："木下曰本。""标"，树之末端。《说文》："标，木杪末也。"标本的本部位于腕踝关节附近，标部位于胸腹头面。

本与根可以互训，但就人体而言，根还在本的下面，在足底和足趾的尖端，因此可以说，脉气起于根而聚于本。本部气聚较多，针刺容易得气，且气向上行，而标部是气之末端，气颇弥漫。

六脉有根结之说，其"根"仅限于足六脉（见《灵枢·根结》），而手足十二经脉皆有标本，因此推测，标本比较晚出，是十二经脉形成前后的产物，因此，标本理论极就是追寻十二经脉气行线路的方法。

---

① 通过酒后病理认定"卫在脉外"，见本书第三章第六节。

《灵枢》将标本放在《卫气》里面讨论的意思十分明显，即标本就是卫气的标本，离开卫气就没有标本。此一层笔者在《营卫学说与针灸临床》里有详论①。

针刺本部的腧穴"得气"其实就是激发了脉外之卫气，气感传导沿经而行，气或有断续，或有竭蹶，但经过针刺的层层接力，最终气感可达于"标"部，达于胸腹头面。这就是古人认识、追踪经脉的方法。

对这种方法，帛书《足臂十一脉灸经》有详细的记录：

"足泰（太）阳脉：出外踝窭（娄）中，上贯膊（腨），出于（郄）；枝之下髀；其直者贯臀，夹（挟）脊，出项，上于豆（脰）；枝颜下，之耳；其直者贯目内渍（眦），之鼻。"

《灵枢·寿夭刚柔》有曰："刺卫者出气。"帛书中"出外踝窭（娄）中"等"出"字，与"刺卫者出气"是同一"出"字。历代注家多不知"得气"来自卫气，故不得甚解。其实，"出气"就是针刺引发的"得气"。针刺进入腧穴之后发生了酸、胀、痛、热、蚁行或有气呈线状而行均被古人称之为"出气"。这种针法对于临床医生而言只有手法的高低，而感传线路大致相同，千年如此，不但医者尽人皆知，患者亦深有感受，完全懂得什么叫"得气"和"气行"。

"出外踝窭（娄）中"，就是在针刺或灸焫之下卫气受到激发而得气；得气之后"上贯膊（腨）"，发生了一段感传；"出于郄"，在感传变弱或消失于"郄"的时候，再行针灸以接力；得气之后，气又"出"来，继续上行，"枝之下髀"，这又是一段感传。我们知道，刺"郄"（腘窝处）的针感特别强烈，可以"直上贯臀，夹脊"，气感既强且远——这是切脉不可能了解的。当其变弱或消失之

① 卓廉士.营卫学说与针灸临床［M］.北京：人民卫生出版社，2013：63.

际，再度接续，针刺颈部之天柱穴，使气"出腘（颈）"，上传达于"颜""耳""目内此（眦）""鼻"等处。其中尽可辅以弹、拨、切循、按压之法以促气之行。利用卫行脉外的生理来探寻经脉的线路，这种方法可以在多人身上反复试行，最终取得一致，颇可以称为"具有可重复性"。由于经脉归化整合工作尚未完成等因，早期的"脉"多不载感传进入体内和深入脏腑的线路。

当然，这种"出气"的探索并非是具有目的性的实验，而是来自临床，来自各派医家的经验积累。针刺气感所至之处的腧穴，各腧之间因有相似治疗作用而被认为同属一脉，因而"脉"更像是由腧穴连缀而成，如手阳明脉从阳溪穴到合谷穴，两穴的治疗作用相似，再从合谷到偏历、曲池，数穴的治疗作用亦大致相同，这一现象不难发现：尽管多数的感传不一定能够达于头面，但古人会认为头面那些通过针刺本部而产生疗效的部位就是这条"脉"的延伸，也就是标部。

这样，在天道六经指导下，各脉受名之后，结合临床观察所得，用针刺验诸感传，据脉外卫气以验证脉行的线路，逐步向上而行，其间，参考、纳入原始脉络，使重合者融入，如足少阴纳入重合之昌阳脉，足少阳纳入重合之同阴脉（本书第三章第四节）；将不足者补足，如"两额动脉"由足少阳补足，"耳前动脉"由手少阳补足（本书第三章第二节）；未能正名者予以正名，如"大阴脉"正名为足阳明胃经，"肩脉"正名为手太阳小肠经等。

在这一过程中，或因气感传导不同，或因地域门派有异，对于沿途得气明显，使气相续之处，有谓为标本者，有谓根结者，有谓为井、荥、输、经、合者，有谓为根、溜、注、入者，其共同之处都是脉气如水之流，由渐而盛，《灵枢·卫气》《灵枢·本输》《灵枢·根结》等章即为此一时期的文献。古人知道，尽管脉的主体部分"伏行分肉之间，深而不见"（《灵枢·经脉》），但其循行线路可以凭借针刺所激发脉外的卫气来予以追踪和确认。

大凡针灸医生对针刺"出气"都有深刻的理解，得气有效，气至而有效，气至病所的线路就是经脉的线路，古往今来均无异议。20世纪50年代，日本学者长滨善夫和丸山昌朗，师古人故智，观察到针刺之后必有酸、麻、胀、痛等反应以及这些反应常有向一定方向放散的感觉，并且发现"放散的方向往往和古医书上所讲的经络的走向几乎相同"[①]。其实，在千年的临床工作中，每日每刻每人每处都在通过针刺重现古人认识、追踪经脉的方法，而今天却将此归功于动脉连线和切脉，此甚惑不可解也。

早期的"脉"多不入脏腑，原因大约有这三个方面：其一，早期脉与脏腑互不隶属，后来才通过疗效所及而整合为一体。其二，对原始"脉"的归化工作尚未完成。如其时《素问·刺腰痛论》尚存在"飞阳之脉""解脉""同阴之脉""昌阳之脉""衡络之脉"，以及帛书《阴阳十一脉灸经》的"肩脉""齿脉"等，因而无暇顾及经脉入脏这一环节。其三，常常见到一"脉"能够治疗多个脏腑的病症，所以古代医家对于某脉当入某脏的看法似难达成一致。例如：

《阴阳十一脉灸经》："臂少阴脉：起于臂两骨之间，之下骨上廉，筋之下，出臑内阴。入心中。"

《足臂十一脉灸经》："臂泰（太）阴（脉）：循筋上兼（廉），以奏（走）臑内，出夜（腋）内兼（廉），之心。……其病，心痛，心烦而噫。"

《阴阳十一脉灸经》："臂钜阴（手太阴）脉：在于手掌中，出臂内阴两骨之间，上骨下廉，筋之上，出臂内阴，入心中。……是动则病，心滂滂如痛，缺盆痛，甚则交两手而战，此为臂厥。是臂钜阴脉主治其所产病：胸痛，肩痛，心痛，四末痛，瘕，为五病。"

---

① 长滨善夫，丸山昌朗. 经络之研究［M］. 承澹盦，译. 上海：千顷堂书局，1955.

据帛书所载，不仅"臂少阴脉"（手少阴）入心，治疗心病，而且，《足臂十一脉灸经》的臂泰阴脉（手太阴脉）、《阴阳十一脉灸经》的臂钜阴脉（手太阴脉）都能"入心"和"入心中"，治疗"心痛"或"心滂滂如痛"，而不是后来的肺病。

据此可以看到，手太阴经曾经是用来治疗心脏疾病的，因此臂钜阴或臂泰阴脉成为"臂钜阴心经"或"臂泰阴心经"的可能性远比成为手太阴肺经要大得多！不知道《灵枢·经脉》根据什么将"入心"改为了"上膈属肺"，使其最终变成了手太阴肺经。

在十一脉时期，上肢内侧的"脉"没有手厥阴，只有手太阴和手少阴，并且其时还存在"手少阴之脉独无腧"的说法，如果手少阴无腧之说成立，手太阴脉在很长一段时间包揽了心肺两脏的治疗。由此可见，帛书《足臂十一脉灸经》和《阴阳十一脉灸经》认为手太阴属心，是有临床疗效作为基础的。

后世针灸书籍记录的手太阴肺经，其治疗范围既有心病，也有肺病，包括今天中医学院的腧穴教材也是这样；可见手太阴肺经具有心肺同治的功能，对此，古今医家的看法是一致的。但是，《灵枢·经脉》的肺手太阴之脉"是主肺所生病者"，只治肺病，删除了治疗心病的所有信息，将帛书《阴阳十一脉灸经》臂钜阴脉之"是动则病，心滂滂如痛，缺盆痛，甚则交两手而战，此为臂厥"，改为"是动则病肺胀满，膨膨而喘咳，缺盆中痛，甚则交两手而瞀，此为臂厥，……"以心病代替了肺病，其他症状都没有变化，这样的改动如果没有充分的根据，则有为创新说而罔顾事实之嫌！

臂泰阴或臂钜阴治疗心病的作用是此前医家的经验积累，并被当时的医家广泛认可，然而，《灵枢·经脉》对此不做持平之论，将既治心病又治肺病的手太阴经改为只治肺病，原因仅仅是要为十二经脉循环理论张目，为了让每经只属一脏一腑而删除了与此冲

突或易于产生歧义的信息，为立一说，不及其余，似此，古人并不
厚道也！

　　这样看来，上肢内侧的腧穴治疗范围颇广，不具经脉或脏腑归属
的特异性，换一角度看，手三阴在心肺两脏之间的归属问题上有较大
的选择空间，可以留待治疗范围以外的因素来决定。比如考虑三阴三
阳的布局，满足太阴在前、厥阴在中、少阴在后以及与上肢外侧的阳
经形成对应等。对此，帛书之《足臂十一脉灸经》和《阴阳十一脉灸
经》曾经就做过一次类似的安排。不仅上肢的三阴经脉如此，下肢内
侧的肝肾之间也可以看到类似情况。

　　　　《足臂十一脉灸经》："足少阴（脉）：出内踝窭（娄）中，上贯
　　腨（腨），入胳（郄），出股，入腹，循脊内上兼（廉），出肝，入胅，
　　（系）舌本。"

　　　　《阴阳十一脉灸经》："少阴脉：系于内踝外廉，穿腨，出郄中央，
　　上穿脊之内廉，系于肾，夹舌本。"

　　前者的足少阴脉"出肝"，后者则"系于肾"，根据经脉所过，主
治所及的原则，足少阴脉既可治肝病，也可治肾病。因此推知，下肢
内侧的腧穴治疗作用同样宽泛，故足三阴经之入脏亦不具有特异性。
类似例证不少，如足三里穴就可以用来治疗几乎所有阳经的疾病，三
阴交治疗肝肾脾等多个阴经的疾病。由此可见，针灸取穴治病的意义
不在循经取穴上，而是"得气穴为定"（《灵枢·四时气》），其时存在
的配穴方法有：原络配穴、俞募配穴、前后配穴、合治内府以及根据
病症进行的组穴，如"热俞五十九穴，水俞五十七穴"等，其说详见
本书之第四章。

第六节　十五络脉

十二经脉各有一络，任脉督脉各有一络，加上脾之大络构成十五络脉。关于十五络脉的形成，我认为也与针刺感传有关。前面的讨论谈到，用针刺感传的方式寻索脉行的线路是从腕踝关节附近开始，但是，感传或有不向上行，或有分支，或横向而行，或逆心而行，对于这类情况，古人仍然记录其行走的线路；"支而横者为络"（《灵枢·脉度》），并将这类横行、逆行者归入十二或十五别络。《灵枢·经脉》里有一段专论络脉，引之如下：

"经脉十二者，伏行分肉之间，深而不见；其常见者，足太阴过于内踝之上，无所隐故也。诸脉之浮而常见者，皆络脉也。六经络手阳明少阳之大络，起于五指间，上合肘中。饮酒者，卫气先行皮肤，先充络脉，络脉先盛，故卫气已平，营气乃满，而经脉大盛。脉之卒然动者，皆邪气居之，留于本末；不动则热，不坚则陷且空，不与众同，是以知其何脉之动也。雷公曰：何以知经脉之与络脉异也？黄帝曰：经脉者常不可见也，其虚实也以气口知之，脉之见者皆络脉也。雷公曰：细子无以明其然也。黄帝曰：诸络脉皆不能经大节之间，必行绝道而出，入复合于皮中，其会皆见于外，故诸刺络脉者，必刺其结上，甚血者虽无结，急取之以泻其邪而出其血，留之发为痹也。凡诊络脉，脉色青则寒且痛，赤则有热。胃中寒，手鱼之络多青矣；胃中有热，鱼际络赤，其暴黑者，留久痹也；其有赤有黑有青者，寒热气也；其青短者，少气也。凡刺寒热者，皆多血络，必间日而一取之，血尽而止，乃调其虚实，其小而短者少气，甚者泻之则闷，闷甚则仆不得言，闷则急坐之也。"

《灵枢·经脉》在这里将经脉与络脉进行了区别：经脉除了能

够在寸口等处切触到搏动之外，大部分行于肌肉等组织的深层，因而"常不可见"（但有一个例外"足太阴过于内踝之上，无所隐故也"①）需要借助脉外的卫气才能追踪到循行的线路；而络脉大多浅在体表，是可以看到的，但是也有较大的络脉"皆不能经大节之间，必行绝道而出"，或者是说，针刺络脉发生的感传似不很强烈，不能越过关节，估计这与寻找络脉而采取的浅刺法有关。"绝道"，即通道。《史记·天官书》："绝汉抵营室。"《史记索隐》曰："绝，度也。"《荀子·劝学篇》："假舟楫者，非能水也，而绝江河。"《注》："绝，过也。"此谓络脉自有其通道。络脉的通道"合于皮中"，而交会之处见于皮肤之上，在于比较表浅的部位。疾病发生在络脉的时候，这些部位常会出现瘀血样结节，即使没有结节，也要点刺络脉使之出血。

篇中"饮酒者"云云，是借助人在酒气来认识卫气运行的生理，非常有趣。古今注家似均未能领略其中的奥义。现予揭示：

古人发现将针刺入皮肤肌肉之后，就会立即出现酸、胀、沉重和气行感，认为这是激发了卫气，胀重气行正是卫气慓悍滑疾的反映②，但是，他们不能确定卫气行于脉内还是脉外。

于是他们想到，体内诸气均为水谷所化，其中能够"气至"而治病的卫气那一定是水谷精气中的慓悍部分。另一方面，酒是由谷物经腐熟酿成，"其气悍以清"（《灵枢·营卫生会》），也是水谷之气的慓悍部分，它与卫气来源相同，性质相同，其间存在一而二，二而一的关系。在生理情况下，卫气相动于无形，正常人感觉不到它的存在，观察不到它运行，但其生理特性可以通过饮酒之后的病理从反向呈现

---

① 从今天解剖学知道，足太阴"过于内踝之上，无所隐"，正是大隐静脉。这是人体最长的表浅静脉。

② 针刺"得气"出现的酸、胀、传导感，就是卫气慓悍滑疾的直接证明（可参考拙作《营卫学说与针灸临床》）。

出来。

饮酒之后,卫气与酒气合而为一,慓悍之性大增,"先充皮肤,先充络脉,络脉先盛",头面充血,皮肤潮红——这是卫气进入了络脉,充满了络脉;继而"卫气已平,营气已满,经脉大盛"——这是卫气进入了经脉,会伴有精神症状。平,《易·乾卦》:"云行雨施,天下平也。"《疏》:"言天下普得其利,而均平,不偏陂。"也就是卫气无处不到的意思。

由于酒后卫气进入络脉和经脉,古人据此得出了两条关于卫气的生理:①"卫者,水谷之悍气也,其气慓疾滑利,不能入于脉也"(《素问·痹论》)在正常情况下卫气行于脉外,既行于经脉之外,也行于络脉之外;针刺激发的感传是卫气行于脉外的反映,由于经脉在人体上下纵行,所以,感传纵行于肢体是卫气在经脉之外行走,如果出现"支而横者"(《灵枢·脉度》),甚至逆行的情况,就是卫气行走在络脉之外了。②卫气可以"不循卫气之道"(《灵枢·营卫生会》)。

《素问·调经论》有一个气血相并的病理,未见有人拈出,其词曰:"气血以并,阴阳相倾,气乱于卫,血逆于经,血气离居,一实一虚。血并于阴,气并于阳,故为惊狂。血并于阳,气并于阴,乃为炅中。"如果卫气不循常道,也就是不循卫行脉外之道,就会进入血脉,从而发生"气血以并,阴阳相倾"的病理,神乃血气之性;血气以并,就会出现神志错乱,胡言妄语,甚或"惊狂"的症状。醉酒的病理正是这样。

此外,如果酒后出现"脉之卒然动"——饮酒过量发生了心脏期前收缩——这是卫气"留于本末"的反应。本末,义偏于本。即腕踝部的动脉跳动异常"不与众同"。这时可以通过比较诊脉的方法,"是以知其何脉之病也"。但是,这种认为酒气将卫气引入经脉有助于诊断的观点,并不受临床医生所待见。

以上推论对于认识络脉的生理尤为重要，只是今天的学者对于这种以变衡常、从病理推测生理的认知方式难以理解，甚至觉得莫名其妙，却不知这种推理看似粗糙，却显示了一种创造之力，是中医藏象方法学的基础。

篇中论及了络脉的诊断。由于络脉浅在体表，所以所谓"诊络"主要靠望诊"凡诊络脉，脉色青则寒且痛，赤则有热。胃中寒，手鱼之络多青矣；胃中有热，鱼际络赤，其鱼黑者，留久痹也；其有赤有黑有青者，寒热气也。"通过望诊，观察皮肤浅表的络脉，根据络脉的色泽做出疾病性质虚实寒热的判断；另一方面，诊络也用切诊，但不是切摸络脉的搏动——胃之大络除外①——而是医生用手掌切触尺肤。例如：

《素问·通评虚实论》："帝曰：络气不足，经气有余，何如？岐伯曰：络气不足，经气有余者，脉口热而尺寒也，秋冬为逆，春夏为从，治主病者。"

这段的"尺"是指尺肤。络脉细微，搏动难测，而尺肤处络脉丰富，于是诊络则采用切触尺肤的方法，旨在感受尺肤的温度，以判断疾病的性质。《灵枢·诊疾论尺》："尺肤热甚，脉盛躁者，病温也。"正常情况下，人的手心的温度高于手背与尺肤，如果医生用手心诊得病人尺肤热（高烧），即可诊断为温病。据此可见，诊络并不是在络穴的起点处切脉，而是望诊和切触尺肤，据此可见，"络穴位于诊络处"的说法不能成立。

笔者认为，络穴就是针刺考察感传气行的起点，有的时候，古人发现气感不是沿着经脉传导，而是"支而横者"的别有一途，则感传

---

① 《素问·平人气象论》："胃之大络，名曰虚里，贯膈络肺，出于左乳下，其动应衣，脉宗气也。"左乳下能够切触到心尖的搏动处。

多半发生在络脉上，同时，发现此穴自有其治疗范围，也就是"络穴的主治病症"，然后，思考络脉这一别行线路的生理意义，认为其旨在联络相表里的经脉。例如：

> "手太阴之别，名曰列缺，起于腕上分间，并太阴之经直入掌中，散入于鱼际。其病实则手锐掌热，虚则欠㰦，小便遗数，取之去腕一寸半，别走阳明也。"

针刺"腕上分间"的列缺穴，感传从手太阴主干分出，则是感传行于络脉之上了，这条络脉"直入掌中，散入于鱼际"（见图 11）。其分行之处即为络穴列缺。列缺穴对"小便遗数"的远治作用却没有在络脉的运行线路上体现出来，更像是治疗遗尿的一个特殊反应点。手太阴的络脉"别走阳明"，古人发现络穴处常有歧路出入于表里两经之间，故有"一络通两经"之说。又如：

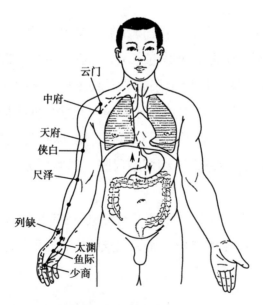

图 11　手太阴肺经
（选自张光霁、张庆祥主编《中医基础理论》，人民卫生出版社，2021 年 8 月）

"足少阳之别，名曰光明，去踝五寸，别走厥阴，下络足跗。实则厥，虚则痿躄，坐不能起，取之所别也。"

针刺"去踝五寸"之处发现气感离开主干"别走厥阴"，离开主干就是络脉，分别之处为光明穴。络脉别走互为表里的经脉，并且"下络足跗"而治"痿躄"。从"名曰光明"上看，古人早知其穴具有治疗目疾的作用，纳入络穴体系之后却未被提及。

古人发现，各经肘腕附近被称为络穴的地方大多在针刺时感传有"循经而上"的特点。

"手心主之别，名曰内关，去腕二寸，出于两筋之间，循经以上，系于心包，络心系。实则心痛，虚则为头强，取之两筋间也。"

原始脉气的行走方向是向心而行，此受地气上升之规定，再有针刺感传之应合，真实不虚；而手三阴从胸走手，是为了将向心而行诸脉整合进入十二经脉循环体系的新说，并非脉气的原始走向，因此推测，"循经以上"之说旨在突出络穴具有特殊的治疗作用。又如：

"足阳明之别，名曰丰隆，去踝八寸，别走太阴；其别者，循胫骨外廉，上络头项，合诸经之气，下络喉嗌。其病气逆则喉痹瘁喑，实则狂巅，虚则足不收，胫枯，取之所别也。"

在十二经脉循环体系中，足三阳从头走足，但是，就脉气上行而言，其络脉"上络头项""下络喉嗌"均算是顺行，这些络脉的行走与足三阳脉上行的原初形态无异，因此，十五络脉之中有部分来自原始脉络，本来就是向心而行，但由于某种原因未能归入正经而被列入了络脉。其主病"气逆则喉痹瘁喑，实则狂巅"，与正经的差别不大。

古人在天道六经的引导下，通过对多个动脉的观察和比较来诊断疾病，并以动脉为基点考察脉行的线路，并在营行脉中，卫行脉外的理论指导下，通过针刺感传的方式予以最终认定。在这一过程中，他们将针刺感传之纵行者归入六经或十二经脉的体系，而将感传之歧行者纳入十五络脉。

本章研究发现古人早就知道利用针刺的方式来探索经脉的线路，甚至有过生理方面的实验，考察呼吸气行与感传的关系，虽然设计粗糙，昙花一现，但是意义重大，为经脉理论的形成奠定了方法学方面的基础。针刺感传既是认识经脉的重要方法，也是临床治疗疾病的重要手段。

第四章
"气穴所发，各有处名"

研究中医古籍，最大的障碍乃是古今之限。时光泠河恍如幽冥，但是并非全然无路可通。一者有古代的文献在，有出土的文物在，考索刬蔽，久而相契；二者心境相合，尽量与立说之古人，同处于心物一元之境，沆瀣融会："即物见我，如我寓物，体异性通。物我之相未泯，而物我之情已契"②，如此，医理事理，如同我衷怀，征文考献，铺陈终始，冀或有所寻获。

第一节 "快然"为俞

晋代张华《博物志》："名山大川，孔穴相通，和气所出。"腧穴是人体实现内外环境交通的渠道。笔者曾经胃痛，发作时俯卧于床，

---

① 作者《谒韩城太史公祠》诗："平生素所钦，来此仰高岑。公秉千秋笔，宁辞一死心！天人际足究，今古限何深。遗简泰山重，吾人常自箴。"

② 钱锺书. 谈艺录［M］. 北京：中华书局，1999：53.

并以手掌握拳抵压于疼痛之处，不久其痛"快然"如衰——这应该就是发现腧穴的原始方法！学医之后知道在我抵压之处有上脘、中脘、建里、下脘等一系列穴位，都是能治胃痛的。为研究方便，我将这一现象名之曰"快然为俞"。

当然，这是被动的快然为腧，如果是医生治病则会主动去发现病所或阳性反应点，发现"快然"之处。如：

《灵枢·背腧》："皆挟脊相去三寸所，则欲得而验之，按其处，应在中而痛解，乃其腧也。"

这是古人通过痛点寻找背俞穴的方法，医生用手在背上"挟脊"两旁的肌肉中按捺搜寻，如果病者觉得某处与脏腑中的病痛能够发生感应，从而痛减或消失，这就是治疗本病的腧穴了。

唐代孙思邈在所著《备急千金要方·灸例》中提到了这种方法，说这种方法在吴蜀两地有专门的名称。

"故吴蜀多行灸法。有阿是之法，言人有病痛，即令捏其上，若里当其处，不问孔穴，即得便快成痛处，即云阿是。灸刺皆验，故曰阿是穴"。

其实，"阿是"，最初就是一种在背部寻找阳性反应点的方法，也是在为了确定痛点的时候，医患双方的形象对话。医者一面切循按压，一面询问病者："阿是？"如果正中痛处，病者快然，往往会立即大呼："啊！是，是，是这里。"这里的"阿是"有点像英语里的"OK"，既可作问语，又可作答语。"吴蜀风流自古同"（苏轼），两地是保留古语较多的地区，今天的吴语与四川一些地区仍用"阿是"作问语。揣测两地在中古时期也曾保留了不少上古的语言和对话形式。

"阿是"经过孙思邈揭示，才呈现在中医的学术视野之内，然而今天的人们有所不知，"阿是"现象的存在却是非常久远，可以追溯到我们历史的源头。

今天"是"的"yes"之义，唐代叫"是"，在秦汉口语里称"然"，在上古时代称为"俞"。

《尚书·尧典》：帝曰："咨！四岳。朕在位七十载，汝能庸命，巽朕位？"岳曰："否德添帝位。"曰："明明扬侧陋。"师锡帝曰："有鳏在下，曰虞舜。"帝曰："俞！予闻，如何？"岳曰："瞽子，父顽，母嚚，象傲，克谐。以孝烝烝，乂不格奸。"

《尚书·舜典》："佥曰：'伯禹作司空。'帝曰：'俞，咨！禹，汝平水土，惟时懋哉！'禹拜稽首，让于稷、契暨皋陶。帝曰：'俞，汝往哉！'"

《尚书·皋陶谟》："曰若稽古，皋陶曰：'允迪厥德，谟明弼谐。'禹曰：'俞，如何？'皋陶曰：'都！慎厥身，修思永。惇叙九族，庶明励翼，迩可远在兹。'禹拜昌言曰：'俞！'"

这些语言来自上古，不易理解，翻译一下：

第一则："'四岳诸长，我在位七十年，你们能践行天命，继承我的帝位吗？'四岳之长说：'我们德行鄙陋，不配继承帝位。'尧帝说：'可以考察贵戚，也可以推荐地位卑下的人。'众人提议说：'下面有一个穷困的人，名叫虞舜。'尧帝说：'是啊，我也听说过，这个人怎样？'"

第二则："众人都说：让伯禹当司空。"舜帝说："好哇！伯禹，他曾经平定水灾，干了件了不起的大事！"禹跪拜，以首叩地，要将司空一职让给稷、契或皋陶。舜帝说："好了，好了！你去吧。"

第三则：查考往事。皋陶说："诚实地履行道德，就会有英明的决策，辅弼之臣同心协力。"大禹说："是啊！怎样履行呢？"皋陶说："啊！要谨慎其身，坚持修身养性，家族近亲就会顺从，就会得到贤人的辅弼，由近及远，从此做起。"大禹听了这番宏论，拜谢说："是呀！"

《尚书》被人称为"上古之书"，其中"俞"字同于"是啊！"或"好啊！"到了战国时代，"俞"字逐渐被"然"字取代。司马迁在《史记·五帝本纪》中用西汉时期的语言改写了《尚书·舜典》，引之如下：

> 《史记·五帝本纪》："皆曰：'伯禹为司空，可美帝功。'舜曰：'嗟，然！禹，汝平水土，维是勉哉。'禹拜稽首，让于稷、契与皋陶。舜曰：'然，往矣。'
>
> "尧曰：'嗟！四岳：朕在位七十载，汝能庸命，践朕位？'岳应曰：'鄙德忝帝位。'尧曰：'悉举贵戚及疏远隐匿者。'众皆言于尧曰：'有矜在民间，曰虞舜。'尧曰：'然，朕闻之。其何如？'
>
> "舜谓四岳曰：'有能奋庸美尧之事者，使居官相事？'皆曰：'伯禹为司空，可美帝功。'舜曰：'嗟，然！禹，汝平水土，维是勉哉。'禹拜稽首，让于稷、契与皋陶。舜曰：'然，往矣。'"

对比可以看到，《尚书·尧典》的"俞"，《史记》都改成了"然"字。《尔雅·释言》："俞，然也。""俞"同于"然"，也就是"是"的意思。俞字在上古之义为"是"，研究腧穴实堪玩味。

从俞字的字义转移上推测，在尧舜禹汤时代的上古先民就已经知道了背部存在某些敏感点，按压可以缓解内脏的疼痛或不适，亦可用来治疗相应内脏的疾病。医者一边在患者背部切按寻索，一边问"阿俞？"如果恰中穴道，病者快然，则会呼"俞"！今日呼俞，明日呼俞，天长日久，"俞"字由副词渐而演变成为了名词，成为按压切中的部位，具有了痛点、敏感点亦即穴位的意思。春秋战国之后，"俞"之"是"义由"然"字取代，但其作为痛点与穴位的意思却被保留在了医学里，并作为背俞穴记录在《内经》里。

此虽为推测，但从语言的发展和生活的逻辑上看，人同此心，心同此理，古今无异，完全能够成立。由此可知，今天称背俞穴的"俞"字，乃是尧舜皋陶，甚或远至羲皇时代的声音，好古者或可发思古之悠情！

"俞"字完成了名词的转移，又从"应在中而痛解"引申出了治愈的意思。俞，通"愈"。《荀子·解蔽》："故伤于湿而击鼓，鼓痹，则必有敝鼓丧豚之费矣，而未有俞疾之福也。"疾病消除，病人心情愉快，于是俞字的引申还有愉快的意思；"愉"字乃为俞字加心旁演变而来。《吕氏春秋·恃君》："古圣人不以感私伤神，俞然而以待耳。""俞然"义同于"快然"。

考察俞字的词义转移，可以知道在上古时期人们就有"阿是"之说，孙思邈的"阿是穴法"不过是用吴蜀保留的古语复活了这一称呼，并使之学术化。古之"阿是穴法"不仅限于背部，亦广泛用于身体各处，成为一种普遍的取刺方法。例如：

《灵枢·官针》："偶刺者，以手直心若背，直痛所，一刺前，一刺后，以治心痹。"

《素问·缪刺论》："邪客于臂掌之间，不可得屈，刺其踝后，先以指按之痛，乃刺之。"

《灵枢·经筋》："足太阳之筋，……其病小指支，跟肿痛，腘挛，脊反折，项筋急，肩不举，腋支，缺盆中纽痛，不可左右摇。治在燔针劫刺，以知为数，以痛为输，名曰仲春痹也。"

《素问·缪刺论》："邪客于足太阳之络，令人拘挛背急，引胁而痛，刺之从项始，数脊椎侠脊，疾按之应手如痛，刺之傍三痏，立已。"

心痛，臂掌痛，筋痛，络脉痛诸症，分别在胸部、胭部、踝部、项部寻找痛点，作为针刺取治之处，大约在古人的观念里，痛点就是腧穴，因而"阿是"也是一个发现和认识腧穴的方法。

从《内经》取穴上看，先秦两汉的"痛"字，不仅指疼痛，还包含了更多的心理感受。《周逸书·文儆解》："利维生痛，痛维生乐。"古代汉语常有一词内涵相反两义的情况。乐由痛生，痛有快然、舒服之义。著名学者钱锺书说："一字多意，粗别为二。一曰并行分训，如《论语·子罕》：'空空如也'，'空'可训虚无，亦可训诚悫，两义不同而亦不倍。二曰背出或歧出分训，如'乱'兼训'治'，'废'兼训'置'，《墨子·经》上早曰：'已：成，亡'；古人所谓'反训'，两义相遏而亦相仇。然此特言其体耳。若用时而祇取一义，则亦无所谓虚涵数意也。"①考察古代文献，揆诸心理事理，痛之一字，亦寓两义。"快然"亦可称"痛"，酸胀之痛就常伴有舒服之感，暗寓"快"意。现代汉语的"痛快"之说，或此流裔。医生按压背部，病人感到其处酸胀疼痛，按之舒畅，能使病痛减轻，也就是"痛维生乐"之义。

然而，近年有学者认为，"以痛为输"原义被限定在经筋疾病的诊治上。《灵枢·经筋》："治在燔针劫刺，以知为数，以痛为输。"学者认为那是"原文语境"，因而"'以痛为输'的'痛'，乃泛指经筋为病，而不仅指疼痛症状"，因此"以痛为输"是专为针刺经筋的疾病而设。

于此，学者进一步论证曰："'腧穴'的基础是经脉，因为经脉主气血运行。就此而言，经筋是没有腧穴（腧穴、气穴）的，因为经筋不行气血，所谓'脉为营，筋为纲'（《灵枢·经脉》），《灵枢·九针十二原》有段话说得很明白：'节之交，三百六十五会……所言节者，

---

① 钱锺书. 管锥编［M］. 北京：中华书局，1979：2.

神气之所游行出入也，非皮肉筋骨也.'经筋没有腧穴，姑且将所刺之处称作输（穴），而筋病多在体表局部组织，病痛部位即针刺治疗之处，所以称'以痛为输'."[①]

此关乎好几个针刺治病的基本概念，值得一辩。

首先，"'腧穴'的基础是经脉"是今天的普遍认识，细考则有不然。腧穴常自成系统，针对疾病而设，原始的腧穴与经脉关系不大。对此，本章随后将有论及；至于"经筋不行气血"之说缺乏说服力。经筋属于人体组织，应该与其他组织一样，都需要气血的营养，尽管其中或者没有大的血脉，但肯定有微细难见的络脉渗灌其中，针刺在经筋之上能够"得气"就是其中"行气血"的有力证据。"脉为营，筋为刚"，不能作为经筋不行气血的佐证。

其次，《灵枢·九针十二原》："节之交，三百六十五会……所言节者，神气之所游行出入也，非皮肉筋骨也。"学者以此证明"经筋没有腧穴"。这里有两个错误：一是将"节"等同于腧穴了，其实，"节"与"会"都不是腧穴，腧穴叫"穴会"，本章将有论及；二，退一步说，即使等同于腧穴，用以说明经筋无腧当适得其反，因为在这个"原文语境"里还有"皮肉筋骨"四个字，说"筋骨"没有腧穴或如所论[②]，但总不能说"皮肉"上面都不存在腧穴吧？

再者，学者所引《灵枢·经筋》的病症，完全不能证明他所说的"筋病多在体表局部组织，病痛部位即针刺治疗之处"。即如所引：

　　《灵枢·经筋》："手太阳之筋……其病小指支肘内锐骨后廉痛，循臂阴入腋下，腋下痛，腋后廉痛，绕肩胛引颈而痛，应耳中鸣痛，引

---

① 赵京生. "以痛为腧"与"阿是穴"：概念术语考辨［J］针刺研究，2010，35（5）：388-390.

② 筋骨不便于针刺则改刺经输。《灵枢·终始》"冬气在筋骨"，《灵枢·寒热病》"冬取经输"。参看本书第一章第四节。

颌目暝，良久乃得视，颈筋急则为筋瘘颈肿。

"手太阴之筋……其病当所过者支转筋痛，甚成息贲，胁急吐血。"

手太阳筋病之"耳中鸣痛，引颌目暝"，手太阴之筋病"息贲，胁急吐血"之症，这些筋病均不在"体表"，其范围亦非限于"局部"，而且，"耳中鸣痛"显然也不能将"耳中"作为"针刺治疗之处"，因而其说难以自圆也。

"经筋没有腧穴"亦有待商榷。腧穴多在"阳部筋骨之侧，陷下为真。在阴分郄腘之间，动脉相应"（《标幽赋》），可见腧穴多有在"筋骨"之侧者，多有在体表之凹陷、肌肉连接、骨骼缝间者，其处卫气留止，亦为筋所缠束。据经脉相关文献所示，腧穴位于经筋之上的例子很多，例如足太阳经筋，"上挟脊上项"（《灵枢·经筋》），而足太阳膀胱经脉"从腰中下挟脊贯臀"（《灵枢·经脉》），经筋与经脉所"挟"之"脊"应在同一部位，此处正好是后正中线旁开半寸与一寸五的挟脊穴和背俞穴所在之处，可见经筋有时也与经脉同在，并不互相排斥，经筋之上存在腧穴。当经筋发生疾病的时候，都可以卒（焠）刺其处的腧穴。

阿是穴的产生已如前述，先切循按压，病者呼"俞"，久而成腧，先是阿是，后为背俞穴，是一个从"不问孔穴"到成为腧穴的过程。阿是穴成腧之后对之进行的压按寻索常会变得具有目的性，如肝病按压肝俞，心病按压心俞等，后来与募穴相配合，成为俞募配穴的固定模式。这种方法不仅限于"病症近部反应点"，而且也是临床选取腧穴的方法，如心胃疼痛在内关压痛明显则取内关，其原穴压痛明显则取原穴等。孙思邈说："凡孔穴在身……又以肌肉、纹理、节解、缝会、宛陷之中，及以手按之，病者快然，如此仔细安详用心者，乃能得之耳"（《备急千金要方·灸例》卷二十九），可见无论远取近取，诊断治疗都可以派上用场。阿是穴法来自上古，数千年行之不辍，孙思邈不过将此法表而出之罢了。

鉴于"痛维生乐"，痛与快乃境遇之两边，通观则为一体。有人"以痛为输"，有人则以"快然为腧"。学者将以痛为输"限定"在经筋疾病的治疗上，原因是"经筋没有腧穴"，这是循环论证，存在一个逻辑问题：人体没有腧穴的地方尚多，如果其说能够成立，前提必须是那些没有腧穴的组织不会发生疼痛。

第二节 俞之于腧

据以上考释知道，腧穴起源很早，早到传说中的皋陶舜禹时代，"快然为俞"的方法也很早，早于经脉概念形成之前。今天我们说"俞"与"腧"通用，但考察《内经》，可以看到两字的用法明显有先后之别，稍微留意就能发现：在《素问》里谈到穴位时全部用的"俞"字。

"东风生于春，病在肝，俞在颈项；南风生于夏，病在心，俞在胸胁；西风生于秋，病在肺，俞在肩背；北风生于冬，病在肾，俞在腰股；中央为土，病在脾，俞在脊"。

——《素问·金匮真言论》

"人有大谷十二分，小溪三百五十四名，少十二俞。此皆卫气之所留止，邪气之所客也，针石缘而去之"。

——《素问·五脏生成论》

"故春刺散俞，及与分理，血出而止。甚者传气，间者环也。夏刺络俞，见血而止，尽气闭环，痛病必下"。

——《素问·诊要经终论》

"太阳脏独至，厥喘虚气逆，是阴不足阳有余也，表里当俱泻，取之下俞"。

——《素问·经脉别论》

"欲知背俞，先度其两乳间，中折之，更以他草度去半已，即以两隅相挂也。乃举以度其背，令其一隅居上，齐脊大椎，两隅在下，当其下隅者，肺之俞也；复下一度，心之俞也；复下一度，左角肝之俞也，右角脾之俞也；复下一度，肾之俞也，是谓五脏之俞，灸刺之度也"。

——《素问·血气形志论》

"帝曰：春亟治经络，夏亟治经俞，秋亟治六腑"。

——《素问·通评虚实论》

"腹暴满，按之不下，取手太阳经络者，胃之募也，少阴俞去脊椎三寸傍五，用圆利针"。

——《素问·通评虚实论》

"疟脉满大，急刺背俞，用中针，傍伍胠俞各一，适肥瘦出其血也"。

——《素问·刺疟论》

"治脏者治其俞，治腑者治其合，浮肿者治其经"。

——《素问·咳论》

"寒气客于背俞之脉则脉泣"。

——《素问·举痛论》

"风气与太阳俱入，行诸脉俞，散于分肉之间。……风中五脏六腑之俞，亦为脏腑之风"。

——《素问·风论》

"六腑亦各有俞，风寒湿气中其俞，而食饮应之，循俞而入，各舍其腑也。……五脏有俞，六腑有合，循脉之分，各有所发，各随其过，则病瘳也"。

——《素问·痹论》

"各补其荥而通其俞，调其虚实"。

——《素问·痿论》

"故胆虚气上溢，而口为之苦，治之以胆募俞"。

——《素问·奇病论》

"迫脏刺背，背俞也"。

——《素问·长刺节论》

"脏俞五十穴，腑俞七十二穴，热俞五十九穴，水俞五十七穴……胸俞十二穴，背俞二穴，膺俞十二穴……水俞在诸分，热俞在气穴，寒热俞在两骸厌中二穴"。

——《素问·气穴论》

例证太多，全本如此，为省篇幅，不再多举。而在《灵枢》里除五腧穴用"输"字之外，说到穴位时全部用的"腧"字。

"血脉者，在腧横居，视之独澄，切之独坚。……岐伯曰：五脏五腧，五五二十五腧；六腑六腧，六六三十六腧。经脉十二，络脉十五，凡二十七气以上下，所出为井，所溜为荥，所注为腧，所行为经，所入为合，二十七气所行，皆在五腧也"。

——《灵枢·九针十二原》

"三焦下腧，在于足大指之前，少阳之后，出于腘中外廉，名曰委阳，是太阳络也。……是谓五脏六腑之腧，五五二十五腧，六六三十六腧也。六腑皆出足之三阳，上合于手者也"。

——《灵枢·本输》

"脉口气外绝不至，反取其四末之腧"。

——《灵枢·小针解》

"膺腧中膺，背腧中背"。

——《灵枢·终始》

"夏取盛经孙络，取分间绝皮肤。秋取经腧"。

——《灵枢·四时气》

"厥逆腹胀满，肠鸣，胸满不得息，取之下胸二胁咳而动手者，与背腧以手按之，立快者是也"。

——《灵枢·癫狂》

"头痛不可取于腧者……心痛不可刺者，中有盛聚，不可取于腧"。

——《灵枢·厥病》

《灵枢》甚至将古老的背俞穴改写为"背腧"。

"足少阴之本，在内踝下上三寸中，标在背腧与舌下两脉也。足厥阴之本，在行间上五寸所，标在背腧也。足阳明之本，在厉兑，标在人迎颊挟颃颡也。足太阴之本，在中封前上四寸之中，标在背腧与舌本也"。

——《灵枢·卫气》

"俞"是独体字，而"腧"则是合体字。据古代造字规律，独体字出现的时间较合体字为早，也就是说，先有俞字，既表肯定又指快然之处；后来造出带肉旁的腧字专指人体穴位，于是原始的俞字逐渐淡出穴位之外。至于五腧穴的"输"字则以同音转注为输注、转输，出现的时间应更晚于"腧"字。

"俞"字早见于《尚书》，属于最古老的文字之一，而"腧"字东汉许慎《说文解字》不载，说明东汉尚无此字；因此《灵枢》应成书于东汉之后。考诸古代书法，秦篆汉隶，三国时期隶书衍变成楷书，楷书横平竖直，字体端正，与现代通行的汉字手写体无异（见图12）。文字体裁的变化，书法也趋于灵活自由，因而这段时间可能产生较多的合体字——当然这仅限于推测；本书第七章将拿出充分证据说明《灵枢·经水》写于三国曹魏时期（见本书第七章），"腧"字的出现极有可能是在这一时期。

今天通行的《素问》乃是王冰作注的《重广补注黄帝内经素问》，经宋代林亿校释；而《灵枢》乃是南宋史崧乃是公元1155年献出的家藏旧本，据认为是元祐年间高丽所献。今天的学术界认为，"总的来看，不论王冰时代和宋代并存的《针经》《灵枢经》也好，今本的《灵枢经》与王冰引用的《灵枢经》也好，虽然有小的差异（如编排不尽相同，内容间有详略等），但其文字大抵是一致的，因此，我们有理由把它看成是一部统一的古书。"① 既然"文字大抵一致"，也就是说，王冰看到的《素问》与《灵枢》，

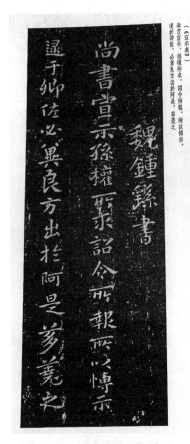

图12　三国时期钟繇书法
（选自《钟繇小楷九种》，上海书画出版社，2018年5月）

"俞"与"腧"之不同就已存在，只是后人未曾留意罢了。

"俞"远自皋陶尧舜，意为"俞然"，快然为腧；而"腧"字有肉无血，表示身体上的快然之处或穴位。从文字的演变上看，两者均与经脉运行气血的关系不大。而五腧穴中的"输"字，具有转输之义，大约这个时候才将腧穴与经脉和气血运行联系起来，实际情况或者正是这样。

---

① 河北医学院. 灵枢经校释［M］. 上册. 北京：人民卫生出版社，1982：10.

第三节　背俞、募穴、原穴、络穴、下合穴各有体系

一、背俞、募穴

据揣测，最早"快然成俞"者应该是背部的腧穴。因为背部肌肉较厚，部位宽广，易于按捺，且有气直通脏腑，疗效广泛，不似上下肢的穴位须穷搜于筋骨节解隙缝之间之繁难也。《灵枢》写作"背腧"，当作"背俞"；《甲乙》作"背俞"，后世从之，今天大学教材称为"背俞"，重予正名，复活了上古按压背部快然呼"俞"的原始音义。

　　《灵枢·背腧》："黄帝问于岐伯曰：愿闻五脏之腧，出于背者。岐伯曰：背中大腧，在杼骨之端，肺腧在三椎之傍，心腧在五椎之傍，膈腧在七椎之傍，肝腧在九椎之傍，脾腧在十一椎之傍，肾腧在十四椎之傍。皆挟脊相去三寸所，则欲得而验之，按其处，应在中而痛解，乃其腧也。"①

背俞是一个专以背部穴位治病的体系。背俞穴是距离相应脏腑最近的穴位，一对左右两侧的穴位对应一个脏腑，直指脏腑病症，简单明白，治病不讲经脉，疗效突出。取背俞之法须先"以手疾按"，寻找痛点或"快然"之处。后来的医家在背俞方面有了较多的经验积累，直按其处，既可诊病，又可治疗。如肺诊病可以疾按"三椎之傍"，诊心病疾按"五椎之傍"，诊肝病直寻"九椎之傍"，诸如此类，较之切脉更显得便捷易行。因而可以想见，古人发现了这套位于背部

---

① 本段经文中的"椎"原文作"焦"，据《太素》卷十一，《甲乙》卷三第八，《素问》气血形志篇王注引《灵枢》及《诂》文改。"旁"原作"间"，据《素问》气血形志篇王注引《灵枢》及《诂》文改。（河北医学院. 灵枢经校释［M］. 下册. 北京：人民卫生出版社，1982：110.）

能直通脏腑的穴位之后，心口相传，形成了专治内脏疾病的独立门派，他们熟知脊柱的解剖结构，取穴准确①，手法独到，能取得较好疗效。传说中上古名医有称为"俞跗"者，推测其人一定是长于使用背俞穴治病而闻名遐迩②。有趣的是，"俞"，姓氏读愈（yù），与愈疾有关。

秦汉时期"脉"之与"腧"大多各自为体。如帛书之《阴阳十一脉灸经》《足臂十一脉灸经》乃至《灵枢·经脉》记录"脉"或经脉的线路时，绝口不提腧穴。根据后世医家行事的方式，用腧穴标志经脉线路是一个既准确又省事的方法，但早期的医家从来不这样做，盖因其时穴不在脉上，其时的医家并无"'腧穴'的基础是经脉"③这样的观念，即使再进一步，腧穴也仅仅位于阳经之上，阴经不与焉（见本章第五节），所以，腧穴与经脉各自按照自身的逻辑积累经验和发展。在某个机缘契合的时候，古医家才将背俞穴整合纳入了足太阳膀胱经，使之成为十二经穴的组成部分④，即使是在今天，从腧穴分布和治疗作用上看，背俞穴与足太阳膀胱经在脏腑生理方面可谓毫不相关，放在名曰膀胱的经脉之中怎么看都像一群寄居者！

---

① 学者张树剑认为："古人取背俞多夹脊而取，夹脊尺寸亦不尽相同。夹脊是从部位而言，背俞多从功能而言，二者名异实同，近世将夹脊穴与背俞分属奇穴与经穴，遂成泾渭。"（张树剑. 中国针灸思想史论［M］. 北京：社会科学文献出版社，2021：109.）

② 古人姓氏常与职业有关，如有屠宰为业者，其后代便姓屠，称屠氏。俞姓也是如此。《列子·力命》记录一段俞跗诊病的事："杨朱之友曰季梁。季梁得病，七日大渐。其子环而泣之，请医。季梁谓杨朱曰：'吾子不肖如此之甚，汝奚不为我歌以晓之？'杨朱歌曰：'天其弗识，人胡能觉？匪祐自天，弗孽由人。我乎汝乎！其弗知乎！医乎巫乎！其知之乎？'其子弗晓，终谒三医。一曰矫氏，二曰俞氏，三曰卢氏，诊其所疾。矫氏谓季梁曰：'汝寒温不节，虚实失度，病由饥饱色欲，精虑烦散，非天非鬼。虽惭，可攻也。'季梁曰：'众医也，亟屏之！'俞氏曰："女始则胎气不足，乳湩有余，病非一朝一夕之故，其所由来渐矣，弗可已也。'季梁曰：'良医也，且食之！'卢氏曰：'汝疾不由天，亦不由人，亦不由鬼，禀生受形，既有制之者矣，亦有知之者矣。药石其如汝何？'季梁曰：'神医也，重贶遣之！'俄而季梁之疾自瘳。"

③ 赵京生. "以痛为腧"与"阿是穴"：概念术语考辨［J］. 针刺研究，2010，35（5）：388-390.

④ 腧穴归经的工作似由皇甫谧《针灸甲乙经》完成。

与背俞穴一样，募穴也有自身的体系。募，通膜。《说文解字》："膜，肉间胲膜也。"形象地说，就是松弛的皮肉，正是肚囊皮的样子。募穴位于胸腹前面，对于急性的腹部疼痛疗效尤佳，正如前面笔者胃痛一样，按压即可见效。后来，古人发现了胸腹部的穴位与背俞之间存在对应点，继而认识到人体前后之间存在感应，并且俞募配穴可以增加疗效。这一效应最初可能是治疗某个病症偶然发现的，如《灵枢·官针》："一曰偶刺，偶刺者，以手直心若背，直痛所，一刺前，一刺后，以治心痹。"后来便成为一种标准配穴。《难经·六十七难》云："阴病行阳，阳病行阴，故令募在阴，俞在阳。"据此可以看出，募穴的发现也与经脉无关。在十二经脉循环体系建成之后，募穴也被纳入了十二经脉体系，但在治疗上显然自行其是。

二、原穴

同样，十二原穴亦自成系统，并有一套颇能自圆其说的理论，首先认为原穴与脏腑的原始动力相应，其气来自肾间动气。

> 《难经·六十六难》："三焦所行之俞为原者，何也？然。脐下肾间动气者，人之生命也，十二经之根本也，故名曰原。三焦者，原气之别使也，主通行三气，经历于五藏六府。原者，三焦之尊号也。故所止辄为原，五藏六府之有病者，皆取其原也。"

原气既是生命之本，也是"十二经之根本"。原气发源于"肾间动气"，鼓动脉搏跳动、推动脉气运行[①]，并以三焦为通道，将此气遍

---

① 本书认为脉的动力来自天地节律所产生的感应，宗气应于天，肾间动气（与冲脉有关）应于地。见本书第三章第二节。

历五脏六腑，成为各个脏腑功能活动的原始动力；"经历五脏六腑"的"经"字，是名词活用为副词，应释为"（原气）通过经脉遍历五脏六腑"。在此过程中，其"所止辄为原"，原气留止于经脉之处形成原穴，原穴既与脏腑相通，又与原气相应，故针刺原穴能激发原气治疗脏腑的疾病。

原气经历三焦，故三焦为"原气之别使"，并加以"尊号"曰"原"。尊号，是古人尊崇帝、后或其先皇及宗庙等的敬称。《汉书·高帝纪下》："大王功德之著，于后世不宣。昧死再拜上皇帝尊号。"据此可见原气历来被古代医家尊为生命的始祖，生命的源头和根本。

《灵枢·九针十二原》："黄帝曰：愿闻五脏六腑所出之处。岐伯曰：五脏五腧，五五二十五腧；六腑六腧，六六三十六腧。经脉十二，络脉十五，凡二十七气以上下，所出为井，所溜为荥，所注为腧，所行为经，所入为合，二十七气所行，皆在五腧也。……五脏有六腑，六腑有十二原，十二原出于四关，四关主治五脏，五脏有疾，当取之十二原。十二原者，五脏之所以禀三百六十五节气味也。五脏有疾也，应出十二原，十二原各有所出，明知其原，睹其应，而知五脏之害矣。阳中之少阴，肺也，其原出于太渊，太渊二。阳中之太阳，心也，其原出于大陵，大陵二。阴中之少阳，肝也，其原出于太冲，太冲二。阴中之至阴，脾也，其原出于太白，太白二。阴中之太阴，肾也，其原出于太溪，太溪二。膏之原，出于鸠尾，鸠尾一。肓之原，出于脖胦，脖胦一。凡此十二原者，主治五脏六腑之有疾者也。"

据秦汉学者的行事方式，一论之立，往往先从术数入手。本来，六经与腧穴各行其是，互不相关，今一旦引入数理，并予演绎，大概是为经腧一体寻找理论根据。

这是由河图易理演绎出来的一套数理。河图之中奇数为阳，偶数为阴。阳数排列之一、三、五、七、九，中间是五；阴数排列之二、四、六、八、十，中间是六。于是，五与六是天地的"中数"。五的自倍数是二十五，六的自倍数为三十六。而六是爻象之数，"爻律夫阴阳，登降运行，列为十二"。十二辰中从子开始，子乘以三得丑；"又参之于寅，得九""又参之于卯，得二十七"(《汉书·律历志》)，其中尚有三五天数运行其中。据此得出了二十五、三十六、十二、十五、二十七等数。

经脉的基础数是天六和"天六地五"，古人用以对应构建了六经和五脏六腑；此前，各种腧穴自成体系，治疗不讲经脉，但自《灵枢·九针十二原》用上述河图易理进行整合之后，人们逐渐有了经不离腧，穴在经上的观念。不过，本篇所整合的仅有背俞穴、原穴、络穴、五腧穴等，距三百六十五穴尚有距离。

有一点值得注意：十二原穴中肾为太阴，肺为少阴，肾为太阴，心为太阳，肝为少阳，脾为阴中至阴，具有四时藏象的遗迹。由此可知原穴起源较早，为此，《灵枢·九针十二原》参考了一些较为古老的医学文献。

论中五脏各有一原，其气留止于阴经之上，左右为十；加上膏、肓之原，其数十二；"凡此十二原者，主治五脏六腑之有疾者也"，似此言语道断，则六腑无原矣；然而，又云"六腑有十二原"。似此前后矛盾，应该是为了构建五腧穴的体系，欲应六六之数使然。

《灵枢·顺气一日分为四时》说："岐伯曰：人有五脏，五脏有五变，五变有五输，故五五二十五输，以应五时。……是谓五变以主五输。黄帝曰：诸原安合，以致六输？岐伯曰：原独不应五时，以经合之，以应其数，故六六三十六输。"

　　阴经五腧穴应了五五二十五之数，阳经需要应六六三十六之数。这里所称的"诸原"有"六输"，显然是说阳经的五腧穴上多出了原穴，于是"以经合之"即在腧穴之后经穴之前安置一个原穴，以应六六之数。

　　至于原穴的生理作用则见于《难经》。

　　《难经·三十六难》："肾两者，非皆肾也，其左者为肾，右者为命门。命门者，诸神精之所舍，原气之所系也。"

　　原气乃"神精之所舍"，原气运行留止之处有神气存焉，因而极富有生命力。不仅脏腑动力来自原气，重要的是十二经气血流注的动力均来自原气。

　　《难经·二十三难》："经脉者，行血气，通阴阳，以荣于身者也。其始从中焦，注手太阴、阳明，阳明注足阳明、太阴，太阴注手少阴、太阳，太阳注足太阳、少阴，少阴注手心主、少阳，少阳注足少阳、厥阴，厥阴复还注手太阴；别络十五，皆因其原，如环无端，转相灌溉，朝于寸口、人迎，以处百病，而决死生也。"

　　《难经》十二经脉的气血环流之道：气血起于肺经，然后大肠经→胃经→脾经→心经→小肠经→膀胱经→肾经→心包经→三焦经→胆经→肝经，最后仍回到肺经。这个环流之道与《灵枢·经脉》是一样的，但是循环周流的动力则有不同，不是宗气，而是"皆因其原"，来自肾间动气，即原气。当原气推动，各经的原穴有如鼓桴相应般地回响，因而在寸口、人迎处能获得这种勃发的原始的生命信息。《难经》的设计有一个问题：既然经气环流的动力来自肾，但循环的起点却不在于肾，而起于肺，与宗气相同，似此有疏于考量也。本来，经有明言，足少阴之动，其气来自冲脉，源自地气 ①，本书前已论及。古人不将《难经》与《内经》等观，良有以也。

据以上研究可知，原穴来自原气，是生命的原始动力，因而古人认为"原"字本身就是一个"尊号"，其地位高于三焦包罗的所有脏腑，是脉气的动力，也是脏腑功能活动之原发力量。

原穴本来自成体系，至此方纳入六经体系之内。

三、络穴

古人认为，天有经维，地有脉络。如，东汉张衡《西京赋》："尔乃振天维，衍地络。"又如，《后汉书·隗嚣传》："分裂郡国，断截地络。"郭璞《山海经》注曰："络，绕也。"地络与天维对举，郡国以地络连属，亦现象世界构成的重要部分也。人体络脉也是如此，应于天地，状如网络，其中之大者有十五条，称为十五别络。"别"，意为分出。《书·禹贡》："岷山导江，东别为沱。"络穴就是十五络脉的起点。

> 《灵枢·九针十二原》："经脉十二，络脉十五，凡二十七气以
> 上下。"

络脉从本经分出，别走表里两经之间，有自己的线路，但是，络穴的治病范围与其所行线路的关系若即若离，与脏腑的关系似有若无；我们认为，"一络通两经"，络穴能够治疗表里两经疾病。据考，这样的说法根据似有不足。下面将《灵枢·经脉》与皇甫谧《针灸甲

---

① 《灵枢·动输》："黄帝曰：足少阴何因而动？岐伯曰：冲脉者，十二经之海也。与少阴之大络，起于肾下，出于气街……此脉之常动者也。"而脉搏的动力一者来自宗气，一者来自冲脉，是天地节律使然，本书前有论及。

乙经》关于络穴的主治范围作一番梳理，前者乃络穴原义，后者则是汉晋数百年间的临床应用。

第一组，手太阴经的列缺穴与手阳明大肠经之偏历穴。先看列缺：

> 《灵枢·经脉》："手太阴之别，名曰列缺，起于腕上分间，并太阴之经直入掌中，散入于鱼际。其病实则手锐掌热，虚则欠㰦，小便遗数，取之去腕一寸半，别走阳明也。"

"去腕一寸半"是络穴列缺穴。络脉"直入掌中，散入于鱼际"，而列缺治病除了"手锐掌热"之外，欠㰦、小便遗数等症与本经和络脉的线路了无关涉。

> 《针灸甲乙经·六经受病发伤寒热病第一中》："热病先手臂瘛疭，唇口聚，鼻张目上，汗出如转珠，两乳下二寸坚，胁满，悸，列缺主之。"
> 《针灸甲乙经·阴阳相移发三疟第五》："疟，热盛，列缺主之。"
> 《针灸甲乙经·五脏传病发寒热第一下》："寒热胸背急，喉痹，咳上气喘，掌中热，数欠伸，汗出善忘，四肢厥逆，善笑，溺白，列缺主之。"
> 《针灸甲乙经·小儿杂病第十一》："小儿惊痫，如有见者，列缺主之。"

"主之"意谓该穴是治疗该病的首选。列缺治疗的范围有发热、汗出、胁满、心悸、疟疾、寒热、咳嗽、溺白、善忘、胸背痛、气喘、掌中热、厥逆、小儿惊痫、瘛疭、鼻翼煽动等。可以看出，列缺穴既治肺病，又治心病，具有心肺同治的作用。这与帛书《足臂十一脉灸经》和《阴阳十一脉灸经》之"臂泰（太）阴（脉）""臂钜阴（手太阴）脉"和"臂少阴（手太阴）脉"所具有的心肺同治功能很相似（详见本书第三章第五节"脉生长之诸问题"），但与其互为表里的大肠毫无关系。

再看偏历穴：

《灵枢·经脉》："手阳明之别，名曰偏历，去腕三寸，别走太阴；其别者，上循臂，乘肩髃，上曲颊偏齿；其别者，入耳合于宗脉。实则龋聋，虚则齿寒痹隔，取之所别也。"

《针灸甲乙经·阴阳相移发三疟第五》："风疟，汗不出，偏历主之。"

《针灸甲乙经·阳厥大惊发狂第二》："癫疾，多言耳鸣，口僻颊肿，实则聋龋，喉痹不能言，齿痛，鼻鼽衄；虚则痹，膈俞、偏历主之。"

《针灸甲乙经·手足阳明脉动发口齿病第六》："口僻，偏历主之。"

偏历从去腕三寸之处分出，走向手太阴肺经，但对肺病不起治疗作用；其络沿经上行，其如龋、聋、齿寒、鼽衄等症可视为经脉所过，主治所及。偏历对本腑大肠的疾患并无治疗作用，对其互为表里的肺经关系似亦不大。

第二组，足太阴脾经的络穴公孙与足阳明胃经之络穴丰隆。先看公孙：

《灵枢·经脉》："足太阴之别，名曰公孙，去本节之后一寸，别走阳明；其别者，入络肠胃。厥气上逆则霍乱，实则腹中切痛，虚则鼓胀，取之所别也。"

《针灸甲乙经·阳厥大惊发狂病第二》："实则肠中切痛，厥，头面肿起，烦心，狂，多饮，不嗜卧；虚则鼓胀，腹中气大满，热痛不嗜食；霍乱，公孙主之。"

公孙之络"入络肠胃"，能治脾胃两经的病症，一般而言，实证属胃，霍乱、肠中切痛、腹中大满；虚证属脾，臌胀、不嗜食等症。公孙治病颇能体现"通两经"的作用。再看丰隆：

《灵枢·经脉》："足阳明之别，名曰丰隆，去踝八寸，别走太阴；其别者，循胫骨外廉，上络头项，合诸经之气，下络喉嗌。其病气逆则喉痹瘁喑，实则狂巅，虚则足不收，胫枯，取之所别也。"

《针灸甲乙经·六经受病发伤寒热病第一下》："厥头痛，面浮肿，烦心，狂见鬼，善笑不休，发于外有所大喜，喉痹不能言，丰隆主之。"

丰隆在"去踝八寸"之处别走足太阴脾经；其别者"循胫骨外廉"，即沿本经上络于头部和颈项，然后再下络咽喉，所以能治喉痹瘁喑之症。其主治"面浮"，或与脾之运化水湿有关；能治烦心、喜笑，甚至"大喜"，或与"二阳之病发心脾"相关？

第三组，足厥阴肝经之络穴蠡沟与足少阳胆经的络穴光明。先看蠡沟：

《灵枢·经脉》："足厥阴之别，名曰蠡沟，去内踝五寸，别走少阳；其别者，循经上睾，结于茎。其病气逆则睾肿卒疝，实则挺长，虚则暴痒，取之所别也。"

《针灸甲乙经·足厥阴脉动喜怒不时发癀疝遗溺癃第十一》："阴跳腰痛。实则挺长，寒热，挛，阴暴痛，遗溺，偏大，虚则暴痒，气逆，肿睾，卒疝，小便不利如癃状，数噫，恐悸，气不足，腹中悒悒，少腹痛，嗌中有热，如有瘜肉状，背挛不可俯仰。蠡沟主之。"

蠡沟别走少阳，但对于足少阳经并无治疗作用；络脉所循与本经重合，主治阴跳痛，阳物挺长、偏大，外阴暴痒，遗溺，睾丸肿大，少腹痛等症，其范围似多限于足厥阴经。再看光明穴：

《灵枢·经脉》："足少阳之别，名曰光明，去踝五寸，别走厥阴，下络足跗。实则厥，虚则痿躄，坐不能起，取之所别也。"

《针灸甲乙经·热在五脏发痿第四》："虚则痿躄，坐不能起；实则厥，胫热时痛，身体不仁，手足偏小，善啮颊，光明主之。"

光明顾名思义当得名于治疗目疾，但《甲乙》不载；其所主治之厥证、痿躄、啮颊、身体不仁等，与络脉所过之处和胆腑疾病关系不大。

第四组，手厥阴络穴内关与手少阳络穴外关。先看内关：

《灵枢·经脉》："手心主之别，名曰内关，去腕二寸，出于两筋之间，循经以上，系于心包，络心系。实则心痛，虚则为头强，取之两筋间也。"

《针灸甲乙经·六经受病发伤寒热病第一下》："面赤皮热，热病汗不出，中风热，目赤黄，肘挛腋肿，实则心暴痛，虚则烦心，心惕惕不能动，失智，内关主之。"

内关之络循经系于心包又络于心系，对心痛、烦心、心中悸动等症有较好的治疗作用。中风失智与心有关，肘挛是络脉所过。后世医家多认为此穴有心胃同治之功。再看外关：

《灵枢·经脉》："手少阳之别，名曰外关，去腕二寸，外绕臂，注胸中，合心主。病实则肘挛，虚则不收，取之所别也。"

《针灸甲乙经·阳受病发风第二下》："口僻噤，外关主之。"

《针灸甲乙经·手太阳少阳脉动发耳病第五》："耳聋，两颞颥痛，中渚主之。耳焞焞浑浑聋无所闻，外关主之。"

外关去腕二寸，上注于胸中，内合于心包，但于心病并无治疗作用。其所治之肘挛、口僻口噤、臂内廉痛、耳聋耳鸣等症均为本经所过之疾。其治病范围与本腑三焦之水道毫无关联。

第五组，足少阴肾经的络穴大钟与足太阳膀胱之络穴飞扬穴。先看大钟：

《灵枢·经脉》："足少阴之别，名曰大钟，当踝后绕跟，别走太阳；其别者，并经上走于心包，下外贯腰脊。其病气逆则烦闷，实则闭癃，虚则腰痛，取之所别者也。"

《针灸甲乙经·邪在肺五脏六腑受病发咳逆上气第三》："咳，喉中鸣，咳唾血，大钟主之。"

《针灸甲乙经·脾胃大肠受病发腹胀满肠中鸣短气第七》："喘，少气不足以息，腹满，大便难，时上走胸中鸣，胀满，口舌干，口中吸吸，善惊，咽中痛，不可纳食，善怒，恐不乐，大钟主之。"

大钟能治疗腰痛，因腰为肾之府；少气不足以息、胸中鸣、腹满、大便难、小便闭癃、惊恐等症当与肾主纳气，肾司二便，在志为恐有关。虽然其络"别走太阳"，但不治太阳病证。再看飞扬穴：

《灵枢·经脉》："足太阳之别，名曰飞扬，去踝七寸，别走少阴。实则鼽窒头背痛；虚则鼽衄，取之所别也。"

《针灸甲乙经·阴阳相移发三疟第五》："疟，实则腰背痛，虚则鼽衄，飞扬主之。"

飞扬于踝上七寸处"别走少阴"，其主治腰痛背痛、鼽衄等症乃在膀胱经所过的范围之内，与相表里的少阴病无大关涉。

第六组，手太阳小肠的络穴支正与手少阴心经之络穴通里。先看支正穴：

《灵枢·经脉》："手太阳之别，名曰支正，去腕五寸，内注少阴；其别者，上走肘，络肩髃。实则节弛肘废，虚则生肬，小者如指痂疥，取之所别也。"

《针灸甲乙经·六经受病发伤寒热病第一下》："振寒热，颈项肿，实则肘挛头项痛，狂易，虚则生疣，小者痂疥，支正主之。"

支正穴在腕上五寸处"内注少阴"，但治病却与手少阴心经无关。其所治的振寒、狂易、节弛肘废、疣痂疥等疾在其经脉所过的范围内，与本腑小肠病理无关。再看通里：

《灵枢·经脉》："手少阴之别，名曰通里，去腕一寸半，别而上行，循经入于心中，系舌本，属目系。其实则支膈，虚则不能言，取之掌后一寸，别走太阳也。"

通里从腕上一寸半处分出络脉一支沿本经上行，或可加强本穴治疗心病的作用；虽云"别走太阳"，但不见对手太阳小肠疾病有明显的治疗作用。《针灸甲乙经》不载通里的主治症，揣测或与"手少阴脉独无腧"有关，待考。

以上是十二络穴的治病范围，虽然引述对比颇为繁琐，但为了明白事理，似也值得。现代中医认为，络穴"主治本经及表里经脉循行所过部位及其归属脏腑的疾患"[1]，但是根据上述资料的分析，得不出这样的结论。

---

① 罗永芬. 腧穴学［M］. 上海：上海科学技术出版社，2008：19.

据上述梳理，现予总结：一，络穴源自别络，因"别走"相表里的经脉得名，但据《灵枢·经脉》与《甲乙》所载，络穴的治病范围与本经关涉较多。二，少数络穴如公孙能治疗所对应的表里疾病，但多数络脉之通行表里两经不具临床意义。三，络穴多能治疗本经所过的疾病，但对络脉所过之处的作用甚少。四，络穴对本脏本腑的治疗作用有限。五，部分络穴的治病作用超出了经脉和脏腑所属的范围。六，络穴治病作用似较零散，或多为经验之谈，难以一以贯之。因此可见，络穴似不能与背俞穴、原穴、募穴等比肩而立，不能作为一个自性具足的治病体系。

四、下合穴

"下合穴"是现代中医的名词，原自《灵枢·邪气脏腑病形》"合治内腑"之说。引之如下：

> "黄帝曰：余闻五脏六腑之气，荣输所入为合，令何道从入，入安连过，愿闻其故。岐伯答曰：此阳脉之别入于内，属于腑者也。黄帝曰：荣输与合，各有名乎？岐伯答曰：荣输治外经，合治内腑。黄帝曰：治内腑奈何？岐伯曰：取之于合。黄帝曰：合各有名乎？岐伯答曰：胃合于三里，大肠合入于巨虚上廉，小肠合入于巨虚下廉，三焦合入于委阳，膀胱合入于委中央，胆合入于阳陵泉。"

古人发现在人体下肢有治疗六腑疾病的对应点，或曰感应点。其治病作用不能完全用经脉归属来解释。"下合穴"仅在足阳明胃经就有三穴，其中足三里属胃经能治疗整个消化道的疾病，而上巨虚穴之于大肠、下巨虚穴之于小肠则与其所在的经脉关系不大；同样，委中穴属足太阳经能治膀胱经的疾病，阳陵泉属足少阳经能治胆腑的疾病，但治三焦病的委阳穴却在膀胱经上。因此可知，下合穴每穴针对一腑，自成一体，是一套专治六腑疾病的特殊腧穴。

现代针灸教材常说循经取穴可以治疗脏腑病症，但《内经》时代的医家似乎并不这样看。推测起来，原因可能有以下几个方面：一，其时脉所归属的脏腑不明，入脏的线路不清。如上肢内侧手太阴既治心病又治肺病，还存在手少阴无腧之类的问题。二，腧穴的疗效多为治病经验的积累，古人常将腧穴组合起来治疗某种疾病，不太关心所属经脉。事实证明，那些疗效最好的腧穴本来就不受经脉的辖制。如背俞穴、募穴、原穴、络穴、下合穴、水俞五十七穴、热病五十九刺、五五二十五腧、六六三十六腧，以及《难经》的"八会穴"等，都是针对某类疾病而配合在一起的组穴。据以上研究可知，多数有效腧穴与经脉关系并不密切，尤其与经脉运行气血的关系不大。

一些认为循经取穴效果显著的腧穴，其治病范围常常远超一脏一腑一脉一络。例如，针刺合谷立止牙痛，而位于腕关节以上的同经腧穴则没有如此速效的止痛作用；并且合谷的治疗作用远不止此，十分广泛，绝非一手阳明脉所能拘。人们认识到这点，将治疗范围广泛疗效特别的腧穴归为一类，例如后世医家将合谷、列缺、足三里、委中四个穴位组合在一起称为"四总穴"，有总揽一方，独当一面的意思。金元时期窦汉卿《针经指南》师古人故智，用"八脉交会穴"即经脉交会来解释某些腧穴所具有的广泛治疗作用。

第四节　腧与脉若即若离，互不隶属

从以上的讨论可以知道，在十二经脉营卫循环体系形成之前，腧穴大多独立存在，其治病作用与经脉的关系甚少；循经治病往往采用刺灸络脉或刺血脉的方法。如扁鹊说"在血脉，针石之所及也"（《史记·扁鹊仓公列传》），未及腧穴。从古代的病案也可以看到血脉与腧穴分属的景象。又如同篇所载之仓公病案：

> "齐北宫司空命妇出于病，众医皆以为风入中，病主在肺，刺其足少阳脉。……腹之所以肿者，言蹶阴之络结小腹也。蹶阴有过则脉结动，动则腹肿。臣意即灸其足蹶阴之脉，左右各一所，即不遗溺而溲清，小腹痛止。即更为火齐汤以饮之，三日而疝气散，即愈"。

"刺其足少阳脉"就是刺其上的络脉出血。"灸其足蹶阴之脉，左右各一所"，即灸在经脉之上，不及腧穴；注家多认为"一所"是"一处穴位"的意思。其实，所，是表示概数之词，相当于大约。汉代灸炷的单位叫作"壮"，如《素问·骨空论》"灸寒热之法，先灸项大椎，以年为壮数"；又，《灵枢·癫狂》"治癫疾者……灸穷骨二十壮"等。据此可知，"一所"即"一壮所"的省词。灸炳大约一壮的时间，"即不遗溺而溲清"。"即"，言取效迅速也。一般而言，如施灸在腧穴之上会指出穴名，此不言穴名，即灸在脉上。如帛书《足臂十一脉灸经》《阴阳十一脉灸经》皆只述脉行，不言腧穴，可见那时知脉即可治病，治病不用腧穴。《灵枢·经脉》亦是如此，均为血脉与腧穴分离的证据。

正因如此，古人在论及腧穴的治疗作用时，不按经脉分属——其时或没有归属——而是"得气穴为定"（《灵枢·四时气》），即根据穴位的功能进行了分类。例如：

> 《素问·气穴论》："黄帝问曰：余闻气穴三百六十五，以应一岁……背与心相控而痛，所治天突与十椎及上纪，上纪者，胃脘也，下纪者，关元也。背胸邪系阴阳左右，如此其病前后痛涩，胸胁痛而

不得息，不得卧，上气短气偏痛，脉满起斜出尻脉，络胸胁，支心贯膈，上肩加天突，斜下肩交十椎下。

"脏俞五十穴，腑俞七十二穴，热俞五十九穴，水俞五十七穴，头上五行行五，五五二十五穴，中脂（同脊）两傍各五，凡十穴，大椎上两傍各一，凡二穴，目瞳子浮白二穴，两髀厌分中二穴，犊鼻二穴，耳中多所闻二穴，眉本二穴，完骨二穴，项中央一穴，枕骨二穴，上关二穴，大迎二穴，下关二穴，天柱二穴，巨虚上下廉四穴，曲牙二穴，天突一穴，天府二穴，天牖二穴，扶突二穴，天窗二穴，肩解二穴，关元一穴，委阳二穴，肩贞二穴，喑门一穴，脐一穴，胸俞十二穴，背俞二穴，膺俞十二穴，分肉二穴，踝上横二穴，阴阳跷四穴，水俞在诸分，热俞在气穴，寒热俞在两骸厌中二穴，大禁二十五，在天府下五寸，凡三百六十五穴，针之所由行也。"

第一段以胸痹为例说明临床配穴法。"气穴三百六十五"，直接上走孔窍与天气相通，可知独立于脉也。"心与背相控而痛"当取天突、上纪（中脘穴）、十椎（中枢穴）和下纪的关元穴。这是因为胸背系于阴阳左右的经脉，邪在于胸，影响到胸背前后左右，所以出现胸痛牵引到肩背、呼吸困难等症，这是经脉胀满（"脉满"），气血壅塞，血脉不通所致。因为人身有脉斜出于尻部，而络于胸胁，并支心贯膈，上肩而至于天突，又向下斜行，经过肩部而交于中枢穴之下，所以取以上数穴能够流通气血，消除心痛。注意：这里不说胸痹发生的原因，也不指示所属经脉与疾病的关系，尤其是经脉所过的情况，而只是考虑腧穴的位置所在与病位的关系，指出天突、中脘、中枢等穴与本病相关的前后上下等部位，以便占据的要津，使邪无遁形，从而获得疗效。

第二段是说腧穴的数目与上应天数三百六十五日。本段各个部分的腧穴相加起来共得三百六十五穴，其数正好是当时人们意识中的全部腧穴（50＋72＋59＋57＋25＋10＋2＋2＋2＋2＋2＋2＋2＋1＋2＋2＋2＋2＋2＋4＋2＋1＋2＋2＋2＋2＋2＋1＋2＋2＋1＋1＋12＋2＋12＋2＋2＋4＋2＋2＋5＝365）。其中"大禁"，指手五里穴，两侧各一，此穴因为禁用二十五数而得名。其说见于《灵枢·玉版》："迎之五里，中道而止，五至而已，五往而脏之气尽矣，故五五二十五而竭其输矣。此所谓夺其天气者也，非能绝其命而倾其寿者也。""五里"而"五至"，这个穴位很特别，虽为一穴，应数为五。

古人用一年的天数对应全身腧穴，意谓腧穴在整体上是一个与天数相应的独立的系统，即使被纳入十二经脉或十四经脉之内，腧穴自我的体系仍然存在，并未失去其独立性。

古人根据腧穴的治疗作用进行归类，由五阴经之井荥输经合组成的治疗五脏疾病的五十穴，由六阳经之井荥输原经合组成的治疗六腑疾病的有七十二穴，治疗热症五十九穴，水俞五十七穴，中脊两旁的五脏背俞穴，治疗头部疾病有二十五穴，治疗胸部疾病的十二穴，膺部疾病的十二穴等，其余则较分散，治疗五官、四肢、肩背、阴阳跷脉等处的疾病。全部是以腧穴的组合致用于临床，并不考虑经脉归属。

其中古人特别乐道的就是"热俞五十九穴，水俞五十七穴"，认为上符天地刑德劫难之数，全身有五十九穴治疗热证，有五十七穴治疗水症。

《素问·水热穴论》："帝曰：夫子言治热病五十九俞，余论其意，未能领别其处，愿闻其处，因闻其意。岐伯曰：头上五行行五者，以越诸阳之热逆也。大杼、膺俞、缺盆、背俞，此八者，以泻胸中之热也；气街、三里、巨虚上下廉，此八者，以泻胃中之热也；云门、髃骨、委中、髓空，此八者，以泻四肢之热也；五脏俞傍五，此十者，以泻五脏之热也。凡此五十九穴者，皆热之左右也。"

头上五行行五（5×5＝25），大杼等八穴（8）泻胸中之热，气街等八穴（8）泻胃热，云门等八穴（8）泻四肢热，五脏的背部俞穴，两旁十穴（5×2＝10），总共五十九穴（25＋8＋8＋8＋10＝59）。这组穴位专为治疗热病而设，其背后有天数的支持①，因治疗对象而自成一体。这里的"背俞"，杨上善曰："背俞，肺俞。"高世栻曰："背中第一俞两旁肺俞穴也。"而张景岳认为："背俞，风门也，一名热俞。""膺俞"，中府穴。"髓空"，足少阳胆经之悬钟穴。张景岳认为："云门，髃骨连手，委中，髓空连足，故此八穴可泻四肢之热。"

治疗水症的五十七穴也是如此。

《素问·水热穴论》："帝曰：水俞五十七处者，是何主也？岐伯曰：肾俞五十七穴，积阴之所聚也，水所从出入也。尻上五行行五者，此肾俞，故水病下为胕肿大腹，上为喘呼，不得卧者，标本俱病，故肺为喘呼，肾为水肿，肺为逆不得卧，分为相输俱受者，水气之所留也。伏菟上各二行行五者，此肾之街也，三阴之所交结于脚也。踝上各一行行六者，此肾脉之下行也，名曰太冲。凡五十七穴者，皆藏之阴络，水之所客也。"

治疗水症的"水俞五十七处"，由于肾主水，又被称为"肾俞五十七穴"。水气泛滥之时，下肢水肿，腹部肿大，水气上逆，喘息不得平卧，致使肾与肺"相输俱受"。这是《伤寒论》真武汤证。张景岳《类经·肾主水水俞五十七穴》注曰："尻上五行者，中行督脉也。旁四行，足太阳膀胱经脉也。行五者，中行五穴：长强、腰俞、命门、悬枢、脊中也。次二行各五穴：白环俞、中膂内俞、膀胱俞、

---

① 卓廉士. 中医感应、术数理论钩沉［M］. 北京：人民卫生出版社，2015：237.

小肠俞、大肠俞也。又次二行各五穴：秩边、胞肓、志室、肓门、胃仓也。五行共二十五穴（5×5＝25），皆在下焦而主水，故皆曰肾俞。……伏菟，足阳明经穴。伏菟之上，即腹部也。腹部之脉，任居中行，左右各二，夹脐旁两行者，足少阴并冲脉气所发，行各五穴，则横骨、大赫、气穴、四满、中注是也。次外二行者，足阳明经所行，行各五穴，则气冲、归来、水道、大巨、五陵是也。左右共二十穴（2×2×5＝20），此皆水气往来之道路，故为肾之街也。三阴，肝脾肾三经也。三阴所交俱结于脚，故足太阴有三阴交穴。踝上各一行，独指足少阴肾经而言。行六穴，则大钟、照海、复溜、交信、筑宾、阴谷是也，左右共十二穴（2×6＝12）。肾之大络，并冲脉下行于足，合而盛大，故曰太冲（25＋20＋12＝57）。"

上述五十七穴是由许多小组组成，"头上五行行五"，就是一组治疗头部浮肿的腧穴，"五脏俞傍五"即五脏背俞穴，用于治疗五脏疾病引发的水肿；"尻上五行行五"一组治疗下焦疾病引发的水肿或腹部肿胀；"伏菟上各二行行五"是一组治疗下肢水肿的腧穴。这一切都可以看到当时治病讲究腧穴的功能以及针对疾病部位的协同作用，遇到热证水证的全身性重症就组合多组腧穴予以应对。

类似的组穴尚多，早已应用于临床，只是未能进行"五行行五"或"水腧五十七"式的总结和命名，故不太引起后世临床者注意。例如：

《素问·骨空论》："灸寒热之法，先灸项大椎，以年为壮数，次灸橛骨，以年为壮数，视背俞陷者灸之，举臂肩上陷者灸之，两季胁之间灸之，外踝上绝骨之端灸之，足小指次指间灸之，腨下陷脉灸之，外踝后灸之，缺盆骨上，切之坚痛如筋者灸之，膺中陷骨间灸之，掌束骨下灸之，脐下关元三寸灸之，毛际动脉灸之，膝下三寸分间灸之，足阳明跗上动脉灸之，巅上一灸之。犬所啮之处灸之三壮，即以犬伤病法灸之，凡当灸二十九处。伤食灸之，不已者，必视其经之过于阳者，数刺其俞而药之。"

古人治病讲究"得气穴为定"，《骨空》同样突出腧穴的作用，与背俞、募穴、水腧五十七、热腧五十九等情形十分相似，同样不言经脉。如果予以总结，可以命名为"灸寒热若干穴"，与上述诸法并列。再如：

《素问·骨空论》："黄帝问曰：余闻风者百病之始也，以针治之奈何？岐伯对曰：风从外入，令人振寒，汗出头痛，身重恶寒，治在风府，调其阴阳，不足则补，有余则泻。大风颈项痛，刺风府，风府在上椎。大风汗出，灸譩譆，譩譆在背下挟脊傍三寸所，厌之令病者呼譩譆，譩譆应手。从风憎风，刺眉头。失枕，在肩上横骨间，折使揄臂，齐肘正，灸脊中。眇络季胁引少腹而痛胀，刺譩譆。腰痛不可以转摇，急引阴卵，刺八髎与痛上，八髎在腰尻分间。鼠瘘，寒热，还刺寒府，寒府在附膝外解营。取膝上外者使之拜，取足心者使之跪。"

其中的腧穴有风府、譩譆、攒竹、肩井（或谓巨骨）、阳关、八髎等穴，显然是一个针灸治疗风证的组穴，如能予以总结，即可成为"灸风症若干穴"。

据上述分析可知，古人对五脏病、六腑病、风证、水证、热证等都采用组穴治疗，这些组穴是在长期临床应用中疗效较好并广为医患接受的组合，是古人治病的经验总结。而只有被认为是血脉的疾病，才予刺络放血治疗。这类例子很多，如《素问·刺腰痛》：

"足太阳脉令人腰痛，引项脊尻背如重状，刺其郄中太阳正经出血，春无见血。少阳令人腰痛，如以针刺其皮中，循循然，不可以俯仰，不可以顾，刺少阳成骨之端出血，成骨在膝外廉之骨独起者，夏无见血。阳明令人腰痛，不可以顾，顾如有见者，善悲，刺阳明于䯏前三痏，上下和之出血，秋无见血。……解脉令人腰痛如引带，常如折腰状，善恐，刺解脉，在郄中结络如黍米，刺之血射以黑，见赤血而已。"

再如，《素问·刺热论》：

"肝热病者，小便先黄，腹痛多卧身热，热争则狂言及惊，胁满痛，手足躁，不得安卧，庚辛甚，甲乙大汗，气逆则庚辛死，刺足厥阴少阳，其逆则头痛员员，脉引冲头也。心热病者，先不乐，数日乃热，热争则卒心痛，烦闷善呕，头痛面赤无汗，壬癸甚，丙丁大汗，气逆则壬癸死，刺手少阴太阳。脾热病者，先头重颊痛，烦心颜青，欲呕身热，热争则腰痛不可用俯仰，腹满泄，两颔痛，甲乙甚，戊己大汗，气逆则甲乙死，刺足太阴阳明。肺热病者，先淅然厥，起毫毛，恶风寒，舌上黄身热。热争则喘咳，痛走胸膺背，不得太息，头痛不堪，汗出而寒，丙丁甚，庚辛大汗，气逆则丙丁死，刺手太阴阳明，出血如大豆，立已。肾热病者，先腰痛胻酸，苦渴数饮，身热，热争则项痛而强，胻寒且酸，足下热，不欲言，其逆则项痛员员淡淡然，戊己甚，壬癸大汗，气逆则戊己死，刺足少阴太阳，诸汗者，至其所胜日汗出也。"

这里表面上看是五脏热证，实际上是由经脉引起的病变。如肝热病"胁满痛"、心热病"卒心痛"、脾热"腰痛不可用俯仰"、肺热病"痛走胸膺背，不得太息"、肾热病"腰痛胻酸"，都与经脉有关，故分经治之，用刺络刺血法。

《灵枢·官针》:"凡刺有九,以应九变:一曰输刺,输刺者,刺诸经荥输脏输也。二曰远道刺,远道刺者,病在上,取之下,刺腑输也。三曰经刺,经刺者,刺大经之结络经分也。四曰络刺,络刺者,刺小络之血脉也。五曰分刺,分刺者,刺分肉之间也。六曰大泻刺,大泻刺者,刺大脓以铍针也。七曰毛刺,毛刺者,刺浮痹皮肤也。八曰巨刺,巨刺者,左取右,右取左。九曰焠刺,焠刺者,刺燔针则取痹也。"

"输刺",就是用五腧穴,其中"荥输"是井、荥、输、经、合穴的简称;而"脏输"应该是"五脏五腧"的背俞穴。"远道刺"的"刺腑输"应该是刺六腑的下合穴。其他的刺法都是刺经刺络了。于此可以看出,《灵枢·官针》的九刺意不在于循经取穴,可能其时尚无循经取穴的概念。五腧穴虽然源自十一脉,但独立性强,仍然自成一体;下合穴治疗六腑的病症,其处应该有气直接与六腑相通,是六脏病的感应点,亦自成一体,均与所在经脉关系不大。足三里、上下巨虚位于足阳明胃经之上即是证明。

综上所述,古人认为病在脏腑用腧穴治疗:五脏六腑有疾刺背俞,胸腹有疾刺膺俞募穴,下焦有病刺"尻上五行行五",热病、水证病归脏腑用五十九刺、五十七刺的组穴治疗。而与血脉有关的疾病,或病机来自血脉者,均采用刺血放血的方法治疗:腰痛与足之六脉有关,刺各脉出血;虽云五脏热病但病机在于经脉则分经刺血治疗,如前之"肝热病者……心热病者……脾热病者……肺热病者……肾热病者"。

从这种脏病刺腧、脉病刺血的方法中还可以看出,其时不仅腧穴与经脉互不隶属,并且脏腑与血脉亦各为一体,互不关涉。在十一脉体系或十二经脉体系建立之后,才有了以五脏、六腑、经脉一体化的藏象学说,然后将腧穴分别隶属于各经之内,但这些独立的腧穴体系所自来源不同，纳入十二经脉体系之中，其间有些地方总是显得方枘圆凿，格格不入。现代中医也认识到了这一点，于是别哀名之曰"特定穴"。

虽然"腧"常不与"脉"为伍，却多与溪谷同处，正如《素问·阴阳应象大论》所云："气穴所发，各有处名，溪谷属骨，皆有所起"；这是因为腧穴多位于肌肉之筋解节会之中，多位于溪谷"所起"所止之处。其说同样载于《素问·气穴论》，引之如下：

"帝曰：余已知气穴之处，游针之居，愿闻孙络溪谷，亦有所应乎？岐伯曰：孙络三百六十五穴会，亦以应一岁，以溢奇邪，以通荣卫，荣卫稽留，卫散荣溢，气竭血着，外为发热，内为少气，疾泻无怠，以通荣卫，见而泻之，无问所会。

"帝曰：善。愿闻溪谷之会也。岐伯曰：肉之大会为谷，肉之小会为溪，肉分之间，溪谷之会，以行荣卫，以会大气，邪溢气壅，脉热肉败，荣卫不行，必将为脓，内销骨髓，外破大䐃，留于节凑，必将为败。积寒留舍，荣卫不居，卷肉缩筋，肋肘不得伸，内为骨痹，外为不仁，命曰不足，大寒留于溪谷也。溪谷三百六十五穴会，亦应一岁，其小痹淫溢，循脉往来，微针所及，与法相同。"

人体腧穴像高山大壑中的孔穴一样，有气相通，上应天数。卫气与太阳同步，日行于阳，布散在整个人体表面，而腧穴位于"溪谷"肌肉缝隙节解宛陷之处，其处卫气留止，故这些部位的腧穴易于得气；所谓"得气"，乃是激发了其中的卫气！现代中医认为针刺是激发了经气，几成窠臼。奈何经言昭昭竟不能振其昏昏也！于此，笔者再引经文以昭炯示，《素问·五脏生成》："人有大谷十二分，小溪三百五十四名，少十二俞。此皆卫气之所留止，邪气之所客也，针石缘而去之。"

"少十二俞"，今天的学者以为"四字上下文义不续，恐是衍文"①，其实，"三百五十四名"加上少了的"十二俞"（354＋12＝366）为三百六十六，上古因闰年等因素，将一年定为三百六十六日，如《史记·五帝本纪》："岁三百六十六日，以闰月正四时。"有学者认为"十二俞"指脏腑的背俞穴②，那么，五脏六腑只有十一俞（354＋11＝365），正好与天数相符。

"溪谷之会，以行荣卫，以会大气"，"大气"，指大的邪气③。邪气能致溪谷中的卫气阻塞，脉外的卫气不行，致使脉内的营气壅遏，"脉热肉败"可发为脓肿。如果卫气受寒，无力温养肌腠血脉，可致"寒积留舍"，形成骨痹。"气穴之处，游针之居"，针刺气穴是治疗上述疾病的最佳选择。这些疾病都可以用"刺卫者出气"即针刺得气的方法来治疗。

此外，经脉与腧穴之分离还有一个重要原因，就是经脉属阴，应于十二月，腧穴属阳，应于一年之内的三百六十五天，阴阳有所乖隔故也。本章后将论及。

第五节 "节"不是腧穴

学术界一直认为，《内经》将腧穴称为"节"④，认为古人说

---

① 南京中医学院医经教研组. 黄帝内经素问译释［M］. 上海：上海科学技术出版社，1981：96.

② 南京中医学院医经教研组. 黄帝内经素问译释［M］. 上海：上海科学技术出版社，1981：96.

③《素问·离合真邪论》："真气者，经气也，经气太虚，故曰其来不可逢，此之谓也。故曰候邪不审，大气已过，泻之则真气脱，脱则不复，邪气复至。"

④《黄帝内经》（简称《内经》）又称之（腧穴）为'节'、'会'、'孔'、'气穴'、'气府'等。"（罗永芬. 腧穴学［M］. 上海：上海科学技术出版社，2008：1.）

三百六十五节就是指的三百六十五个腧穴。这种看法大约出自下面经文：

《素问·六节藏象论》："黄帝问曰：余闻天以六六之节，以成一岁。人以九九制会，计人亦有三百六十五节，以为天地，久矣。"

《灵枢·邪客》："岁有三百六十五日，人有三百六十五节。"

一年三百六十五日既对应人体三百六十五个"节"，人体腧穴上应天数，因而这个"节"很容易被想当然地认为是腧穴，但据文献分析，似有不然。

《素问·气穴论》"孙络三百六十五穴会""溪谷三百六十五穴会"。

这里的"穴会"才是腧穴。腧穴还可称为"气穴"，但不能只称为"节"。《内经》所言的"节"，空间上指一个节段，时间上为一个阶段。这类表达较为深隐，当然也不是完全无迹可寻，比如古人在论及疟疾的病机时就表述得十分清楚。

《素问·疟论》："邪气客于风府，循膂而下，卫气一日一夜大会于风府，其明日日下一节，故其作也晏，此先客于脊背也。每至于风府，则腠理开，腠理开，则邪气入，邪气入则病作，以此日作稍益晏也。其出于风府，日下一节，二十五日下至骶骨，二十六日入于脊内，注于伏膂之脉，其气上行，九日出于缺盆之中，其气日高，故作日益早也。

············

"帝曰：夫子言卫气每至于风府，腠理乃发，发则邪气入，入则病作。今卫气日下一节，其气之发也，不当风府，其日作者奈何？岐伯曰：此邪气客于头项循膂而下者也，故虚实不同，邪中异所，则不得当其风府也。故邪中于头项者，气至头项而病；中于背者，气至背而病；中于腰脊者，气至腰脊而病；中于手足者，气至手足而病。卫气之所在，与邪气相合，则病作。故风无常府，卫气之所发，必开其腠理，邪气之所合，则其府也。

"帝曰：善。夫风之与疟也，相似同类，而风独常在，疟得有时而休者何也？岐伯曰：风气留其处，故常在；疟气随经络沉以内薄，故卫气应乃作。"

这里讲到了卫气运行另有一途，历代注家关注不多。卫气与太阳同步，运行的情况很复杂，讨论需要一点篇幅。

我们知道，卫气有两支：一支与营气偕行。此载于《灵枢·营卫生会》："营在脉中，卫在脉外，营周不休，五十而复大会。阴阳相贯，如环无端。卫气行于阴二十五度，行于阳二十五度，分为昼夜，故气至阳而起，至阴而止。"另一支卫气独行。此载于《灵枢·卫气行》："是故平旦阴尽，阳气出于目，目张则气上行于头，循项下足太阳，循背下至小指之端。其散者，别于目锐眦，下手太阳，下至手小指之端外侧。其散者，别于目锐眦，下足少阳，注小指次指之间。以上循手少阳之分，侧下至小指之间。别者以上至耳前，合于颌脉，注足阳明，以下行至跗上，入五指之间。其散者，从耳下下手阳明，入大指之间，入掌中。其至于足也，入足心，出内踝下，行阴分，复合于目，故为一周。"这两支卫气每日将与营气于夜半时分大会于手太阴肺经[1]。拙著《营卫学说与针灸临床》有颇为详细的揭示。为便于叙述，本书将此两途称为"每日卫气"吧。

此外，卫气运行尚有鲜为人知的一途。据《素问·疟论》所

---

[1] 细考《卫气行》与《五十营》，卫气的两途似不能于夜半大会于手太阴肺经（详见本书第六章第一节）。

载，"卫气一日一夜大会于风府"且"日下一节"，也就是说，卫气沿人体脊柱而行，每日下行一个节段。因此可以推知，卫气运行还有与太阳周年同步的一途。为研究方便，本书将其称为"周年卫气"吧。

《庄子·天下》："至大无外，谓之大一；至小无内，谓之小一。"一年有春夏秋冬四季，一日应之，也有四季。《灵枢·顺气一日分为四时》："朝则为春，日中为夏，日入为秋，夜半为冬。"卫气运行与太阳的同步运行也是如此，大者一年，小者一日，都是经天一周，皆应于人。

古人在太阳经天的黄道上分出三百六十五度，太阳日行一度，"周年卫气"与之相应，每日在人身上行走一"节"。也就是说，对应太阳的周年天数，卫气一年之中要在体内游行三百六十五节。由于资料缺失，今天我们只能看到"周年卫气"行于脊柱的一段："日下一节，二十五日下至骶骨。"而于其他部分所知甚少。幸好通过解读《素问·疟论》可以从侧面知道卫气有"周年"之一途[1]。

在脊柱这一段的运行方式是："卫气一日一夜大会于风府，其明日日下一节。"所谓"大会"，应该指周年卫气与每日卫气之相会。每日卫气"得阳则外出"，天一亮就出来，"目张则气上行于头，循项下足太阳……"，行于体表六阳经，此时，周年卫气出现于脊柱，于此相会。此会可能引起疟疾发作。皇甫谧《针灸甲乙经·阴阳相移发三疟第五》补充这一病机：

> "此先客于脊背也，每至于风府则腠理开，腠理开则邪气入，邪气入则病作，以此日作稍益晏也。"

---

[1] 卫气与太阳同步感应。太阳一日东升西落，卫气与之同步；太阳一年行于天球一周，卫气亦与之同步。我所著《营卫学说与针灸临床》一书，前者有详论，忽视了后者。此大疏漏也！于此补上。

原来，疟邪"先客于脊背"，伏藏于脊柱（周年卫气出现的地方）、背部（每日卫气循行之处）的腠理之间，当卫气大会之际腠理开放，疟邪乘机侵入人体，随即发生憎寒壮热之症。由于周年卫气每日下行一节，与每日卫气相遇的时间一日晚于一日，因而疟疾发作的时间也就逐日延后，"日作稍益晏也"。

我们从人体解剖学上得知，脊柱从风府穴直下有颈椎七节、胸椎十二节、腰椎五节（7＋12＋5＝24），卫气一日一节，二十四天行完二十四个脊椎节段，于是，"二十五日下至骶骨"，然后经过"伏脊之脉"上行；此后，卫气日行愈高，"九日出于缺盆之中"，与此相应，疟疾发作的时间也会逐日提前。所谓"伏脊之脉"应该是伏藏在脊柱之内的脉，上行之路在脊柱的深层。卫气从骶骨至缺盆只需要九日，说明脊柱之内被视为九个节段。脊柱内外长度一致，但节段的计数不同。似此，三百六十五节有长有短也。

据《素问·气府论》所载："督脉……大椎以下至尻尾及傍十五穴，至骶下凡二十一节，脊椎法也。"从大椎至骶即不计颈椎为二十一节，而其上只有"十五穴"。因此可以知道，卫气每天所行之一"节"，这个"节"并不是一个腧穴。"节"与腧穴有别。此为一重要区分也。

以上只是"邪气客于头项循脊而下者"的一种情况，此外，疟邪尚有"邪中异所，则不得当风府"的另一种情况，在这种情况下，有"邪中于头项"者，即卫气大会于头项时疟疾发作；有"中于背者"，则是卫气大会于背部时疟疾发作，已如前述；有"中于腰脊者"，当是在卫气大会于腰脊时发作；有"中于手足"者，则是卫气大会于手足而病作。总之，"卫气之所在，与邪气相合，则病作"。据此可以看出，周年卫气遍行于全身各处，在一年三百六十五日之内行遍人体的"三百六十五节"，然其具体行程和所历之处已不可考，只有《素问·疟论》载有其中沿脊柱下行的部分，每日一个节段。

风府是一个腧穴，位于项部，当后发际正中直上 1 寸处。大约得名与卫气大会，风邪由此侵入有关。周年卫气遍行全身，其大会之处可以发生在身体各个部位；当卫气大会之时，腠理开放，疟邪发作，其处即成"风府"，所以说"风无常府，卫气之所发，必开其腠理，邪气之所合，则其府也"。这是将正邪相会之处假以风府之名，而风府穴的位置始终是固定不变的。

结合《素问·疟论》中疟邪在脊柱"日下一节"与"邪中异所"两个方面的病机可以看到周年卫气的理论；另外，任督两脉之上各二十八穴上应二十八宿同样也有日月经天的意思，此与卫气之行于脊柱节段和上行"伏膂之脉"是否有关，如果有关，其间关系如何？今天已不可得知。尽管以上研究颇有遗憾，但是我们至少知道了"三百六十五节"的"节"不是指的腧穴。

然而，这个"节"指的什么呢？据文献分析，应该是骨节的"节"。在古代，骨节分属于"骨"与"节"两种组织。骨也称骨骼，此为人所熟知，而"节"则未被拈出，应该是位于骨与骨之间的组织。如上述"卫气日下一节"，即是在脊骨的上一个节段之下，下一个节段之上的部位。《灵枢·杂病》"心痛，当九节刺之"，针刺在第九节与第十节之间，正是这个"节"。

我们知道，骨与骨之间是筋膜、韧带、腱鞘甚或滑囊等具有联系和约束骨骼作用的组织，所谓"诸筋者皆属于节"（《素问·五脏生成》），也是指的这个"节"。节之大者称为"大节"和关节。如《灵枢·经脉》："诸络脉皆不能经大节之间，必行绝道而出。"

古人认为人类骨节上应日月周天之数，共有三百六十五节。所以，"节"，为一独立的系统，它与人体其他组织一样也会产生疾病。

《素问·调经论》："夫十二经脉者，皆络三百六十五节，节有病必被经脉，经脉之病，皆有虚实。"

这"三百六十五节"都是骨节，可以再次证明"节"不是腧穴；道理明摆在那里："三百六十五节"可泛指全身各个部分，而三百六十五个腧穴则不能。"节有病必被经脉"，被，及也。《尚书·尧典》："光被四表。"腧穴乃是治病之处，从来未闻腧穴有疾会生出"百病"来；骨骼之间的"节"一旦发生疾病很容易影响到经脉。例如，《灵枢·经脉》："脾之大络……实则身尽痛，虚则百节尽皆纵。"《素问·诊要经终论》："少阳终者，耳聋、百节皆纵，目睘绝系。"因为"节"有三百六十五个之多[①]，有时称之为"百节"。其病会出现百节弛纵、四肢痿弱、关节无力、肌肉消铄等症。

　　《灵枢·九针十二原》："节之交，三百六十五会……所言节者，神
　气之所游行出入也，非皮肉筋骨也。"
　　《灵枢·小针解》所释："'节之交三百六十五会'者，络脉之渗灌
　诸节者也。"

"节之交"，交，参错，交错状。为了让人准确理解，《灵枢·小针解》特别予以解释："诸节"皆靠络脉渗灌，其处络脉交错如网，故谓之"会"；可见仅称"会"并非腧穴，而是百节之会。而腧穴当称为"穴会"，是"会"的另一种形式。如，《素问·气穴论》"溪谷三百六十五穴会，亦应一岁"，才是指腧穴。"百节"虽然不是皮肉筋骨，却是神气游行出入之所。我想，验证神气出入的方法就是针刺其处可以得气。《经》有三百六十五会，有三百六十五节，有三百六十五络，还有三百六十五穴会，均上应一年三百六十五日，因此最易混淆。

---

① 从今天的解剖学知道，成人全身有206块骨，故现代中医难以将"三百六十五节"
　与全身骨节联系起来，这大约正是将其误认为腧穴的原因。

《灵枢·脉度》："黄帝问于伯高曰：脉度言经脉之长短，何以立之？伯高曰：先度其骨节之大小广狭长短，而脉度定矣。"

据研究，脉的长短应于天数的"三五之道"[①]，而"三百六十五节"应于日行周年之三百六十五度，其间存在何种联系，又是如何进行联系，如何以骨节"大小长短"以定"脉度"？此事难知，存疑于此，将有待于高明也。

第六节 腧在六阳经

从以上诸篇的讨论知道，腧穴曾经是一些针对病症的组合，各自独立，互不隶属，大约随着脏腑经脉理论的发展，早期医家也曾有过将其时所有的腧穴与经脉联系起来，予以整合，实现经腧一体的企图，结果却是：三百六十五穴几乎全部被安放在六阳经和冲任督脉之上。其说载于《素问·气府论》。引之如下：

"足太阳脉气所发者七十八穴：两眉头各一，入发至项三寸半，傍五相去三寸，其浮气在皮中者，凡五行，行五，五五二十五，项中大筋两傍各一，风府两傍各一，挟背以下至尻尾二十一节，十五间各一，五脏之俞各五，六腑之俞各六，委中以下至足小指傍各六俞。

"足少阳脉气所发者六十二穴……足阳明脉气所发者六十八穴……手太阳脉气所发者三十六穴……手阳明脉气所发者二十二穴……手少阳脉气所发者三十二穴……督脉气所发者二十八穴……任脉之气所发

---

① 卓廉士. 中医感应、术数理论钩沉［M］. 北京：人民卫生出版社，2015：202.

者二十八穴……冲脉气所发者二十二穴……足少阴舌下，厥阴毛中急脉各一，手少阴各一，阴阳跷各一，手足诸鱼际脉气所发者，凡三百六十五穴也。"

据本段经文所载，"凡三百六十五穴也"是全身腧穴的总数，但是，将各经腧穴之数相加起来却为三百八十五（78＋62＋68＋36＋22＋32＋28＋28＋22＋1＋2＋2＋2＋2＝385），说明记录存在错误，后世注家的解释各不相同。对此，笔者已经考证修正了错误，其中各脉之腧穴数乃是五行之数，即木（八）、火（七）、土（五）、金（九）、水（六）的倍数，相加正好 365，当是不易之论。若欲了解详情，拙著《中医感应、术数理论钩沉》有详细论证，篇幅颇长，此处不再多赘。[①]

"凡三百六十五穴"意谓全部穴位，即人体的所有腧穴都在此，几乎全部位于阳脉之上，不得再有增减，否则有违天数。对此，古今注家却少有置喙，似皆未明古人如此作为的原因何在？

笔者揣测这一整合发生在十一脉时期，其时六阳经在体表，五阴经在体内。卫气日行于体表六阳经，夜行于五脏的阴经之间（参看本书第五章第六节"营卫环流于十一脉"），因为阴经不居体表，所以没有在阴经上设置腧穴的必要。而在任、督两脉上设置腧穴的原因，估计其时有人将两脉与六阳脉视为一个整体[②]，此或开启《灵枢·营气》十四经脉之法门（见本书六章第二节）；而在冲脉上设置腧穴应该与动气有关。秦汉部分医家认为脉之动力来自肾间动气即冲脉[③]。此关

---

① 卓廉士. 中医感应、术数理论钩沉［M］. 北京：人民卫生出版社，2015：236.

②《灵枢·营气》关于十四经脉的记载：督脉既行于后正中线，又行于前正中线，兼有任督两脉。

③ 本书第三章第二节认为脉气搏动源自天地节律，人气应之，上为心肺间的宗气，下为冲脉的动气，故冲脉有腧。后来经十二经脉理论的整合，冲脉的腧穴移交给了足少阴肾经。

乎诸经脉动，故特为设置腧穴。

从天象上考察，古人将腧穴对应一年的天日，"三百六十五穴会，亦应一岁"，这与古人对于历数的认识有关。

> 《汉书·律历志上》："历数之起上矣。传述颛顼命南正重司天，火正黎司地，……尧复育重、黎之后，使纂其业，故《书》曰：'乃命羲、和，钦若昊天，历象日月星辰，敬授民时。''岁三百有六旬有六日，以闰月定四时成岁，允厘百官，众功皆美。'"

日历就是太阳历，是太阳周天之的历程，亦即太阳的行程。因而一年的天数来自太阳，所以不仅属阳，而且颇具炎火之威。颛顼"命南正重司天，火正黎司地"，一派火热之象。因而历数一直操之于"重、黎之后"[1]，一直都被视为阳热之源。另一方面，董仲舒之后重阳贱阴的思想盛行，阳贵阴贱，其时的医家自然就会认为阳热的三百六十五个腧穴与六阳经本为一体，阳经的腧穴足以治疗一切疾病。

> 董仲舒《春秋繁露·阳尊阴卑》曰："阳始出，物亦始出；阳方盛，物亦方盛；阳初衰，物亦初衰；物随阳而出入，数随阳而终始；三王之正，随阳而更起；以此见之，贵阳而贱阴也。故数日者，据昼而不据夜，数岁者，据阳而不据阴，阴不得达之义。"

太阳升起，万物生长；太阳盛大，万物繁荣；太阳衰弱，万物渐衰。"物随阳而出入，数随阳而终始"，所以，"数日者，据昼而不据夜"。据：依据，根据。日，太阳，白昼的依据是太阳。

---

[1] 重黎亦作"重菜"，是颛顼高阳氏之后，既颛顼族祝融氏，为帝喾高辛氏火正。

三百六十五日就是三百六十五个白昼的太阳。计数日子只计太阳，只计白昼；"数岁者，据阳而不据阴"，计年同样只计太阳，只计太阳一年行于十二次三百六十五度的情况，而不是以太阴（月亮）的行程为根据。

董仲舒《春秋繁露·天道无二》说："阳之出，常县于前，而任岁事。""岁事"就是一年的日子。一年三百六十五天，全由阳气来掌控。医学也是如此。天人相应，人体三百六十五个腧穴对应三百六十五个太阳，而阴气"不得近义"（《春秋繁露·天道无二》），实际作为很少，所以仅在阴经上设置少数几个腧穴。

我们看到古人在阳经之上厘定腧穴，一板一眼，计数仔细，十分严格。例以《素问·气府论》之足太阳脉说明之。

《素问·气府论》："足太阳脉气所发者七十八穴：两眉头各一，入发至项三寸半，傍五相去三寸，其浮气在皮中者凡五行，行五，五五二十五，项中大筋两傍各一，风府两傍各一，挟背以下至尻尾二十一节，十五间各一，五脏之俞各五，六腑之俞各六，委中以下至足小指傍各六俞。"

六阳脉的腧穴都是双穴，左右各一。足太阳脉气所发之"两眉头各一"（攒竹）入发至项是前顶，其中有神庭、上星、囟会三穴，共长三寸半，前顶居中央一行，两旁各分二行，连中央一行共五行，中行至外行相去三寸。浮气，浮浅的卫气。卫气遍布体表，一般来说，肌肉组织厚的地方卫气聚集得多，如肘膝关节以下；皮肤浮薄之处气聚较少，常用平刺法取气。头皮上卫气浅浮处有五行，每行五个穴，五五计二十五个穴位。"项中大筋两傍各一"即天柱穴。"风府两傍各一"，即风池穴。自此挟脊两旁下行，从大椎往下至尾骶，共二十一节，其中有十五个椎间左右各有一个穴位，五脏的俞穴左右各有五个，即肺俞、心俞、肝俞、脾俞、肾俞；六腑的俞穴左右各有六个，胃俞、胆俞、小肠俞、大肠俞、膀胱俞、三焦俞。从委中穴以下至足小趾左右各有六个腧穴。

估计在十二经脉建立之后，阴经才得以设置腧穴，与阳经享受平等待遇，推测这与阴经从体内逐步呈现于体表有关。当然，促成改变的背后极可能存在天文历象方面的理论作为支撑。西汉戴德编著的《大戴礼记》中有这样一句话：

> 《大戴礼记·曾子天圆》："圣人慎守日月之数，以察星辰之行，以序四时之顺逆，谓之历；截十二管，以宗八音之上下清浊，谓之律也。律居阴而治阳，历居阳而治阴，律历迭相治也。"

这个所谓的"日月之数"是这样的：太阳一年周天运行的历程被称为日历，居于显处，属阳；日月星辰的轨道叫十二次，应于十二律和十二月，居于隐处，属阴。一年的天运的日子与一年的月份一阴一阳，相互制约，更相为治。这就叫作"律居阴而治阳，历居阳而治阴，更相治"。

"历居阳而治阴"，天象历历，太阳周天清楚可见；揆之人体脏腑经脉，三百六十五日对应三百六十五个腧穴，形同于日历之数，属阳；十二月居于隐处，形同律吕，对应十二经脉。阳气与阴气，腧穴与经脉，更相为治，成为一个整体。于是，古人咸与更始，将三百六十五个腧穴重新分配在阴阳十二经脉之中，阳经的腧穴既治阳经的病症也治阴经的病症，阴经的腧穴既治阴经的疾患也治阳经的疾患，从此，经脉与腧穴融为一体，经脉与脏腑也成一体，同归于藏象，久而浑然忘却了本来之自成体系、互不隶属的历史了。

关于《大戴礼记》的成书时间，现代学者经过深入研究，推翻了传统的说法，定成书时间于东汉中期①，它很可能是大戴后学为传习《士礼》（即今《仪礼》前身）而编定的参考资料汇集，如果此说可以成立，那么，古人应用"律历迭相治"的理论来整合经脉和腧穴，时间应该在东汉中后期或更后了。

第七节　脉气如水与腧穴融入

据本书前面所论，脉气向心而行，乃是因天气下流，地气上行，脉中之气随之向心而行，与天地持正反相待的态势。因此，早期的阴阳六脉都是从下肢末端，从经之"根"部开始向上生长，并于沿途接纳收编周围的原始脉络。当然，这是在理论层面。

其时并无气血循环之说，因此，在另一层面上，古人知道脉中有血，血液如水，当人体站立，水性趋下，临床治病常常可以看到针刺出血，血向下流。同时，针刺肘膝关节附近的腧穴，致有气感朝着胸腹头部的方向上行，这多少有点违反水往下流的物理特性。如果气行血行之说尚不足以解惑，古人自然就会产生这样的推想：某些腧穴之中必然存在着汲引、转输、引导气血上行的机制②。这就是井、荥、输、经、合，不同门派的医家从另一角度看到的稍有不同，称之为根、溜、注、入。

据文献所示，《灵枢·本输》的五腧穴和《灵枢·根结》之"根""溜""注""入"里都存在引导气血上行的思想。《灵枢·本输》原文见本书第五章之第四节，这里仅引《灵枢·根结》如下，并作综合分析（见表3）。

---

① 大戴礼记解诂［M］. 王文锦，点校. 北京：中华书局，1983.
　洪业，聂崇岐，李书春，等. 礼仪引得［M］. 上海：上海古籍出版社，1983.
② 五输穴建于十一脉之上，根溜注入建在六阳脉上，其时当无营血循环之说。

表3　六阳经根溜注入穴名表

	根	溜	注	入	
				下（络）	上（络）
足太阳	至阴	京骨	昆仑	飞扬	天柱
足少阳	足窍阴	丘墟	阳辅	光明	天容
足阳明	厉兑	冲阳	下陵（足三里）	丰隆	人迎
手太阳	少泽	阳谷	小海	支正	天窗
手少阳	关冲	阳池	支沟	外关	天牖
手阳明	商阳	合谷	阳溪	偏历	扶突

"足太阳根于至阴，溜于京骨，注于昆仑，入于天柱、飞扬也。足少阳根于窍阴，溜于丘墟，注于阳辅，入于天容、光明也。足阳明根于厉兑，溜于冲阳，注于下陵，入于人迎、丰隆也。手太阳根于少泽，溜于阳谷，注于小海，入于天窗、支正也。手少阳根于关冲，溜于阳池，注于支沟，入于天牖、外关也。手阳明根于商阳，溜于合谷，注于阳溪，入于扶突、偏历也。此所谓十二经者，盛络皆当取之"。

　　早期将脉的起点称为"根"，是对脉气自地向上生长的预设。如《素问·阴阳离合论》："少阴根起于涌泉。"根旁的水如"涌泉"是为了滋养根部之用，根部得到水的润泽乃能向上生长，初衷似无此将涨溢成为江河的想法。

　　据临床观察，针刺进入"根"部或井穴，气往上行；刺入"溜"部、荥穴或原穴，上行之气渐盛；刺入"注"部、经穴或者合穴，上行之气更盛，针刺得气为脉中气血的上行提供了动力，排列而上的腧穴就是接力站，一程一程地引血上行。当然，有了脉气环流之说后，"天运转大"（《素问·脉要精微论》），脉气的动力就来自天体运行所致的感应了。

据文献推想，在经气循环理论出现之前，施行针刺致气感上行，很容易使人产生出开凿江河，克服逆流的联想。人工开凿江河首见于《尚书·禹贡》。引以对照：

"导河、积石，至于龙门；南至于华阴，东至于厎柱，又东至于孟津，东过洛汭，至于大伾；北过降水，至于大陆；又北，播为九河，同为逆河，入于海。"

后又载于《史记·河渠书》：

《夏书》曰：禹抑洪水十三年，过家不入门。陆行载车，水行载舟，泥行蹈毳，山行即桥。以别九州，随山浚川，任土作贡。通九道，陂九泽，度九山。然河灾衍溢，害中国也尤甚。唯是为务。故道河自积石历龙门，南到华阴，东下砥柱，及孟津、雒汭，至于大邳。于是禹以为河所从来者高，水湍悍，难以行平地，数为败，乃厮二渠以引其河。北载之高地，过降水，至于大陆，播为九河，同为逆河，入于勃海，九川既疏，九泽既洒，诸夏艾安，功施于三代。"

秦汉时期人们的知讯较窄，逆行之水只有禹疏九河的"逆河"可堪联类。古人赋予根、溜、注、入或井、荥、输、经、合之名，意谓针刺其处引发的感传能使能导血上行，或曰"北行"，北行就是逆行。《说文解字·北部》："北，乘也，从二人相背也。"渤海在中国的东北面，"九河"的位置相对为低，将水引入渤海就是北向逆行，所以称为"逆河"。针刺在经腧之上引发的上行传导，正好与"又北，播为九河"的情况相同，甚至用词也颇近似："东下砥柱"为根；"以引其河"为溜；"播为九河"，播，散行，为注，注于九河也；"入于勃海"，为入。《灵枢·本输》五腧穴之"所出为井，所溜为荥，所注为腧，所行为经，所入为合"，均出于同一机杼。

《史记·河渠书》中的术数为三三衍化而来。"三代""九州""九山""九道""九河""九川""九泽"，这与《素问·六节藏象论》《素问·三部九候论》用到的"三而三之，合则为九，九分为九野，九野为九脏"以及"一者天，二者地，三者人，因而三之，三三者九，以应九野"之说亦出于同一机杼，其间应该存在前后的传承关系。

《淮南子·泰族训》："百川并流，不注海者不为川谷。"古人将夏禹疏理九河引入渤海之功称为"禹功"，经脉之根、溜、注、入与井、荥、输、经，有似于禹疏"逆河"，引之入海。然而，入海之后呢？入海之后的生理意义何在？夫海者，浩瀚无垠之谓也。如果入海之后血气继续沿经上行，则所入之处并不是海，因此推知，根溜注入与井荥输经合皆是经脉学说发展在某一个阶段的产物，在这个阶段，经脉与腧穴的结合是断续的，或于五输为止，因为注入之后经脉不再延伸（疑初止于"下络"之光明、飞扬等处，与五输同；而后有"上络"之天柱、天容等处），弥散于人体组织之中，于是认为流归大海了。

我们知道，原始的脉气上行，与腧穴无关，本书前已论及；根、溜、注、入或井、荥、输、经、合的每行一步安置一个腧穴，这应该是将腧穴与经脉结合的早期尝试。使针刺的感传逐级上达，这就是开凿，也就是经脉学说之禹功，所形成者乃是生命之长河。脉气生长，升降相因，而气血逆而上行需要以设置腧穴的方式作为引导，正所谓"江河既导，万穴俱流"（魏晋木华《海赋》），以九河北向入海之势将腧穴纳入经脉的体系之中。

第五章
五脏六腑与十一脉循环

> "羑里文王爻，周流又日新。"[①]
>
> ——作者

　　"天六地五"之"六"既是天数，又是爻象；"五"来自地数，来自五行。天六为阳，地五属阴，是一对天地阴阳的和谐数理，中医用以配合五脏六腑和十一脉。今天学术界普遍认为十一脉乃是早期经脉的不成熟状态，其实在《内经》里，十一脉与十二经脉这两种理论是共存的，汉代的实际情况正是这样，例如，成都老官山出土的西汉针灸木人就用漆绘的红线来表现早期经脉学说的"十一脉"体表循行；再用锥刻的白线来表现"十二脉"体表循行[②]。据文献所示，十一脉体系的脏腑功能已然完备，脉之生长融合基本完成，并且，卫气日行于阳，夜行于阴，环流于十一脉之上，此常被学术界忽视，现予揭示，亦所谓"周流又日新"也。

[①] 作者《羑里观卦》诗："大哉周易理，天地道弥纶。刚柔生凶吉，幽明烛鬼神。彰来知以往，藏用显诸仁。羑里文王爻，周流又日新。"

[②] 黄龙祥. 老官山出土汉简脉书简解读 [J]. 中国针灸，2018，38（1）：97-108.

第一节　天六地五，脏腑和谐

《国语·周语》："天六地五，数之常也。经之以天，纬之以地。"天六地五是一种古老的术数思想。秦汉重"六"，即是看重天数。藏象用六气构建了六经体系；后来，再经过"天六地五"之数的整合，手之五脉亦仿足经而生长，向心而行，从手走头，建成下六上五的十一脉体系；同时，藏象引入五行之数，四脏由之而变成了五脏，于是六五相合，形成五脏六腑的十一脉藏象。据文献所示，在很长一段时间内，古人在理论上只认可十一脉藏象。

在秦汉时期，十一脉受到古代天文历法术数的支撑，理论基础甚为坚实。"天六"应于易之爻数，应于天之六气，声之六律，而"地五"则应于五行，旁及于地之五方，以及地上所产的五谷、五味、五声等。十一脉的天道依据见于《汉书·律历志上》：

> "黄钟初九，律之首，阳之变也。因而六之，以九为法，得林钟初六，吕之首，阴之变也。皆参天两地之法也。上生六而倍之，下生六而损之，皆以九为法。九六，阴阳、夫妇、子母之道也。律娶妻而吕生子，天地之情也。六律六吕，而十二辰立矣。五声清浊，而十日行矣。《传》曰"天六地五"，数之常也。天有六气，降生五味。夫五六者，天地之中合，而民所受以生也。故日有六甲，辰有五子，十一而天地之道毕，言终而复始。"

五之倍数是十，六的倍数是十二，十和十二的最小公倍数是六十，古人将其演绎为六十甲子，五六关生，甲子周而复始，故曰"言终而复始"，因此，在古人的观念里，十一之数是六十甲子的基数，内藏终始循环。这就是卫气日行于阳、夜行于阴的十一脉循环的数理根据。

而或有诧异：天六地五之中，天为阳，反为偶数，地属阴，却为奇数，其实这正好形成"天地之中合"，合，通和。天阳而偶，地阴而奇，正是天地中和之气的体现。六气来自于天，五味产生于地，而六律中九六生娶自有"阴阳、夫妇、子母之道"，因此，"天六地五"是超然于奇偶之外的"和"数了。

因此，中医的五脏六腑十一脉藏象是阴阳和谐的中和形式。"夫五六者，天地之中合，而民所受以生也"，将"中合"之气赋予藏象，作为它的基础数理架构。

《律历志》的术数演绎，省去律吕等因素，仅从六演绎。将六"倍之"为十二，"损之"为三，三、六、十二序列之间是九，故"以九为法"。这一数理的推演亦见中医学。例如：

《素问·六节藏象论》："帝曰：余已闻天度矣，愿闻气数何以合之？岐伯曰：天以六六为节，地以九九制会，天有十日，日六竟而周甲，甲六复而终岁，三百六十日法也。夫自古通天者，生之本，本于阴阳，其气九州九窍，皆通乎天气。故其生五，其气三，三而成天，三而成地，三而成人，三而三之，合则为九，九分为九野，九野为九脏。故形脏四，神脏五，合为九脏，以应之也。"

这里从"其生五，其气三"里演绎出了"九脏"，然后"以九为法"论及形脏神脏，演绎的路数与《汉书·律历志》大同小异，这大约也是当时"科技论文"共同遵循的范式吧。

经过对《汉书·律历志》"天六地五"的梳理，知道五脏六腑十一脉建立在一个充满和谐、具有生气的数理框架之内，正是在这个框架之下，经脉与脏腑建立了稳定的关系，也是在这个框架之下，天六地五之数"终而复始"，人体卫气得以周流于十一脉之上。

第二节　脏腑之数十一

藏象学说始于四时阴阳，经过"天六地五"的整合发展出了五脏六腑十一脉，标志着中医的藏象、经脉、腧穴、治疗等主要理论已趋于完善。在理论整合的过程中，藏象学说还受其时人文环境的影响，因而个别脏腑的功能与其间的关系与今天的中医学不尽相同，现予梳理。

《素问·五脏别论》："黄帝问曰：余闻方士或以脑髓为脏，或以肠胃为脏，或以为腑，敢问更相反，皆自谓是，不知其道，愿闻其说。岐伯对曰：脑、髓、骨、脉、胆、女子胞，此六者，地气之所生也，皆藏于阴而象于地，故藏而不泻，名曰奇恒之府。

"夫胃、大肠、小肠、三焦、膀胱，此五者，天气之所生也，其气象天，故泻而不藏，此受五脏浊气，名曰传化之腑，此不能久留输泻者也。魄门亦为五脏使，水谷不得久藏。所谓五脏者，藏精气而不泻也，故满而不能实。六腑者，传化物而不藏，故实而不能满也。所以然者，水谷入口，则胃实而肠虚，食下则肠实而胃虚。故曰实而不满，满而不实也。"

五脏属阴，奇恒之腑"藏于阴而象于地"，同属于阴；不过，脑、髓、骨、脉、女子胞之间有孔穴而相通，形态又像六腑。部分方士不知道奇恒之腑究竟属脏还是属腑，于是引入议论。

五脏属阴，"藏精气而不泻"，有似于大地主藏，包容万有；精气的生命形式叫作神，故谓五脏为神脏；而六腑属阳，"传化物而不藏"，有似于天空云行雨施，变化不已。六腑上起自口腔，下通于肛门，是为形脏；其功能形式乃为更虚更实，消化传导，然后将糟粕排出体外，所以说"魄门"为五脏之使。《说文解字》："使，伶也。"按："伶者，令也。"魄门接受五脏的指令，使水谷糟粕不得久留体内。不过，泻与藏的功能是相对的。五脏主藏，藏中有泻，如脾之运化转输；六腑主泻，泻中有藏，如在排出水谷糟粕的同时将营养物质转输吸收保存。

古人用"满"和"实"两字概括了五脏六腑的生理功能。"满而不能实"，指五脏精气充满，但不可壅塞，壅塞则神明不畅；"实而不能满"，指六腑之"水谷入口，胃实而肠虚，肠实而胃虚"，一虚一实的生理性状；"不能满"谓六腑以通为用，不通则发生胀满。藏泻之说可以看出其时的医家对于脏腑功能具有较为深刻的认识。

在脏腑功能的配合方面，"胃、大肠、小肠、三焦、膀胱"这五个腑"受五脏浊气"，而没有胆腑。《灵枢·本输》："肝合胆，胆者，中精之腑。"肝藏血，胆藏精汁，或认为肝胆之间只有清气往来，而没有"浊气"输送，故不得列入其中耶？据文献记载，在十一脉时期，五脏六腑的配合形式是这样的：

> 《灵枢·本脏》："黄帝曰：愿闻六腑之应。岐伯答曰：肺合大肠，大肠者，皮其应；心合小肠，小肠者，脉其应；肝合胆，胆者，筋其应；脾合胃，胃者，肉其应；肾合三焦、膀胱，三焦、膀胱者，腠理毫毛其应。"

肺与大肠，心与小肠，肝与胆，脾与胃，值得注意的是"肾合三焦、膀胱"，肾以一脏配合两腑，一举解决了五与六之间配合失衡的问题。大约其时的医家认为，三焦、膀胱与肾配合对于肾主水的功能尤为重要，值得现代中医参考。有关理论还可以见于：

> 《灵枢·本输》："肺合大肠，大肠者，传道之腑；心合小肠，小肠者，受盛之腑；肝合胆，胆者，中精之腑；脾合胃，胃者，五谷之腑；肾合膀胱，膀胱者，津液之腑也。少阴属肾，肾上连肺，故将两脏。

三焦者，中渎之腑也，水道出焉。"

"少阴属肾，肾上连肺，故将两脏"原为"少阳属肾"，据《太素》卷十一《本输》，《甲乙》卷一第三，《灵枢略》六气论改。

少阴肾脏所属的两脏就是三焦和膀胱，意谓三焦从下焦之肾至上焦之肺，其中包罗诸脏。"中渎"，渎，水沟；中，内部。三焦是人体内部的水道。两脏，指三焦膀胱两腑。古文脏与腑可以互训。《集韵》："脏，才浪切，音藏。腑也。"《三国志·魏书·诸夏侯曹传》："并以亲旧肺腑，贵重于时。"称肺为腑。又如，《素问·灵兰秘典论》"愿闻十二脏之相使"，十二脏中有脏有腑。"将"，名词为将军，动词为统摄。显然是说，肾主水，既能统摄膀胱之水府，又能管理三焦之水道，协同完成体内的水液代谢。好些注家不知脏腑可以互训，遂死于句下。"腠理毫毛其应"，肺以宣发参与水液代谢，为水之上源，故曰"肾上连肺"也。肾合三焦、膀胱，上连肺脏概括了水液代谢的全部生理！

《本输》这段文字，把肾所"将"的"两脏"分置于句子的两头。前言"肾合膀胱"，后称"少阴属肾"，是将肾之所合扩而大之，由脏腑而及于经脉也；其所合者，亦从膀胱这个"津液之腑"经由经脉联系到三焦这个"中渎之腑"。此节文法，呼应衔接，有如行云流水。已知肾合膀胱矣，只要读到"故将两脏"自然就会知道这是随后出场的三焦，盖前五脏合于五腑，独此三焦无合。经文词意晓畅，文理清楚，可后世注家歧见纷出，诚怪事也。

大约在十二经脉体系建立之后，古人在五脏六腑中加入了名曰"膻中"的器官，组成了十二官的藏象。

《素问·灵兰秘典论》："黄帝问曰：愿闻十二脏之相使，贵贱何如？岐伯对曰：悉乎哉问也，请遂言之。心者，君主之官也，神明出焉。肺者，相傅之官，治节出焉。肝者，将军之官，谋虑出焉。胆者，中正之官，决断出焉。膻中者，臣使之官，喜乐出焉。脾胃者，仓廪之官，五味出焉。大肠者，传道之官，变化出焉。小肠者，受盛之官，化物出焉。肾者，作强之官，伎巧出焉。三焦者，决渎之官，水道出焉。膀胱者，州都之官，津液藏焉，气化则能出矣。凡此十二官者，不得相失也。故主明则下安，以此养生则寿，殁世不殆，以为天下则大昌。"

以朝廷君臣官位制度对应人体脏腑，用以说明各个脏腑的功能，颇为形象。谓为"之官"，是指履行职责的范围，而不是正式的官名。例如，"君主"就是君王主公的意思；相傅是指辅佐君王并主持国家事务的人，汉代的正式官名叫丞相；将军可以泛指带兵的人。再如，"肾者，作强之官，伎巧出焉"，《说文解字》"强，强弓有力也"。作强，就是用力拉弓，"作强之官"就是在强弩一类技击的军事部门训练士卒或管理的人，真正的官名可能是都尉或者将军。如《汉书·武帝纪》就有"强弩都尉""强弩将军"等职。"仓廪之官"，应该是主管国家粮仓的官吏，这在以农业立国的古代，是一个重要的职位。"传导之官"，或为负责漕运的官员。"州都"，即洲渚，有的学者认为这是"江河中的小洲，可蓄可泄，皆不可硬解为官名"[①]，如果将洲渚作为复数看，可能就是国家水利部门的官员。

膻中是"臣使之官，喜乐出焉"。臣使，宫禁里的侍臣，行走在君王的左右，多由宦官担任；"喜乐出焉"，可知是优伶弄臣之流。大约后来意识到"臣使之官"形同弄臣，不能与相傅将军比肩立于庙堂之上，因有不妥，于是后来化人为物，将膻中变成了心脏的宫城。

---

① 内经［M］．王洪图主编．北京：人民卫生出版社，2005：44.

《灵枢·胀论》："膻中者，心主之宫城也。"

在古人的观念里，心脏居于胸中，膻中位于两乳之间，谓为心脏的宫城比较合适。到了《灵枢》时代，中医藏象出现了心包络，并让它承担了"代心受邪"的重大责任，在此后的在中医藏象里，膻中就一直与心包络并存。笔者揣测，这一改变与其时的文化历史背景有关。

《灵枢·邪客》："心者，五脏六腑之大主也，精神之所舍也，其脏坚固，邪弗能容也，容之则伤心，心伤则神去，神去则死矣。故诸邪之在于心者，皆在于心之包络。"

心脏受邪则神去而亡，为了避免死亡，邪气入心，由心包络代心受邪；现实中能代替君主受过者，就是平时代替君主行使权力的人，地位一定崇高，因而心包络常为心主权力的延伸，古人称其为"心主"①，有代心主事的意思。揆之以上因素，能够代君受过者，非宰相莫属。

当上天惩罚国君，降下灾难的时候，国君可以让宰相代其受过。这种事在春秋时期就发生过，最著名的当数宋景公的"荧惑守心"事件。

《史记·宋微子世家》"荧惑守心。心，宋之分野也。景公忧之。司星子韦曰：'可移於相。'景公曰：'相，吾之股肱。'曰：'可移於民。'景公曰：'君者待民。'曰：'可移於岁。'景公曰：'岁饥民困，吾谁为

---

① 成都老官山西汉竹简中"《刺数》40首针方中没有出现'心主'或'手心主'的脉络"——黄龙祥. 老官山出土西汉针灸木人考. 中华医史杂志，2017，47（3）：131–144.

君！'子韦曰：'天高听卑。君有君人之言三，荧惑宜有动。'于是候之，果徙三度。"

"荧惑"，指火星，因荧荧似火而得名。心，指心宿二（即天蝎座α星），此星色红似火，古人称"大火"，属东方苍龙七宿之一。火星与大火，两"火"相遇，红光满天，古人将这种天象称为"荧惑守心"。心宿下应宋国。《论衡·变虚篇》曰："荧惑，天罚也；心，宋分野也。祸当君。"灾祸冲着宋景公而来。一个叫子韦的星象观察员称有法术将灾祸转移到宰相、百姓或一年的收成之上，但宋景公宁愿自受惩罚，也不愿意诿过于人，他的仁厚和爱心，感动了上苍，于是荧惑移徙"三度"离开了宋国，结局皆大欢喜。

然而，在西汉成帝的时候却发生了一起因"荧惑守心"让丞相代替皇帝受死的真实事件。

《汉书·天文志》："二年春，荧惑守心。二月乙丑，丞相翟方进欲塞灾异，自杀。三月丙戌，宫车晏驾。"

其事详载于《汉书·翟方进传》：

"方进知能有余，兼通文法吏事，以儒雅缘饬法律，号为通明相，天子甚器重之，……为相九岁，绥和二年春荧惑守心，……方进忧之，不知所出。会郎贲丽善为星，言大臣宜当之。上乃召见方进。还归，未及引决，上遂赐册曰："皇帝问丞相：君孔子之虑，孟贲之勇，朕嘉与君同心一意，庶几有成。惟君登位，于今十年，灾害并臻，民被饥饿，加以疾疫溺死，关门牡开，失国守备，盗贼党辈。吏民残贼，殴杀良民，断狱岁岁多前。上书言事，交错道路，怀奸朋党，相为隐蔽，皆亡忠虑，群下凶凶，更相嫉妒，其咎安在？观君之治，无欲辅朕富民便安元元之念。……方进即日自杀。上秘之，遣九卿册赠以丞相、高陵侯印绶，赐乘舆秘器，少府供张，柱槛皆衣素。天子亲临吊者数至，礼赐异于它相故事。谥曰恭侯。长子宣嗣。"

翟方进是汉成帝时代的丞相，儒雅而"知能有余"，正直能干，被称为"通明相"，一直受到皇帝的器重。不料在绥和二年（前 7 年）春天出现了荧惑守心的天象。其实，根据天上星宿与地上州城的对应关系，荧惑守心仅限于古之宋国的分野，在今天河南省商丘一带；而西汉的都城在长安，古属秦国，与宋国相距 700 多公里，完全可以超然事外，然而，其时的皇家的星象官员并不这么看，他们无视"宋分野"而夸大"祸当君"，奏称这个灾祸是直接冲着皇帝本人而来的，整个帝国高度紧张，汉成帝吓坏了！这时有个叫郎贲丽的佞臣逢君之恶，说可以让大臣代君受死。汉成帝立即采纳，并火速下诏，把翟方进大骂一通，说他未能燮阴阳而安元元，必须为帝国的贫穷，饥荒，瘟疫，水旱灾害，狱冤遍地，盗贼蜂起，吏治腐败，朝廷朋党为奸等末日景象承担责任，逼翟方进自杀。翟方进死后，"天子亲临吊者数至，礼赐异于它相故事"，备极哀荣。

这大约就是心包络"代心受邪"的原典。能够代替君王去死的，春秋时代可以用大臣，也可以用百姓，但西汉只能是大臣，最好是丞相，《汉书》上说丞相的职责是"掌丞天子，助理万机"（《汉书·百官公卿表第七上》），即"代心主事"之义，既能代君主事，就能代君"受邪"、受死，似也权责相当。由于代君受过并非常设的官职，属于"临时一死报君王"者，故不入《灵兰秘典》藏象"之官"之选。

这事发生在西汉末年，由于朝廷大肆褒扬，万民感动，被视为一件高尚的事情，深合其时方士的心意，大约他们认为藏象之中也应该有一个平时代君主事，危难时代君受过的脏腑，这个脏腑最好是在宫禁之内，心脏旁边；如此筹划之后，藏象中就多出了一个"代心受邪"的心包络①。心包络不见于《素问》②，始见于《灵枢》，应该是东汉时期出现的新事物，这样的揣测不仅合乎事理情理，而且时间稳合。据此进一步揣测，心包络纳入藏象十二官，与之对应的东汉朝廷极可能已将代君受过纳入了一套制度考量和安排了。

知道了心包络的来历，觉得还是让膻中作为宫城来保护心脏要好得多③。

在五脏六腑的十一脉体系中，没有心包络，也没有手心主之脉，上肢只有五脉，《灵枢·经脉》将其整合进入十二经脉之中，让厥阴手心主占据了本来属于手少阴的位置。心与心主二者异位同体，证据就是这两经的治病范围差不多一样。

> 心手少阴之脉："是动则病嗌干心痛，渴而欲饮，是为臂厥。是主心所生病者，目黄胁痛，臑臂内后廉痛厥，掌中热痛。"
>
> 心主手厥阴心包络之脉："是动则病手心热，臂肘挛急，腋肿，甚则胸胁支满，心中澹澹大动，面赤目黄，喜笑不休。是主脉所生病者，烦心心痛，掌中热。"

手少阴心经"是主心所生病者"，手厥阴心包经"是主脉所生病者"，心包为心之外围，"包络者，心主之脉也"(《灵枢·经脉》)，心之外围是脉，故心包络主治"脉所生病"，而心经却是治疗心脏本身的疾病。心与心包络两经的症状似颇雷同："掌中热痛"与"掌中热"，"心痛"与"澹澹大动"，"目黄胁痛"与"面赤目黄"，只是描

---

① 东汉外戚、宦官乱政，戚宦之争持续百年，两派交替代君主事，"心主"之说或与此有关。

②《素问》遗篇之《刺法论》有"当刺心包络"。遗篇被认为是宋代作品。

③ 膻中与心包络在解剖部位上十分靠近，现代中医倾向于将它们看成一个脏腑。

述的语言和表达方式稍有不同。"喜笑不休"一症本应见于心经①，此处却反见于心包络。

由此可见，手厥阴心包络的症状是由手少阴心经拆解而得，即将原本手少阴的症状及主治进行了一分而二，并赐以心主之名。目的是使人体经脉既能上下相应，又能左右对称，便于气血在十二经脉中循环周流。

综合所述，五脏六腑十一脉上应甲子循环，卫气与太阳同步，周流于十一脉环道之上，是一个甚为完美的藏象形态。然而，古人为了构建十二经脉的循环体系，让一脏只配合一腑，一经只络属一脏。例如，本来肾外合三焦、膀胱两腑更具生理、病理和临床意义，现将三焦移出与心包络相配，拆解了水液代谢的协作功能，让三焦水道的生理存在变得毫无意义。又如心包络之"代心受邪"乃备非常也，但作为独立的一腑，缺乏藏象方面的生理基础，因而并不被学界全然接受，即使后世十二经脉盛行，人们也只称五脏六腑而不说六脏六腑就是证明。又如，让心包与三焦互偶，缺乏作为脏腑表里相合，有如肝胆之间，脾胃之间，肺与大肠之间，心与小肠之间，肾与膀胱之间的互动性的生理活动；再如，将心肺同治的手太阴经改为只治肺病（见本书第三章第五节）等，诸如此类。其意本欲锦上添花，不料适成画蛇添足矣！

第三节　五行的文化景观与藏象理论

五行的起源非常古老，可以上溯到我们文化的源头，它一出现就与国家的意识形态紧密地结合在一起。在古代，只有国家皇权才具有

———————————
① 《素问·阴阳应象大论》心"在志为喜"。

对五行的解释权，意见不同时甚至不惜为之一战。

> 《尚书·甘誓》："大战于甘，乃召六卿。王曰：嗟！六事之人，予誓告汝：有扈氏威侮五行，怠弃三正。天用剿绝其命，今予惟恭行天之罚。"

甘是地名，在有扈氏国都的南郊。夏禹死后，他的儿子夏启继承了帝位。夏启所确立的新制度，遭到了有扈氏的反对，于是夏启便发动战争讨伐有扈氏。《甘誓》就是夏启于战前告诫六军将士的誓词。有扈氏的罪名之一就是"威侮五行"，对五行肆意曲解，损害了五行的权威。其二则是放弃了中国的历法。威，虐害。《老子》："民不畏威，则大威至。"威侮，轻视。"三正"，指历法夏正建寅、殷正建丑、周正建子。五行的特性最早见于《尚书·洪范》，此为现代中医所熟知：

> "水曰润下，火曰炎上，木曰曲直，金曰从革，土爰稼穑"。

五行特性确立之后，三千年来再未改变。水性湿润下流；火性炎热向上；木性可曲可直，有条达柔和之象；金性坚韧；土能种植谷物。

战国时期，齐国的阴阳家邹衍在上古五行学说的基础之上，创建了"五德终始说"。其说认为土、木、水、火、金五行相胜，循环不已。司马迁说："邹衍睹有国者益淫侈，不能尚德，……乃深观阴阳消息而作怪迂之变，……王公大人初见其术，惧然顾化，其后不能行之。"（《史记·孟子荀卿列传》）其时的人们认为邹衍的学说"怪迂"，因此他的著作佚失较多，现在只能从其他人的引述和注释中看到一部分。

《史记·封禅书》引如淳曰："今其书（邹衍的书）有《五德终始》。五德各以所胜为行，秦谓周为火德，灭火者水，故自谓水德。"《史记·封禅书》："驺衍以《阴阳主运》显于诸侯，而燕齐海上之方士传其术不能通，然则怪迂阿谀苟合之徒自此兴，不可胜数也。"《史记集解》如淳曰："今其书有《主运》。五行相次转用事，随方面为服。"《史记索隐》案："《主运》是邹子书篇名也。"《五德终始》《阴阳主运》两篇皆为邹衍所著，今已佚失。近代学者认为《吕氏春秋》属于邹子的佚文，较完整地保留了邹衍的思想[1]，引之如下：

> 《吕氏春秋·有始览》："凡帝王者之将兴也，天必先见祥乎下民。黄帝之时，天先见大螾大蝼。黄帝曰：'土气胜。'土气胜，故其色尚黄，其事则土。及禹之时，天先见草木秋冬不杀。禹曰：'木气胜。'木气胜，故其色尚青，其事则木。及汤之时，天先见金刃生于水。汤曰：'金气胜。'金气胜，故其色尚白，其事则金。及文王之时，天先见火赤乌衔丹书集于周社。文王曰：'火气胜。'火气胜，故其色尚赤，其事则火。代火者必将水，天且先见水气胜。水气胜，故其色尚黑，其事则水。"

观其文义，"胜"，意谓在五行中胜出。黄帝看到天上出现"大螾大蝼"就说"土气胜"，认为土在五行之中胜出，或特别突出，值得效法，于是将"土"作为一切事务取则的对象。夏禹看到草木经冬不凋，认为"木气胜"，木能克土，夏朝以兴；商汤之时"天先见金刃生于水"，估计是天亮后看到金属的刀刃上有露水就认为水生金，认为"金气胜"，金能胜木，于商汤代夏而生；周文王看到天上有"火

---

[1] 见顾颉刚先生《五德终始下的政治与历史》，本文载登于 1930 年第 1 期之《清华学报》。

赤乌衔丹书集于周社"，认为"火气胜"，于是周取代了殷商。这种说法秦汉颇为流行。《淮南子·齐俗训》高诱注引《邹子》："五德之次，从所不胜，故虞土、夏木。"《文选·魏都赋》李善注引《七略》云："邹子有终始五德，从所不胜，木德继之，金德次之，火德次之，水德次之。"

秦始皇统一天下，采用了邹衍五行相胜之说，并以水德为秦朝制度取则的对象。其说载于《史记》和《汉书》。

《史记·秦始皇本纪》："始皇推终始五德之传，以为周得火德，秦代周德，从所不胜，方今水德之始。"

《史记·封禅书》："秦始皇既并天下而帝，或曰：'黄帝得土德，黄龙地螾见。夏得木德，青龙止于郊，草木畅茂。殷得金德，银自山溢。周得火德，有赤乌之符。今秦变周，水德之时。昔秦文公出猎，获黑龙，此其水德之瑞。'于是秦更命河曰'德水'，以冬十月为年首，色上黑，度以六为名，音上大吕，事统上法。"

《汉书·郊祀志上》："自齐威、宣时，驺子之徒论著终始五德之运，及秦帝而齐人奏之，故始皇采用之。"

秦始皇认为黄帝因"黄龙地螾见"而尊土德，夏为木德以克土，殷为金德以克木；周得火德，水能克火，于是秦取代了周朝而有天下。由于秦得水德，其制尚黑；所谓尚黑就是以黑色为尊贵。朝廷典祀均穿黑色的衣服。汉承秦制，亦尚黑色。

《史记·封禅书》："二年，（刘邦）东击项籍而还入关，问：'故秦时上帝祠何帝也？'对曰：'四帝，有白、青、黄、赤帝之祠。'高祖曰：'吾闻天有五帝，而有四，何也？'莫知其说。于是高祖曰：'吾知之矣，乃待我而具五也。'乃立黑帝祠，命曰北畤。"

刘邦入关后发现，秦只祭祀白、青、黄、赤四帝，而独不祭祀秦朝所尊奉的黑帝。刘邦说，天有五行，应为五帝，秦祠四帝，五帝缺一，"乃待我而具五也"，于是汉承秦制，仍尊水德，服色尚黑。北畤，就是向北面祭祀，黑帝属水在北方。刘邦的话意谓天命有归，事有定数，颇具宣传意义。

有的学者认为秦不祠黑帝的原因是秦人将颛顼看成始祖，专为颛顼行禘礼，祭于始祖之庙，故不为颛顼立郊祠[①]。又有学者认为："黄帝、炎帝、白帝、青帝是四方神，秦帝国建立过程中已经开始探求和实践新的祭天仪式，以适应大一统统治的需要。"[②] 似均不得要领。其实，借用今天的心理分析推测秦不祭祀黑帝的原因其实很简单，那就是禁忌，而禁忌大多出于恐惧。五行相胜相克，今我有幸胜彼克彼，难保他日有人胜我克我！秦人只祠四帝，乃是希冀本朝超然于五行胜克之外，永远不会被人取代！刘邦没有悟出其中的道理。不过在他发话之后，汉代五帝全祠。由于连年战乱之后，需要安宁。《史记·历书》："是时天下初定，方纲纪大基，高后女主，皆未遑，故袭秦正朔服色。"

对于这种改朝换代而不变更正朔服色的做法使得西汉的儒生们一直耿耿于怀，深以为不然，刘邦去世后，汉文帝时期著名人士贾谊、公孙臣立即上书请求改易正朔，变换服色，被当时丞相张苍驳回，未予采纳。

　　《史记·孝文本纪》："是时北平侯张苍为丞相，方明律历。鲁人公孙臣上书陈终始传五德事，言方今土德时，土德应黄龙见，当改正朔服色制度。天子下其事与丞相议。丞相推以为今水德，始明正十月上

---

① 王晖《秦人崇尚水德之源与不立黑帝畤之谜》(《秦文化论丛》第三辑)。
② 田延峰. 论秦的畤祭与五帝说的形成 [J]. 前沿，2011（6）：4.

黑事，以为其言非是，请罢之。"

《史记·屈原贾生列传》："贾生以为汉兴至孝文二十余年，天下和
洽，而固当改正朔，易服色，法制度，定官名，兴礼乐，乃悉草具其
事仪法，色尚黄，数用五，为官名，悉更秦之法。孝文帝初即位，谦
让未遑也。"

据史料记载，汉文帝本人并不反对改正朔易服色的事，只是"初
即位，谦让未遑"，事实上他为此事做了不少准备工作，后因方士假
造祥瑞而罢①。直至武帝元封七年（即太初元年），大中大夫公孙卿、
壶遂，太史令司马迁等再次上言"历纪废坏，宜改正朔"。武帝采纳
此议，于是才有太初改元，以正月为岁首，更定汉历，变易服色这一
系列的制度改革。

《史记·礼书》："太初之元改正朔，易服色，封太山，定宗庙百官
之仪，以为典常，垂之于后云。"

从太初年（前104年—前101年）开始，改用太初历，汉朝正式
宣布受土德，服色尚黄。

早在太初之前大儒董仲舒就曾为改正朔易服色做足了理论方面的
准备工作。他在《春秋繁露·楚庄王》中说："受命之君，天之所大
显也；事父者承意，事君者仪志，事天亦然；今天大显已，物袭所
代，而率与同，则不显不明，非天志，故必徙居处，更称号，改正
朔，易服色者，无他焉，不敢不顺天志，而明自显也。"改正朔易服
色意义重大，表示对上天意志的顺从。董氏有大量涉及五行的讨论，
中医藏象的五行论明显受其影响。

---

① 方士伪造符瑞一事见《史记·封禅书》。

《春秋繁露·五行对》："天有五行：木、火、土、金、水是也。木生火，火生土，土生金、金生水。水为冬，金为秋，土为季夏，火为夏，木为春。春主生，夏主长，季夏主养，秋主收，冬主藏，藏，冬之所成也。是故父之所生，其子长之；父之所长，其子养之；父之所养，其子成之。诸父所为，其子皆奉承而续行之，不敢不致如父之意，尽为人之道也。故五行者，五行也。由此观之，父授之，子受之，乃天之道也。故曰：'夫孝者，天之经也。此之谓也。'王曰：'善哉！天经既得闻之矣，愿闻地之义。'对曰：'地出云为雨，起气为风，风雨者，地之所为，地不敢有其功名，必上之于天，命若从天气者，故曰天风天雨也，莫曰地风地雨也；勤劳在地，名一归于天，非至有义，其庸能行此；故下事上，如地事天也，可谓大忠矣。土者，火之子也，五行莫贵于土，土之于四时，无所命者，不与火分功名；木名春，火名夏，金名秋，水名冬，忠臣之义，孝子之行取之土；土者，五行最贵者也，其义不可以加矣。五声莫贵于官，五味莫美于甘，五色莫盛于黄，此谓孝者地之义也。'王曰：'善哉！'"

木、火、土、金、水五行分别对应五季：春、夏、长夏、秋、冬；又对应五化：春生、夏长、季夏养、秋收、冬藏。值得注意的是，董氏不断拔高"土"的地位。他说，风雨虽然来自天，但云行雨施，其本在地，"风雨者，地之所为"；五谷产自于地，万物生长于地，人类躬耕"勤劳在地"。火之阳热生长万物，但万物来自土，复归于土，即火生土。所以，"土之于四时，无所命者，不与火分功名"，土者事天为忠，化生为义，其德至仁至义，他行莫之与京；"非至有义，其庸能行此"，因此，"五行莫贵于土"。他在《春秋繁露·五行相生》中甚至说："中央者土，君官也。""君官"就是《素问·灵兰秘典论》的"君主之官"。董氏认为土德尊贵无比，汉朝应尚土德，并企图以土作为君主之官。

但董氏此说并未被当局采纳，也没有被中医藏象学说所接受，我想，其中一个重要原因就是西汉王室在尊水德的同时亦尊火德，或者说是明尊水德暗尊火德。西汉与火德的关系起于著名的高祖（刘邦）斩白蛇起义：

《史记·高祖本纪》："高祖以亭长为县送徒郦山，徒多道亡。自度比至皆亡之，到丰西泽中，止饮，夜乃解纵所送徒。曰：'公等皆去，吾亦从此逝矣！'徒中壮士愿从者十余人。高祖被酒，夜径泽中，令一人行前。行前者还报曰：'前有大蛇当径，愿还。'高祖醉，曰：'壮士行，何畏！'乃前，拔剑击斩蛇。蛇遂分为两，径开。行数里，醉，因卧。后人来至蛇所，有一老妪夜哭。人问何哭，妪曰：'人杀吾子，故哭之。'人曰：'妪子何为见杀？'妪曰：'吾子，白帝子也，化为蛇，当道，今为赤帝子斩之，故哭。'人乃以妪为不诚，欲告之，妪因忽不见。后人至，高祖觉。后人告高祖，高祖乃心独喜，自负。诸从者日益畏之。"

据老妪所言，刘邦是"赤帝子"，所以西汉早期的制度是外黑内红，外为水德，内尊火德。此甚是值得注意者。下面引述近年国内学者的研究予以说明：《史记·封禅书》：'汉兴，高祖之微时，尝杀大蛇。有物曰：白帝子也，而杀者赤帝子。初起，祷丰枌榆社。徇沛，为沛公，则祠蚩尤，衅鼓旗。遂以十月至灞上，与诸侯平咸阳，立为汉王。因以十月为年首，而色上赤。'这说明高祖在初兴时推尊赤色，此因赤帝子斩白帝子之故。既然推尊赤色，那么似乎应属火德了。《史记·封禅书》：'于是夏四月，文帝始郊见雍五畤祠，衣皆上赤。'郊祀是祭礼上帝的礼仪，由天子亲自到郊外主持，属于最高级别的祭祀。但文帝未着高祖时早已确定的水德之服色即黑色来祭祀，而是着赤衣。"① 可见其在重要场合常尊火德。

并指出，"《汉书·景帝纪》五月，诏曰：'夫吏者，民之师也。车驾、衣服宜称。吏六百石以上，皆长吏也。亡度者，或不吏服出入闾里，与民亡异。令长吏二千石车朱两轓；千石至六百石朱左轓。'认为其时的制度是'色外黑内赤'"。景帝时对车制进行过改革，即二千石至千石朱两轓，皂缯覆盖。这是否是依据文帝"色外黑内赤"的制度呢？"

并据此推测："其原因盖在于汉室仍存火德观念，只因朝廷已颁行水德，故采用这个折中的办法。'外黑内赤'的深层政治意蕴可能是对外颁行水德（此属朝廷对外公布的法定德属，可称为'外德'），汉室尊火德（此为汉室内部所信奉，可称为'内德'），二德兼用并行。"②"赤色在汉代也属尊贵之色。汉廷常用赤色，……皇帝、皇太子、诸侯王的印绶也用赤色，而官员哪怕是丞相都不能用赤色。"③ 可见唯有皇室成员可尊火德，而普通官员及民众不与焉。西安博物馆收藏的西汉漆器，颜色赤黑相兼（见图13，文末）。

在太初变易服色之后，西汉外尊土德的同时仍然内尊火德，呈现出"二德兼用并行"的局面。正如董仲舒所说，"土者，火之子也，五行莫贵于土，土之于四时，无所命者，不与火分功名"，火生土，土为火之子，所以火的地位似在土之上。心属火，为君主之官。这也符合当时的现实：从前外尚黑，内尚红，改正朔易服色之后外尚黄，内红不变，即君主的一切不变。

关于五行对应五脏的问题，有《古文尚书》和《今文尚书》两个

① 陈启云，李培健. 西汉火德疑案新解［J］. 理论学刊，2012（10）：5.
② 陈启云，李培健. 西汉火德疑案新解［J］. 理论学刊，2012（10）：5.
③ 陈启云，李培健. 西汉火德疑案新解［J］. 理论学刊，2012（10）：5.

版本。据宋元时代学者马端临《文献通考》："故《异义》^①云：'《今文尚书》欧阳说，肝木也，心火也，脾土也，肺金也，肾水也。《故尚书》说，脾木也，肺火也，心土也，肝金也，肾水也。'"有鉴于《古文尚书》的扑朔迷离^②，所以五行配属五脏当以《今文尚书》为准。先秦学者的看法与《今文尚书》一致。例如，荀子说："心居中虚，以治五官，夫是之谓天君。"（《荀子·天论》）

因此可以看到：肝木、心火、脾土、肺金、肾水，此说来自上古。西汉方士以黄帝岐伯的传人自居，在五行配属五脏的问题上，一本于上古，从此再无变化。

秦汉时期，人们对于五行的态度是既尊崇又畏惧。尊崇者，尚之以德，畏惧者，恐被克而死。秦为水德，祠白、青、黄、赤四帝，独不祠黑帝。汉人虽然五帝全祠，但对五行相克的恐惧并不逊于秦人，只是禁忌的对象由水德变成了土德。

> 《史记·日者列传》（褚先生曰）："臣为郎时，与太卜待诏为郎者同署，言曰：'孝武帝时，聚会占家问之，某日可取妇乎？五行家曰可，堪舆家曰不可，建除家曰不吉，丛辰家曰大凶，历家曰小凶，天人家曰小吉，太一家曰大吉。'辩讼不决，以状闻。制曰：'避诸死忌，以五行为主。'人取于五行者也。"

关于某日是否可以举行婚礼，占卜各家（"日者"）辩讼不决，汉武帝一锤定音："避诸死忌，以五行为主。"所谓"死忌"，是说在五行胜克中存在被克而死的禁忌。五行相克是一个链环，如果要"避诸

---

① 指东汉许慎所著之《五经异义》。

② 清代学者阎若璩。他在《尚书古文疏证》中提出"八不合"，即伪《古文尚书》与古籍不合、与史例不合、与古史不合、与古代典礼不合、与古代历法不合、与古代地理不合、与训诂不合、与义理不合。因此，将《古文尚书》定为"伪古文尚书"。

死忌"，只有跳出胜克的链环。汉武帝改正朔之后，官方立即将土德置于胜克之外。这可以从刘向《七略》中看到端倪：

"邹子有终始五德，从所不胜。木德继之，金德次之，火德次之，水德次之。"

刘向是西汉末年的大学者，成帝河平三年（前26年）迁光禄大夫，校书秘阁，领校群籍的时间长达二十年。他在对于"从所不胜"的叙事上，只提木、金、火、水四德，独不及土德，这种五行相胜缺一的表达方式与秦不祠黑帝是一样的，就是汉武帝所谓"避诸死忌"；汉受土德，土德必须超然于五行相克的周期率之外，不被他行所胜、所取代，这样，黄色（土色黄）江山才会永不变色。因此之故，他们千方百计避免土德出现在胜克循环之中。刘向所遵守的则是自秦以来约定俗成的包括语言在内的官方禁忌。

梁启超说："春秋战国之前，所谓阴阳，所谓五行，其语甚罕见，其义极平淡……而建设之，传播之，宜负其罪者三人焉，曰邹衍，曰董仲舒，曰刘向。"[1] 董仲舒在改制之前谈五行生克，直言不讳，而刘向生活在改正朔、尊土德之后，故讳言之。《汉书·五行志》[2]载刘向评述五行灾异近二百条，其语总不及于胜克。五行志者，五行异象也，而刘向只言现象，很少看到有抽象的理论概括，甚是值得注意。唯有一条直接讲到胜克的关系，颇为例外。引之如下：

《汉书·五行志中》："刘向以为……及人，则多病心腹者，故有心腹之疴。土色黄，故有黄眚黄祥。凡思心伤者病土气，土气病则金木

---

① 梁启超. 梁启超论中国文化史［M］. 北京：商务印书馆，2012.
② 刘向曾撰《洪范五行传说》，亡佚。其中七十余条保存在班固《汉书·五行志》中。

水火沴之，故曰：'时则有金木水火沴土。'不言，'惟'而独曰'时则
有'者，非一冲气所沴，明其异大也，其极曰凶短折，顺之，其福曰
考终命。"

汉尊土德，其色尚黄。"黄眚黄祥"，眚，小过。虽有小过，但整
体是吉祥的。不过一旦有疾，"非一冲气所沴"，不是某一行胜克的结
果，而是"金木水火沴之"，其他四行一齐为害，换言之，是多方面
因素造成的。此说回避了被某一行所克、所取代的危机；又用"沴"
字，回避了"胜"或"克"字。并且强调，土气有病则是"心腹之
疴"，尤须注意；另外，《五行志》的作者特别指出刘向没有用"惟"
字，也就是说不是普遍现象，而是"时则有"的小概率事件。这既似
言病，更像影射成帝时期的社会现状。另外，"思心伤者病土气"之
说似多少与"二阳之病发心脾"（《素问·阴阳别论》）存在联系。

据此所考，西汉改制之后关于五行胜克的禁忌是真实存在的，缙
绅先生在语言文字的表达上一向如此。刘向是个执着的学者，"专积
思于经术"（《汉书·刘向传》），将这一禁忌贯彻于其言行著述中。

学术界普遍认为《内经》曾由成帝时御医李柱国编次，但主持其
事者应为刘向。

《汉书·刘向传》："诏向领校中《五经》秘书。向见《尚书·洪
范》，箕子为武王陈五行阴阳休咎之应。向乃集合上古以来历春秋六国
至秦、汉符瑞灾异之记，推迹行事，连传祸福，著其占验，比类相从，
各有条目，凡十一篇，号曰《洪范五行传论》，奏之。"

刘向是"领校"，是李柱国的上司，他对《尚书·洪范》情有独
钟，特别注意"秦、汉符瑞灾异之记"，编有《洪范五行传论》。因此
推知，《内经》成书于西汉的部分（《素问》）可能经过了刘向之手，

在五行胜克方面打上了时代的印记。

这是一个时代的禁忌，自然会反映到中医学术上来。例如，《内经》的藏象理论之中。五行本来应该配属五脏，却只配四脏，而将"通于土气"的脾脏置于胜克之外。此现象见于《素问·六节藏象论》①：

> "帝曰：藏象如何？岐伯曰：心者，生之本，神之变也……通于夏气；肺者，气之本，魄之处也……通于秋气；肾者主蛰，封藏之本，精之处也……通于冬气；……肝者，罢极之本，魂之居也……通于春气。脾、胃、大肠、小肠、三焦、膀胱者，仓廪之本，营之居也，名曰器，能化糟粕，转味而入出者也。……其味甘，其色黄，此至阴②之类，通于土气。"

汉为土德，能够进入胜克制化者只有火、金、木、水四行，应于春夏秋冬四季，对应人的心、肺、肝、肾四脏；这样的四脏藏象，既符合负阴抱阳的天人形态，又与西汉改制后的禁忌吻合，不仅不会影响藏象生理，而且还能突出脾胃两者所具有的消化水谷、化生气血的功能，可谓一举而两得。

让脾与胃、大肠、小肠、三焦、膀胱组合在一起"名曰器"。此"器"常为历代注家所忽视；道家有"道器"之说，四脏藏有精神魂魄皆近于"道"，而脾胃为"仓廪之本"，则近于"器"。

> 《老子·三十九章》："故贵以贱为本，高以下为基。是以侯王自称孤、寡、不谷。此非以贱为本邪？"

---

① 关于《素问·六节藏象论》藏象部分的研究分为二个层面：一是四时藏象，本书于第一章论及；二是与五行结合。

② 《素问·六节藏象论》的"至阴"包括了胃、大肠、小肠、三焦、膀胱，后来禁忌消除，"至阴"则只指脾脏，并与五行结合为五脏。时间应在东汉。

《老子·二十九章》："将欲取天下而为之，吾见其不得已。天下神器，不可为也，不可执也。"

《易经·系辞》："形而上者谓之道，形而下者谓之器。"道是抽象的，看不到、摸不着，如心藏之神、肝藏之魂、肾藏之志、肺藏之魄；而脾胃运化水谷，化生营血，看得见，摸得着，故"名曰器"。国家属于"神器"，有具象，与脾胃同属于形而下者的范畴。

王夫之说："据器而道存，离器则道毁。"(《周易外传》)生命之道如存，必须据于"器"，治国之道必须依靠国家机器来实现。大概基于这样的观念，脾胃属土，与器相应；国家为人民提供田土陂池等生产生活的资料，而脾胃则为人体提供气血等营养物质。

古中医的理论家没有采纳董氏"中央者土，君官也"的说法，仍然以心火为君主，而将脾土纳入"器"之一列，不受胜克轮回之苦，但此器乃为"神器"，具有更为深刻的意义：神器所对应和象征的是国家朝廷，不对应君主，君主父子相袭，朝廷却是万世一系。

西汉改制之后，对土德忌用"胜""克"二字的现象亦见于中医典籍。《素问·宝命全形论》有一段对五行相克的论述尤为值得注意：

"木得金而伐，火得水而灭，土得木而达，金得火而缺，水得土而绝。"

其中木可被克（得金而伐），火可被克（得水而灭），金可被克（得火而缺），水可被克（得土而绝），唯独土不可被胜克；土不但不会被木克制，反而"得木而达"，在相胜关系中得到的只有扶助和支持。据此可见，土忌被胜被克，即使万不得已论及五行胜克的原理，也要将土置于不败之地，似此，方可以"宝命全形"。

关于这一点，有位年轻学者似乎也看出了一些端倪，颇惑不解：

《素问·五脏生成论》'心……其主肾也'论及五脏之间的制约，但绝口不提五行相克。……《素问·平人气象论》'肝见庚辛死'论及五脏病的死期，亦绝不提及五行相克。《素问·脏气法时论》'五行者，金木水火土也，更贵更贱，以知死生，以决成败，而定五脏之气，间甚之时，死生之期也。'论述了五脏疾病在每个季节的愈、甚、持、起，以及一日之中的慧、甚、静等预后情况，本篇很需要五行生克理论概括，却未见生克的只言片语。"[①] 其实，这正是"胜"与"克"中存在禁忌的体现。

这种情况到了西汉末年有所改变。刘向之子刘歆提出"新五德终始说"，他说王朝更替不是五行相胜，不是相克，而是依照五行相生之理。

> 《汉书·郊祀志》："刘向父子以为帝出于《震》，故包羲氏始受木德，其后以母传子，终而复始，自神农、黄帝下历唐、虞三代而汉得火焉。故高祖始起，神母夜号，著赤帝之符，旗章遂赤，自得天统矣。昔共工氏以水德间于木、火，与秦同运，非其次序，故皆不永。由是言之，祖宗之制盖有自然之应，顺时宜矣。"

刘歆据《易·说卦》"帝出于震"，认为伏羲氏出于东方，属于木德，炎帝承接伏羲，木生火，于是炎帝神农氏受火德，随后火生土，黄帝轩辕氏受土德；少昊帝金天氏受土德，颛顼帝高阳氏受水德，帝喾高辛氏受木德，帝尧陶唐氏受火德，帝舜有虞氏受土德，伯禹夏后氏受金德，殷受水德，周受木德。推演至此，刘向父子认为汉受火德。因为秦极残暴，其祚极短，不具合法性，因而不能算作一代。汉略去秦而直接承受于周之木德，木生火，故汉为火德。正如，

---

① 孙非.《黄帝内经》年代学研究［D］. 北京：北京中医药大学，2007.

《汉书·高帝纪》颂曰:"汉帝本系,出自唐帝。降及于周,在秦作刘。……汉承尧运,德祚已盛,断蛇著符,旗帜上赤,协于火德,自然之应,得天统矣。"

西汉的五行学说不是没有相生,而是当时的人们认为朝代更替是遵从着相克的规律,故而胜克犯忌,影响到了相生。刘歆旁征博引,进退有据,扫荡了旧有的学术弊端,使人茅塞顿开,造成极大影响。唐代学者封演说:"自古帝王五运之次凡有二说,邹衍则以五行相胜为义,刘向则以相生为义。汉、魏共尊刘说。"[①] 五行相生之说能够较好地说明西汉由内赤而改尊土德(火生土)的道理,并对东汉之尊火德也产生了不小的影响。

既然朝代更替是依照五行相生的规律,也就消除了被胜被克的恐惧,火之生土,子承父业(文帝内尊火德,武帝改尊土德),皇基永固,于是举国上下松了一口气。东汉"始正火德"(《后汉书·光武帝纪上》)也就是重新回到西汉开国之初,改内火为外火,从火德重新开始。

从太初(前104年)至此八十余年间,在漫长的历史长河中只是一瞬,留下的痕迹不多。然而,正是这段时间,中医用阴阳五行建构了藏象学说,因而中医五行理论的主体部分带有那个时代的印记。

大约在"新五德终始说"被普遍接受之后,再经新莽之世,土的禁忌完全解除。五脏之间的生克乘侮才得以毫无顾忌地大行其道于藏象理论之中。

《素问·阴阳应象大论》:"中央生湿,湿生土,土生甘,甘生脾,脾生肉,肉生肺,脾主口。其在天为湿,在地为土,在体为肉,在脏为脾,在色为黄,在音为宫,在声为歌,在变动为哕,在窍为口,在味为甘,

---

① 赵贞信. 封氏闻见记校注 [M]. 北京:中华书局,2005:27.

在志为思。思伤脾，怒胜思；湿伤肉，风胜湿；甘伤肉，酸胜甘。"

《素问·脏气法时论》："夫邪气之客于身也，以胜相加，至其所生而愈，至其所不胜而甚，至于所生而持，自得其位而起。必先定五脏之脉，乃可言间甚之时，死生之期也。"

《素问》置于前面的篇章，多为后来的理论整合之作，颇能直言胜克。这些篇章可以说"风胜湿"，可以"以胜相加"，五脏座次排定，脏腑之间有生有克，脾在五脏之间受到相同的生克待遇。《内经》较为系统地论及五行胜克的文献是《灵枢·经脉》：

"手太阴气绝……丙笃丁死，火胜金也；手少阴气绝……壬笃癸死，水胜火也；足太阴气绝……甲笃乙死，木胜土也；足少阴气绝……戊笃己死，土胜水也；足厥阴气绝……庚笃辛死，金胜木也。"

据本书的学术轨迹，十二经脉是成就藏象的较后阶段，时间已是东汉中后期甚或曹魏时期了，彻底破除迷信和禁忌，花去了百余年的光阴。

一些写于西汉时期的文字，因为胜克的顾忌，不能畅言，在东汉经过整理（可能是刘歆）予以补充，使之完善，这是一个很有意思的现象。谓予不信，举例如下：

《素问·标本病传论》与《灵枢·病传》两篇都是讨论五脏相克致病的症状、传变、死亡时间，但在表述的方式上却有很大不同。现将两篇引之如下，以便对照：

《素问·标本病传论》："夫病传者心病，先心痛，一日而咳，三日胁肢痛，五日闭塞不通，身痛体重，三日不已死。冬夜半，夏日中。肺病喘咳，三日而胁肢满痛，一日身重体痛，五日而胀，十日不已死。

冬日入,夏日出。肝病头目眩胁肢满,三日体重身痛,五日而胀,三日腰脊少腹痛胫酸,三日不已死。冬日入,夏早食。脾病身痛体重,一日而胀,二日少腹腰脊痛,胫酸,三日背䯑筋痛,小便闭,十日不已死。冬入定,夏晏食。肾病少腹腰脊痛胻酸,三日背䯑筋痛,小便闭,三日腹胀,三日两胁肢痛,三日不已死。冬大晨,夏晏晡。胃病胀满,五日少腹腰脊痛胻酸,三日背䯑筋痛,小便闭,五日身体重,六日不已死。冬夜半后,夏日昳。膀胱病,小便闭,五日少腹胀,腰脊痛胻酸,一日腹胀,一日身体痛,二日不已死。冬鸡鸣,夏下晡。诸病以次是相传,如是者,皆有死期,不可刺。间一脏止及至三四脏者,乃可刺也。"

五脏疾病按照五行相克的次序传变(见图14),但是,《素问·标本病传论》只字不提五行相胜之理,只说传变的日子、死亡时间、症状。如"心病……一日而咳"是心病传肺,此言不及肺,即不言火之克金;"肺病……三日而胁支满痛"是肺病传肝,此言不及

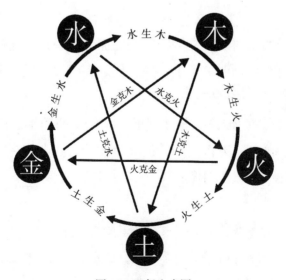

图14 五行生克图

肝，即不言金之克木；"肝病……体重身痛"是肝病传脾，此言不及脾，即不言木之克土；"脾病……腰脊少腹痛胫酸"（"胃病……小便闭，五日身体重"）是脾病传肾，此言不及肾，即不言土之克水；"肾病……两胁支痛"（"膀胱病……身体痛"）是肾病传心，此言不及心，即不言水之克火。显然，西汉时期的学者出于禁忌，竭力回避有关五行胜克逆传的文字，回避脏腑受到克制的话语，然而五脏病理如此，又不得不予说明，故出此朦胧之策，"一日""三日""五日"，虽言不及胜克，但间者逆传，闻者心知肚明，与此相反，《灵枢·病传》所论五行相胜的病理就直言无忌，指示明白。

《灵枢·病传》："黄帝曰：大气入脏奈何？岐伯曰：病先发于心，一日而之肺，三日而之肝，五日而之脾，三日不已，死。冬夜半，夏日中。病先发于肺，三日而之肝，一日而之脾，五日而之胃，十日不已，死。冬日入，夏日出。病先发于肝，三日而之脾，五日而之胃，三日而之肾，三日不已，死。冬日入，夏早食。病先发于脾，一日而之胃，二日而之肾，三日而之膂、膀胱，十日不已，死。冬人定，夏晏食。病先发于胃，五日而之肾，三日而之膂、膀胱，五日而上之心，二日不已，死。冬夜半，夏日昳。病先发于肾，三日而之膂、膀胱，三日而上之心，三日而之小肠，三日不已，死。冬大晨，夏晏晡。病先发于膀胱，五日而之肾，一日而之小肠，一日而之心，二日不已，死。冬鸡鸣，夏下晡。诸病以次相传，如是者皆有死期，不可刺也，间一脏，及二、三、四脏者，乃可刺也。"

大气，即大的病气。病气朝相克的方向而传，也就是逆传。"病先发于心，一日而之肺，三日而之肝，五日而之脾，三日不已，死。冬夜半，夏日中"。病发于心，一日逆传（火克金）至肺，三日逆传（金克木）至肝，五日逆传（木克土）至脾；"三日不已"，即会逆传至肾，肾属水，水克火，遇其所不胜，故死。死期冬天在夜半，夏天在日中。张景岳《类经·病传死期》（下同）："冬月夜半，水王之极也。夏月日中，火王之极也。心火畏水，故冬则死于夜半。阳邪亢极，故夏则死于日中。"

病发于肺，三日逆传（金克木）至肝，一日逆传（木克土）至脾；脾属土，土生金，于此表里相传至胃，均于肺病有益；如果这个时期得不到好转，肺之应数为九，九日不愈，十日死亡。死期冬在日入，夏天在日出。张景岳说："肺邪王于申酉，故冬则死于日入。金气绝于寅卯，故夏则死于日出。"

这里可以看到，土被木克，被木胜，五行胜克一视同仁，论者毫无顾忌；如果脾土胜克的禁忌尚在，则不可能完成"逆传"的链环。其后的病"发于肝""发于脾""发于胃""发于肾""发于膀胱"等病理均可依逆传之理推导得之，为省篇幅，笔者略过不叙。

论中疾病逆传的日子是："病先发于心，一日……，三日……，五日……；病先发于肺，三日……，一日……，五日……；病先发于肝，三日……，五日……，三日……；病先发于脾，一日……，二日（疑当为'五'字，汉隶'五'字中间一节蠹蚀则为'二'字）……，三日……；病先发于胃，五日……，三日……，五日……；病先发于肾，三日……，三日……，三日……；病先发于膀胱，五……，一日……，一日……。"五行依次相生为顺传：木、火、土、金、水，一、二、三、四、五；相克为逆传：木、土、水、火、金，一、三、五、七、九，因间隔一行而传，故谓之"间脏"。由于疾病逆传，所以传变的日子总是在一、三、五之间反复徘徊，以应逆传之数，这就是象数思维。

《素问·标本病传论》与《灵枢·病传》这两篇文献都是讲的五行逆传致病，前者隐晦，后者明白。据笔者的研究可以看到，《素问·标本病传论》与《灵枢·病传》之间正是一种"以此律彼"的关系，即后之律前；后者是在复述前者的内容，前者心存顾忌，欲言又止，后者禁忌消除，畅所欲言，深刻揭示了五行相胜的病传规律，补足了前者的语句，彰显了前者未尽之义。两相对照，义理晓然。

五行禁忌之说由本书首次揭示，兹事体大，前无古人，特检讨所持之证据如下：一，秦人只祠青（木）、赤（火）、黄（土）、白（金）四帝，不祠黑帝，希冀超然五行外，不在相胜中。尽管史无专论，但揆诸心理事理，唯此可通。二，汉武帝"避诸死忌"之说，明确指出了西汉的五行胜克存在禁忌，须予回避。三，西汉改制之后，尚土德贵黄色，土德的胜克成为禁忌。刘向在论及五行"从所不胜"的时候，故意略去土德。四，《素问·六节藏象论》将"通于土气"的脾胃置于五行相克之外。五，《内经》的不少篇什能看到"胜""克"的避忌，例如"土得木而达"。六，《素问·标本病传论》与《灵枢·病传》所论皆五行相克致病的规律，前者出于西汉，点到为止，极尽可意会而不可言传之妙，后者出于东汉或更后，禁忌解除已久，用复述的方式补足了前者未便明言的内容。

人们受到时代、资料选择、知识结构和研究视角的限制，使得研究工作常有"失手"的时候。由于不知道四脏五脏之别，不知道五行相胜竟会产生出如许波澜，古今注家在此常常进退失据，博学如章太炎先生亦所难免。他认为在五行分属五脏的问题上，《今文尚书》与《古文尚书》存在的差别无关宏旨，他说："然则分配五行，本非诊治的术，故随其类似，悉可比附。就在二家成说以外，别为配拟，亦未必不能通也。今人拘滞一义，辗转推演于藏象病候，皆若言之成理，实则了无所当。是亦可以已矣。"[①] 太炎先生似忽视了有扈氏的罪名就是"威侮五行"，秦汉更是如此，改易服色制度处处体现了五行在意识形态中的重要地位，所以，决不是"随其类似，悉可比附"的，因

[①] 章太炎. 章太炎医论（猝病新论）[M]. 北京：人民卫生出版社，1957.

而不能随随便便或想当然地进行取类比象。木、火、土、金、水只有"一义"，即《今文尚书》之义，藏象学说也是如此。太炎先生可谓智者千虑之一失也。

第四节　十一脉与五腧穴

据本书研究，早期的脉只有动脉，用以切脉和刺血，前已论及；另一方面，早期的腧穴多呈自组织状态，组合起来针对某类疾病（见本书第四章），而与经脉行气血的关系不大。大约在构建十一脉理论之初，古代医家开始了对腧穴进行理论整合的工作，让其更多地与经脉发生联系。五腧穴则是从四肢末端开始沿经布穴的尝试。

《灵枢·本输》："黄帝问于岐伯曰：凡刺之道，必通十二经络之所终始，络脉之所别处，五输之所留，六腑之所与合，四时之所出入，五脏之所溜处，阔数之度，浅深之状，高下所至。愿闻其解。岐伯曰：请言其次也。

"肺出于少商，少商者，手大指端内侧也，为井木；溜于鱼际，鱼际者，手鱼也，为荥；注于太渊，太渊，鱼后一寸陷者中也，为腧；行于经渠，经渠，寸口中也，动而不居，为经；入于尺泽，尺泽，肘中之动脉也，为合。手太阴经也。

"心出于中冲，中冲，手中指之端也，为井木；溜于劳宫，劳宫，掌中中指本节之内间也，为荥；注于大陵，大陵，掌后两骨之间方下者也，为腧；行于间使，间使之道，两筋之间，三寸之中也，有过则至，无过则止，为经；入于曲泽，曲泽，肘内廉下陷者之中也，屈而得之，为合。手少阴也。

"肝出于大敦，大敦者，足大指之端，及三毛之中也，为井木；溜于行间，行间，足大指间也，为荥；注于太冲，太冲，行间上二寸陷者之中也，为腧；行于中封，中封，内踝之前一寸半，陷者之中，使逆则宛，使和则通，摇足而得之，为经；入于曲泉，曲泉，辅骨之下，大筋之上也，屈膝而得之，为合。足厥阴也。

"脾出于隐白，隐白者，足大指之端内侧也，为井木。溜于大都，大都，本节之后下陷者之中也，为荥；注于太白，太白，腕骨之下也，为腧；行于商丘，商丘，内踝之下，陷者之中也，为经；入于阴之陵泉，阴之陵泉，辅骨之下，陷者之中也。伸而得之，为合，足太阴也。

"肾出于涌泉，涌泉者，足心也，为井木；溜于然谷，然谷，然骨之下者也，为荥；注于太溪，太溪，内踝之后，跟骨之上，陷者中也，为腧；行于复留，复留，上内踝二寸，动而不休，为经；入于阴谷，阴谷，辅骨之后，大筋之下，小筋之上也，按之应手，屈膝而得之，为合。足少阴经也。

"膀胱出于至阴，至阴者，足小指之端也，为井金；溜于通谷，通谷，本节之前外侧也，为荥；注于束骨，束骨，本节之后陷者中也，为腧；过于京骨，京骨，足外侧大骨之下，为原；行于昆仑，昆仑，在外踝之后，跟骨之上，为经；入于委中，委中，腘中央，为合。委而取之，足太阳也。

"胆出于窍阴，窍阴者，足小指次指之端也，为井金；溜于侠溪，侠溪，足小指次指之间也，为荥；注于临泣，临泣，上行一寸半陷者中也，为腧；过于丘墟，丘墟，外踝之前下，陷者中也，为原；行于阳辅，阳辅，外踝之上，辅骨之前，及绝骨之端也，为经；入于阳之陵泉，阳之陵泉在膝外陷者中也，为合，伸而得之。足少阳也。

"胃出于厉兑，厉兑者，足大指内次指之端也，为井金，溜于内庭，内庭，次指外间也，为荥；注于陷谷，陷谷者，上中指内间，上行二寸陷者中也，为腧；过于冲阳，冲阳，足跗上五寸陷者中也，为原，摇足而得之；行于解溪，解溪，上冲阳一寸半陷者中也，为经；入于下陵，下陵，膝下三寸，胻骨外三里也，为合；复下三里三寸为巨虚上廉，复下上廉三寸，为巨虚下廉也，大肠属上，小肠属下。足阳明胃脉也，大肠小肠皆属于胃，是足阳明经也。

"三焦者，上合手少阳，出于关冲，关冲者，手小指次指之端也，为井金；溜于液门，液门，小指次指之间也，为荥；注于中渚，中渚，本节之后陷者中也，为腧；过于阳池，阳池，在腕上陷者之中也，为原；行于支沟，支沟，上腕三寸，两骨之间陷者中也，为经；入于天井，天井，在肘外大骨之上陷者中也，为合，屈肘乃得之。三焦下腧，在于足大指之前，少阳之后，出于腘中外廉，名曰委阳，是太阳络也。手少阳经也。三焦者，足少阳太阴之所将，太阳之别也，上踝五寸，别入贯腨肠，出于委阳，并太阳之正，入络膀胱，约下焦，实则闭癃，虚则遗溺，遗溺则补之，闭癃则泻之。

"手太阳小肠者，上合于太阳，出于少泽，少泽，小指之端也，为井金；溜于前谷，前谷，在手外廉本节前陷者中也，为荥；注于后溪，后溪者，在手外侧本节之后也，为腧；过于腕骨，腕骨，在手外侧腕骨之前，为原；行于阳谷，阳谷，在锐骨之下陷者中也，为经；入于小海，小海，在肘内大骨之外，去端半寸陷者中也，伸臂而得之，为合，手太阳经也。

"大肠上合手阳明，出于商阳，商阳，大指次指之端也，为井金；溜于本节之前二间，为荥；注于本节之后三间，为腧；过于合谷，合谷在大指歧骨之间，为原；行于阳溪，阳溪，在两筋间陷者中也，为经；入于曲池，在肘外辅骨陷者中，屈臂而得之，为合，手阳明也。

"是谓五脏六腑之腧，五五二十五腧，六六三十六腧也。六腑皆出足之三阳，上合于手者也。"

本篇开始就说："凡刺之道，必通十二经络之所终始。"这是后来整合之说，因而使人误以为本篇写于十二经脉时期，五腧穴只有十一脉，应写于十一脉时期。

在对五腧穴进行厘定、归经、整合的同时，古人还进行了以下工作："经络之所终始，络脉之所别处，五输之所留，六腑之所与合，四时之所出入，五脏之所溜处。"这是说，以上地方都要设置腧穴，并且都要纳入相关经脉：经脉的起点与终点要用腧穴标识出来；络脉所别之处设置络穴；六腑所合之处，即六腑病在下肢的反应点，要成为下合穴；"五脏之所溜处"应为五脏的背俞穴，皆应纳入经脉体系之内；"四时之所出入"的"出入"意谓"出入之处"，其处应设置腧穴。

据此可以看到，经脉起点的穴位、络穴、下合穴，部分背俞穴与五腧穴都形成于同一次整合工作，都发生在十一脉时期。由此可以想见，当时的络穴并非十二或十五，而是十一。五腧穴是用五行理论予以整合，再对四肢肘膝关节以下的腧穴进行厘定。

现将手足五腧穴列表如下，以便讨论。（见表4、表5）

表4　十一脉手五经五腧穴表[①]

手五经	（井木）出	（荥火）溜	（输土）注	（经金）行	（合水）合
手太阴肺经（金）	少商	鱼际	太渊	经渠	尺泽
手少阴心经（火）	中冲	劳宫	大陵	间使	曲泽
足厥阴肝经（木）	大敦	行间	太冲	中封	曲泉
足太阴脾经（土）	隐白	大都	太白	商丘	阴陵泉
足少阴肾经（水）	涌泉	然谷	太溪	复溜	阴谷

注：据《灵枢·阴阳系日月》十一脉无手厥阴经，手少阴经位于上肢内侧中间。被十二经脉整合之后，手少阴和其上的腧穴均被手厥阴经占有，被迫在今天的位置上另起炉灶。

———————————

[①] 篇中手少阴经五输穴的内容却是手厥阴的，表从原文，不变。

表5　十一脉足六经五腧穴暨原穴表

足六经	（井金）出	（荥水）溜	（输木）注	原	（经火）行	（合土）合
手阳明大肠经（金）	商阳（金）	二间	三间	合谷	阳溪	曲池
手太阳小肠经（火）	少泽（金）	前谷	后溪	腕骨	阳谷	小海
手少阳三焦经（相火）	关冲（金）	液门	中渚	阳池	支沟	天井
足阳明胃经（土）	厉兑（金）	内庭	陷谷	冲阳	解溪	足三里
足少阳胆经（木）	足窍阴（金）	侠溪	足临泣	丘墟	阳辅	阳陵泉
足太阳膀胱经（水）	至阴（金）	通谷	束骨	京骨	昆仑	委中

《灵枢·本输》手经五脉，手五足六，上下十一脉，因而其中没有手厥阴心包络，十一之数是"天地之道"，据认为是天道的完美体现。

正如文中所说"是谓五脏六腑之腧，五五二十五腧，六六三十六腧也。六腑皆出足之三阳，上合于手者也""上合于手"，合，会也。这里透露出的信息是：十一脉先有足六经，因"天六地五"之数的整合而有了手五经，手经的分布的线路和行走方向一仿于足经向心而行。盖"心为阳中之太阳"（《灵枢·阴阳系日月》），脉气有如植物生长，朝着太阳的方向，沿途接纳体系之外的原始血脉，从此足之六经与手之五经同气连枝，成为一体。

五输的"输"意谓运输。《左传·僖公十三年》："秦于是乎输粟于晋。"转输，灌注，也就是运输气血。五腧穴就是五个能输注气血的腧穴。大约古人认为，十一脉从下而上，其动力来自两个方面：一方面是天人感应，德流气薄，脉气上行；另一方面脉搏中的部分腧穴具有向上汲引、输注、导引的能力，五腧穴就是这种穴位。这种思想应该是受到针刺感传的启发，因为针刺肢端的腧穴所发生的感传逐级而上，由小而大，由渐而盛，从各经五腧穴的名称上即可以看到这一点。

手之五经：

井穴：关冲、少泽、中冲都是积水或水之涌溢，与出"井"之水相符。

荥穴：荥，《集韵》"音萦。荥濙，波浪涌起貌。"与前谷、液门出水相当。

腧穴；太渊、后溪、中渚之水较荥为多，与输注之义相符。

经穴：名曰沟、溪、渠、谷，与经行之水相符。

合穴：尺泽、曲泽、曲池、小海、天井，其中全部为水之汇合处。

再看足之六经：井穴中有厉兑、足窍阴、至阴，这三穴在《素问·阴阳离合论》中为三阳之根，为固有腧穴。

井穴：涌泉，对出井之水的描述。

荥穴：大都，疑为大渚；行间，水流其间；侠溪、通谷都是水流经过之处。

腧穴：太冲、太溪、陷谷、足临泣都有输注之象。

经穴：复溜、解溪有经行之义。

合穴：阴陵泉、曲泉、阴谷、阳陵泉皆为合入之处。

据以上分析，在手五经的五腧穴中，四分之三的穴位名称与出、溜、注、行、入相符，其中水的多少也与井、荥、输、经、合相等；在足六经的五腧穴中，此比例占一半以上。因此揣测，古人在五腧穴的命名之初已经有了引水上行的概念，辅以针刺得气的大小，然后厘定：井出、荥溜、输注、经行、合入。由此可以看出，人体肘膝以下的腧穴是由五腧穴整合并一次性命名，而那些未被整合之前就已存在的腧穴，保留了原有的名称，如阳辅、足三里、束骨、委中、商丘、昆仑等，这些穴名与水无关，较易区分。

受到"天六地五"的限制，手经的数量只有五经（左右十经），不能随意增添，所以在十一脉体系中，上肢没有手厥阴心包经是正常情况。这可以从帛书《足臂十一脉灸经》无手厥阴脉获得双重证据。在古人的术数观念里，三光指日、月、星，受三数所限，就不能硬说北斗为三光，同理，手之十经，应于十日，只能有十条经脉，正好十条，不能多也不能少；《灵枢·邪客》说："手少阴之脉独无腧。"如果十一脉中的每条经脉皆有腧穴，就毫无理由让手少阴经"独无腧"。由此推知，《灵枢·本输》手少阴经上的腧穴本来就是属于手少阴经，此毫无疑问者。这说明手厥阴经是《灵枢·经脉》为了建立十二经脉循环体系而增加进去的。

于是，我们可以清楚地知道：十一脉中的手少阴脉原本居于上肢内侧的中央，后来的手厥阴脉鸠占鹊巢，占据了这一居中的位置，而将手少阴经移至上肢内侧的后缘，即今天所在的位置上；同时将原本属于手少阴的腧穴据为己有。这种说法还可以在腧穴的名称上看到证据：手少阴（今天手厥阴）之穴名中冲、劳宫、大陵皆与心脏有关。在古人的观念里，人体的心脏不是偏左，而是居于胸腔的正中央，故中冲不仅为中指尖端，亦含心脏居中之意；劳宫之劳乃是"劳心"之"劳"，意谓劳心之处。语出《孟子·滕文公上》："劳心者治人，劳力者治于人"；大陵，语出秦始皇《琅琊台勒石刻》："应时动事，是维皇帝。匡饬异俗，陵水经地"，与帝王"陵水经地"有关，对应于心为君主之官。手厥阴乃心脏之外卫，理应偏外，出现在今天手少阴的位置上。因此可以断定：今天手厥阴经上的腧穴原本就属于手少阴经。

由此看来，古人将手少阴经放在靠边的位置上完全出于建构十二经脉的需要，出于经脉上下对称的考虑，将原来的手少阴经改名为手厥阴经，然后在上肢内侧的后缘重新开辟一条手少阴经。这个时候，新的手少阴经一无所有，需要从头开始，称其无腧或在此时。

有学者认为《内经》"对手少阴经的五腧穴没有记述，而是以手厥阴心包经的五腧穴代之"[①]，而实际情况并非如此。《灵枢·本

---

① 石瑜，王蝶，吴志明，等. 试论皇甫谧《针灸甲乙经》对腧穴学的贡献 [J]. 云南中医中药杂志，2018，39（3）：14-17.

输》说"心出于中冲，中冲，手中指之端也，为井木；溜于劳宫，劳宫……"，对手少阴的五腧穴"记述"得清清楚楚，发生误解原因应该是学者们常从十二经脉的角度来看待问题，未能细考《灵枢·本输》属于十一体系，而十一脉皆有各自的腧穴，因此忽视了古人建构十二经脉体系之时所做的改变。

关于"手少阴之脉独无腧"，黄帝与岐伯有一段对话各执一词，十分有趣，值得一叙。其说见于《灵枢·邪客》：

"黄帝曰：手少阴之脉独无腧，何也？岐伯曰：少阴，心脉也。心者，五脏六腑之大主也，精神之所舍也，其脏坚固，邪弗能容也，容之则伤心，心伤则神去，神去则死矣。故诸邪之在于心者，皆在于心之包络。包络者，心主之脉也，故独无腧焉。黄帝曰：少阴独无腧者，不病乎？岐伯曰：其外经病而脏不病，故独取其经于掌后锐骨之端。其余脉出入屈折，其行之徐疾，皆如手太阴、心主之脉行也。故本腧者，皆因其气之虚实疾徐以取之，是谓因冲而泻，因衰而补，如是者，邪气得去，真气坚固，是谓因天之序。"

细玩原文。黄帝说"手少阴之脉独无腧，何也？"看来黄帝是先入为主，已经认定手少阴脉无腧了，只想听听岐伯讲一讲其中的道理，然而，岐伯并不迎合黄帝的观点，认为无腧的应该是手厥阴经，因而直截了当地回答说：心脏是精神所舍之处，其脏坚固，在一般情况下邪气只能侵入到"心之包络"为止，而"包络者，心主之脉也，故独无腧焉"；心包络是心脏外围的血管，不是一个脏腑，因而没有必要为手厥阴经配置腧穴。

黄帝似乎没有被岐伯说服，仍然坚持认为手少阴无腧，于是继续问道："少阴独无腧者，不病乎？"岐伯也坚持自己的看法，并且说，手少阴经有腧。心脏发生疾病的时候"外经病而脏不病"，所以取治其经，"独取其经于掌后锐骨之端"就是手少阴经的腧穴，它的腧穴排列一如手太阴经，其气行亦相同，治疗心脏病可以"因其（病）气之虚实疾徐以取之"。从以上对话中可以看出，黄帝与岐伯各说己话。岐伯再次申说手少阴经有腧，无腧的是手厥阴经，并准确指出了手少阴经取治的部位。

于是我们看到：黄帝断定手少阴经无腧，岐伯却认为手少阴有腧，手厥阴经无腧，彼此各执己见，终无结果；就五脏而论，没有六脏，所以心包乃心脏的附属组织，是"心主之脉"，其无腧较为合理。

历代医家倡"手少阴独无腧"之说是支持黄帝的说法，而认为手少阴有腧则是赞同岐伯观点，从古今学者的议论上看，支持黄帝说法的似乎占有绝大多数。于是，出现了一个有趣的现象：黄帝同意岐伯的观点，后世医家就认同岐伯的说法，一旦黄帝和岐伯的意见不一致，甚至发生了冲突，大家连忙认可黄帝的观点！学术以求真为宗旨，宜其出口仍为圣旨欤？！

岐伯说"独取其经于掌后锐骨之端"，可知其时在上肢内侧已经出现了三条脉，因此推测，岐黄之辩发生在《灵枢·本输》之后，是在讨论如果增加手厥阴经，原本手少阴的腧穴的归属问题。也就是说，手少阴、手厥阴腧穴有无之说，透露出了这样的信息：新增的手厥阴经原本无腧，却占据了手少阴经的位置，并且将手少阴的腧穴据为己有；而原来的手少阴经被移至今天的位置上，失去了原本属于自己的腧穴，变有腧为"无腧"了。或者正因如此，岐伯特别指出手少阴在改变位置之后有了新的腧穴，这些腧穴始于"掌后锐骨之端"（神门穴），其脉"出入屈折，其行之徐疾，皆如手太阴、心主之脉行也"，可见经过建构，新建的手少阴经变得有腧有脉了。了解到这一点，手少阴腧穴的有无之争大约可以止息了吧！

第五节 十一脉病理

古人论述治疗某病的方法，常会遍举全身的经脉，然后分别从经脉的角度提出治疗方案，供人比照症状进行选择。这为我们今天了解其时的经脉状况提供了线索。例如，《素问·脏气法时论》：

"肝主春，足厥阴少阳主治，其日甲乙，肝苦急，急食甘以缓之。心主夏，手少阴太阳主治，其日丙丁，心苦缓，急食酸以收之。脾主长夏，足太阴阳明主治，其日戊己，脾苦湿，急食苦以燥之。肺主秋，手太阴阳明主治，其日庚辛，肺苦气上逆，急食苦以泄之。肾主冬，足少阴太阳主治，其日壬癸，肾苦燥，急食辛以润之。开腠理，致津液，通气也。"

这里五季俱在，脏腑表里相配，发病时间与宜于药物的性味俱在，其中的经脉缺少手少阳和手厥阴，没有手少阳的原因是其时没有与之配合的经脉，也就是说，其时尚无手厥阴经，因而其说出自十一脉体系，并且可以看到十一脉时期已经有了成熟的药理和方药。那时的病理上注重五脏特性：肝性条达，病则拘急，甘味药强以缓急止痛；心性闲适，过逸伤神，酸味药物可收敛逸散之气；脾性喜燥恶湿，苦味药物可燥湿健脾；肺气以下行为顺，病则喘咳气逆，苦味药可以降气平喘；肾主水，其性恶燥，辛味可以开腠理通津液以润之。后世医家治病用药的原则于兹粗备。又如：

《素问·刺热》："肝热病者……刺足厥阴少阳，其逆则头痛员员，脉引冲头也。心热病者……刺手少阴太阳。脾热病者……刺足太阴阳明。肺热病者……刺手太阴阳明，出血如大豆，立已。肾热病者……刺足少阴太阳，诸汗者，至其所胜日汗出也。"

这里同样缺少手少阳和手厥阴，因而所论病理也是建立在十一脉体系之上。五脏热病均采取表里两经配穴法。这很容易联想到《灵枢·阴阳系日月》双下肢所呈现的阴阳表里的分布状况。再如：

> 《素问·刺疟》："足太阳之疟……刺郄中出血；足少阳之疟……刺足少阳；足阳明之疟……刺足阳明跗上；足太阴之疟……病至则善呕，呕已乃衰，即取之；足少阴之疟……其病难已；足厥阴之疟……刺足厥阴。肺疟者……刺手太阴阳明；心疟者……刺手少阴；肝疟者……刺足厥阴见血；脾疟者……刺足太阴；肾疟者……刺足太阳少阴；胃疟者……刺足阳明太阴横脉出血。"

足六经俱全，五脏疟证中没有手厥阴心包，故本段亦出自十一脉体系。以上两段经文可以看出，在十一脉时期，医生已经认识到脏腑的疾病是互相影响的，针灸治病可以采取脏病治脏，腑病治脏或脏腑同治的方法，具体到取刺部位就是以左刺右，以右刺左，或左右同刺。

《灵枢·经脉》通篇记述十二经脉的循行线路和病症，其后却有一段关于五阴气绝和六阳气绝的文字。在五阴之中，独少手厥阴经，显然也是十一脉的遗迹。据推测，这极可能曾经一度是为经脉病症搜集的资料，不知轩辕岐伯出于怎样的考虑，未能将其整合进入十二经脉的病症之中，或因食之无肉，弃之有味，放置于此，以供来者的参考。"君看道旁石，尽是补天余"（苏轼诗语），正是说的这种无才补天的窘境。引之如下：

> 《灵枢·经脉》："手太阴气绝，则皮毛焦，太阴者，行气温于皮毛者也，故气不荣则皮毛焦，皮毛焦则津液去，津液去则皮节伤，皮节

伤则皮枯毛折，毛折者则气先死。丙笃丁死，火胜金也。

　　"手少阴气绝，则脉不通，脉不通则血不流，血不流则髦色不泽，故其面黑如漆柴者，血先死。壬笃癸死，水胜火也。

　　"足太阴气绝，则脉不荣肌肉，唇舌者肌肉之本也，脉不荣则肌肉软，肌肉软则舌萎人中满，人中满则唇反，唇反者肉先死。甲笃乙死，木胜土也。

　　"足少阴气绝，则骨枯，少阴者冬脉也，伏行而濡骨髓者也，故骨不濡则肉不能着骨也。骨肉不相亲则肉软却，肉软却故齿长而垢，发无泽，发无泽者骨先死，戊笃己死，土胜水也。

　　"足厥阴气绝，则筋绝，厥阴者肝脉也，肝者筋之合也，筋者聚于阴气，而脉络于舌本也，故脉弗荣则筋急，筋急则引舌与卵，故唇青舌卷卵缩则筋先死，庚笃辛死，金胜木也。

　　"五阴气俱绝，则目系转，转则目运，目运者为志先死，志先死则远一日半死矣。

　　"六阳气俱绝，则阴与阳相离，离则腠理发泄，绝汗乃出，故旦占夕死，夕占旦死。"

　　手太阴之气就是肺气。肺主气，外合皮毛，通过宣发将水谷精微布散于皮肤、腠理，从而温养之。正如《灵枢·决气》所云："上焦开发，宣五谷味，熏肤充身泽毛，若雾露之溉，是谓气。何谓津？岐伯曰：腠理发泄，汗出溱溱，是谓津。"手太阴气绝，上焦干涸，皮毛失养，"皮毛焦则津液去，津液去则皮节伤，皮节伤则皮枯毛折"，严重者会死亡。丙丁属火，丙为阳火，肺属阴金，病情加重；丁为阴火，逢此则火克金而死。

　　手少阴之气就是心气。心主血脉，心气合于血脉，营养五脏六腑四肢百骸。手少阴气绝，"脉不通则血不流，血不流则髦色不泽"而死。壬属阳水，心为阴火，尚能延以时日；癸为阴水，逢此水克火而死。

足太阴之气就是脾气。脾主运化水谷水湿，脾气健运则肌肉坚强，口唇红润。足太阴气绝则水湿不运，面目肿胀；水谷不运则肌肉失养，故"脉不荣则肌肉软，肌肉软则舌萎人中满，人中满则唇反"，严重者可致肌肉销蒌而死。甲为阳木，尚能延以时日；乙为阴木，逢之木克土而死。

足少阴之气就是肾气。肾主藏精、主骨、主发，齿为骨之余。精气充足则骨髓得濡，牙齿坚固，头发茂密，肾气不足则齿垢发脱骨折而死。戊为阳土，尚能延以时日，己为阴土，逢之则土克水而死。

足厥阴之气就是肝气。肝主筋，聚于阴器，络于舌本。厥阴气绝则舌卷囊缩而死。庚属阳金，尚可延以时日；辛为阴金，逢之则金克木而死。

五阴气绝的病机有一个共同点：气损及荣。肺之气损及津，心之气损及血，脾之气损及肌肉，肝之气损及筋，肾之气损及骨髓。并且都"死于其所不胜"的时日，此卑之无甚高论也。但这正是针灸学术的生理病理。针刺就是"出气"，或谓为"得气"，得气之气可以煦之于津，长养于肺；气能生血，可以养心；脾气充足可以营养肌肉，肾气充盈可以生骨长髓，肝气得养可以淫气于筋等。

"六阳气绝"谓因脱阳而"气先死"。《文子·守弱》："形者，生之舍也。气者，生之元也。"气就是生命，气死无生理，对此，《难经·二十四难》说得较为形象"六阳气俱绝者，……绝汗乃出，大如贯珠，转出不流"，阳气随之以脱；"且占夕死，夕占旦死"，占，征兆。《史记·五帝本纪》："顺天地之纪，幽明之占。"即言十二经之败绝的时候，一旦出现了上述症状，就是死亡的征兆。这里所说的"十二经之败"指足六经之左右十二，非指手足阴阳十二经脉也。

第六节　卫气环周于十一脉

天六地五之数"终而复始"，十一之数本来即具循环之义，能够成为气血环流的轨道。卫气每日运行于十一脉之上，与太阳经天同步，即所谓"天运当以日光明，故阳因而上，卫外者也"（《素问·生气通天论》）。关于卫气的运行载于《灵枢·卫气行》，引之如下：

"黄帝问于岐伯曰：愿闻卫气之行，出入之合，何如？岐伯曰：岁有十二月，日有十二辰，子午为经，卯酉为纬，天周二十八宿，而一面七星，四七二十八星，房昴为纬，虚张为经。是故房至毕为阳，昴至心为阴，阳主昼，阴主夜。故卫气之行，一日一夜五十周于身，昼日行于阳二十五周，夜行于阴二十五周，周于五脏。是故平旦阴尽，阳气出于目，目张则气上行于头，循项下足太阳，循背下至小指之端。其散者，别于目锐眦，下手太阳，下至手小指之端外侧。其散者，别于目锐眦，下足少阳，注小指次指之间。以上循手少阳之分，侧下至小指次指之间。别者以上至耳前，合于颔脉，注足阳明，以下行至跗上，入五指之间。其散者，从耳下下手阳明，入大指之间，入掌中。其至于足也，入足心，出内踝下，行阴分，复合于目，故为一周。

"是故日行一舍，人气行于身一周与十分身之八；日行二舍，人气行三周于身与十分身之六；日行三舍，人气行于身五周与十分身之四；日行四舍，人气行于身七周与十分身之二；日行五舍，人气行于身九周；日行六舍，人气行于身十周与十分身之八；日行七舍，人气行于身十二周在身与十分身之六；日行十四舍，人气二十五周于身有奇分与十分身之二。阳尽于阴，阴受气矣。其始入于阴，常从足少阴注于肾，肾注于心，心注于肺，肺注于肝，肝注于脾，脾复注于肾为周。是故夜行一舍，人气行于阴脏一周与十分脏之八，亦如阳行之二十五周，而复合于目。阴阳一日一夜，合有奇分十分身之二，与十分脏之

237

二。是故人之所以卧起之时有早晏者，奇分不尽故也。"

古人认为，营行脉中，卫行脉外，而卫气慓悍滑疾，常不与营气并行，而是白天环流于手足六阳经之间，"循皮肤之中，分肉之间"（《灵枢·卫气行》），晚上通过阴经行于五脏之间。因不与营气并行，我曾将其命名曰"独行卫气"。独行卫气白天行于阳经二十五度，夜行五脏之间二十五度，遍历六阳经与五脏的阴经，所历经脉之数十一。

文中"子午为经，卯酉为纬，天周二十八宿，而一面七星，四七二十八星，房昴为纬，虚张为经"一节是古人依据式盘对天人关系进行的推演。式盘①是一种古人占验的工具。

古代的式盘分为天盘、地盘。天盘为圆形，地盘为正方形。这源于天为覆碗地正方平的"盖天说"。一般天盘中央画有北斗——这是天学上的北极星代表"道""太一"。天盘四周是二十八宿和由星象表示的十二月神；地盘刻有与二十八宿对应的星野和表示日月行度的天干地支。整个式盘以"子午为经，卯酉为纬"，经纬线交叉穿过太极，将时间分为"二分"（春分、秋分）、"二至"（夏至、冬至），盘上的方位则根据阴阳"左升右降"的原理，用十二地支切割为四个部分：左为东方，右为西方，上为南方，下为北方。有些式盘还与"四时""八位""十二度""二十四节"结合在一起，形成时间、空间合一的宇宙图式。使用时将天盘左转，以模拟"天左旋而地右转"以视斗柄和月神在地盘上所指示的辰位进行推算（见图15）。

---

① 《世说新语·文学》："郑玄在马融门下，三年不得相见，高足弟子传授而已。尝算浑天不合，诸弟子莫能解。或言玄能者，融召令算，一转便决，众咸骇服。及玄业成辞归，既而融有礼乐皆东之叹，恐玄擅名而心忌焉。玄亦疑有追，乃坐桥下，在水上据屐。融果转式逐之，告左右曰：'玄在土下水上而据木，此必死矣。'遂罢追。玄竟以得免。"其中"转式"，就是转动式盘中的天盘和地盘，搜索郑玄的踪迹。

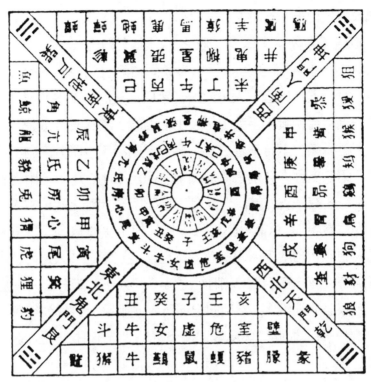

图 15　式盘

（选自卓廉士《营卫学说与针灸临床》，人民卫生出版社，2013 年 6 月）

在古人的时空观念中，天、地、人同属一体，这也是中医学的基本观念，故式盘不仅用于占验时日，也用于医学目的。如《灵枢·九宫八风》所载"九宫八风图"就是一张式盘图。《灵枢·逆顺肥瘦》曰："人之为道者，上合于天，下合于地，中合于人事，必有明法，以起度数，法式检押，乃后可传焉。故匠人不能释尺寸而意短长，废绳墨而起平水也，工人不能置规而为圆，去矩而为方。知用此者，固自然之物，易用之教，逆顺之常也。"

"法式检押"，是两个并列的动宾结构。"法式"，即取法于式盘，通过式盘考察天人的关系。"检押"，《仓颉篇》"检，法度也"；押，通"狎"，接连之意。就是转动天盘，在天盘与地盘之间进行考察或校验。用式盘考察天象，十二辰与二十八宿环天一周，可以对照推演、推算卫气行的运行情况。

太阳温暖人体，人体卫气应之。早上太阳出来，"平旦出于目，目张则气上行于头"，卫气从目出来，同时沿三阳经向下而行，布散于体表。第一支"散者"入足太阳，然后上头沿背部下行至足小趾之端，另一支从目锐眦入手太阳至手小指之端；第二支"散者"从目锐眦出来下足少阳，至足小趾之端，另一支则沿手少阳分部向下至手小指之间；第三支称为"别者"从颔部注于足阳明，下行至跗上，入五趾间，别行还有一支"散者"从耳下手阳明至大趾之间。古人将卫气下行称为"散者"，意谓虽然沿经下行，但不呈线状，而是按照原初六气赋人的形式布散于体表皮部，然后，足三阳经"入足心，出内踝下，行阴分，复合于目"，六阳经之气一同入于"阴分"——应该是肌肉较为深层的组织①；然后向上而行回到眼睛。这样就行满了体表（阳分）的一周。如此循环反复，整个白天"行于阳二十五周"，时间是从卯至申。

卫气运行与太阳同步运行：天上日行一舍，卫气则在人体运行"一周与十分身之八"（50÷28＝1.785 7，约1.8周）；日行二舍，卫气运行"三周与十分身之六"（1.8×2＝3.6）；日行三舍，卫气循行"五周与十分身之四"（1.8×3＝5.4），以此类推，日行十四舍，则卫气行"二十五周于身有奇分与十分身之二"（1.8×14＝25.2）。卫气白天晚上各行十四舍，共为二十八舍。日行二十八舍，环天一周，而卫气则行五十周于身以应之。

晚上卫气入于体内，"常从足少阴注于肾，肾注于心，心注于肺，肺注于肝，肝注于脾，脾复注于肾"，按五行相克的次序行于五脏之间。如此反复"行于阴二十五周"，以应白昼二十五之数，昼夜共行

---

① 由于针刺的气感来自卫气，浅刺皮肤能得气，针刺深及肌肉亦能得气，所以古人认为卫气充满体表，及于肌肉组织的深层。

五十周，时间从酉至寅。

式盘下方所示的天道是十二月、十二辰，也就是说四方二十八宿对应十二经脉最为直接，但《灵枢·卫气行》不是十二脉，而是十一脉，似颇难为；古人应对的方法是将十一脉的总长与"五十周于身"视为一个整体，平均分为二十八个等分，白天晚上各行十四舍，环天一周，然后平分到十二个时辰之内。轻松解决了这一难题，大约这就是举重若轻吧。

《灵枢·卫气行》六阳经在表，五阴经在里，在很大程度上遵从了早期经脉阳不入阴、阴不出阳的原则。这与《素问·脉解》阳经在体表，阴经在胸腹之内是一致的。

关于卫气与太阳同步的生理意义，未见有人阐发，补述如下。

第一，《素问·生气通天论》："故天运当以日光明，是故阳因而上卫外者也。"太阳乃光明之源，热能之源，也是生气之源，所谓"阳化气"（《素问·阴阳应象大论》）即此之谓；卫气感应太阳，其"卫外"功能不仅能抗御病邪，还有维持体温的作用。

第二，《庄子·人间世》："与天为徒者，知天子之与己，皆天之所子。"卫气与太阳同步，就是与天同步，也就能"与天为徒"，受到上天的庇佑和保护，天人之间存在的同步感应，使生命健康具有保障，对于古人来说是非常需要的。

第三，《吕氏春秋·季春纪》："何以说天道之圜也？精气一上一下……日夜一周，圜道也。月躔二十八宿，轸与角属，圜道也。精行四时，一上一下，各与遇，圜道也；物动则萌，萌而生，生而长，长而大，大而成，成乃衰，衰乃杀，杀乃藏，圜道也。"所谓的"精气"就是日月的精气。日月行于二十八宿的圜道之上，世间的生命与之发生感应互动，随之而有"生""长""成""衰""杀""藏"的生死循环，仿之卫气之于人体，则有促进新陈代谢、温养脏腑气血、推动脏腑气机的作用。例如，卫气行于脏腑之间，"熏于肓膜，散于胸腹"（《素问·痹论》），既能护卫脏腑，又能增强心肺功能，促进胃肠消化。

卫气通过五阴经环流于五脏之间，《灵枢·卫气行》明确记录了五脏之间存在着经脉直接相通的道路，其为"使道"[①]乎？但如此一条重要环道不见于其他文献，更不见于《灵枢·经脉》，不知何故？存疑于此，以待来者。

第七节 《灵枢·阴阳系日月》之十一脉

《灵枢·阴阳系日月》是一篇纯理论性的文献，大约因为无益于临床，古今学者讨论不多，似亦缺乏了解之热情。本篇在《内经》有关经脉的理论中，别具一格，它的六气阴阳依然源自汉代天道，但排列分布却大不相同，因而极具学术研究价值。引之如下，以便讨论。

《灵枢·阴阳系日月》："黄帝曰：余闻天为阳，地为阴，日为阳，月为阴，其合之于人，奈何？岐伯曰：腰以上为天，腰以下为地，故天为阳，地为阴。足之十二经脉，以应十二月，月生于水，故在下者为阴。手之十指，以应十日，日主火，故在上者为阳。

"黄帝曰：合之于脉，奈何？岐伯曰：寅者，正月之生阳也，主左足之少阳；未者，六月，主右足之少阳；卯者，二月，主左足之太阳；午者，五月，主右足之太阳；辰者，三月，主左足之阳明；巳者，四月，主右足之阳明，此两阳合于前，故曰阳明。申者，七月之生阴也，主右足之少阴；丑者，十二月，主左足之少阴；酉者，八月，主右足

---

① 《素问·灵兰秘典论》："主不明则十二官危，使道闭塞不通。"

之太阴；子者，十一月，主左足之太阴；戌者，九月，主右足之厥阴；亥者，十月，主左足之厥阴，此两阴交尽，故曰厥阴。

"甲主左手之少阳，己主右手之少阳，乙主左手之太阳，戊主右手之太阳，丙主左手之阳明，丁主右手之阳明，此两火并合，故为阳明。庚主右手之少阴，癸主左手之少阴，辛主右手之太阴，壬主左手之太阴。

"故足之阳者，阴中之少阳也；足之阴者，阴中之太阴也；手之阳者，阳中之太阳也；手之阴者，阳中之少阴也。腰以上者为阳，腰以下者为阴。其于五脏也，心为阳中之太阳，肺为阳中之少阴，肝为阴中之少阳，脾为阴中之至阴，肾为阴中之太阴。

"黄帝曰：以治之奈何？岐伯曰：正月、二月、三月，人气在左，无刺左足之阳；四月、五月、六月，人气在右，无刺右足之阳；七月、八月、九月，人气在右，无刺右足之阴；十月、十一月、十二月，人气在左，无刺左足之阴。"

古人认为，"脉以应月"（《素问·移精变气论》），脉属于阴，对应的是一年的月份。据考，上古曾经有过"十月太阳历"的时期，"天有十日"所指应该就是这个"太阳历"的月份，太阳历绍自远古，一年只有十个月份，其特点就是用十天干来记月，一如本篇的上肢五经，其月份的意义与十二月一样。古人用更为古老的"十干"（即十个月份）对应上肢的五条经脉，用其时的"十二月"对应下肢的六条经脉①。

先看左右下肢的十二脉。"足之十二经脉，以应十二月"，十二月又分别对应十二地支。文字难以达意，列表如下，以便分析（见表6）。

----

① 卓廉士. 中医感应、术数理论钩沉［M］. 北京：人民卫生出版社，2015：44-61.

表6 《灵枢·阴阳系日月》足经十二对应十二月

月份	子 （十一月）	丑 （十二月）	寅 （正月）	卯 （二月）	辰 （三月）	巳 （四月）
经脉	左足太阴	左足少阴	左足少阳	左足太阳	左足阳明	右足阳明
经脉	右足太阳	右足少阳	右足少阴	右足太阴	右足厥阴	左足厥阴
月份	午（五月）	未（六月）	申（七月）	酉（八月）	戌（九月）	亥（十月）

将表中足之十二经脉转换成横截平面图（图16），既便于分析，亦使人一目了然。

（后）

右少阴（七月）　　　左少阴（十二月）

右少阳（六月）　　　　　　　左少阳（正月）

右太阴（八月）　　　左太阴（十一月）

右太阳（五月）　　　　　　　左太阳（二月）

右厥阴（九月）　　　左厥阴（十月）

右阳明（四月）　　　　　　　左阳明（三月）

（前）

图16 《灵枢·阴阳系日月》双下肢六经对应十二月横截图

上半年属阳，下半年属阴。阳经从人体左下肢外后侧向前排列，正月、二月、三月，分别为少阳、太阳、阳明三经；然后再向右下肢外侧从前向后排列，四月、五月、六月，分别为阳明、太阳、少阳。下半年属阴，阴经则继阳经之后，在右下肢内侧从后向前排列，七月、八月、九月，分别为少阴、太阴、厥阴；然后左下肢从前向后排列，十月、十一月、十二月分别对应厥阴、太阴、少阴。图16中可以看到阳在外，向左下行，阴在内，朝右行，俨如遵循着"阴出则阳入，阳出则阴入，阴右则阳左，阴左则阳右"（《春秋繁露·阴阳出入上下》）的天道运行规则，简单地说就是阳在外，阴在内的排列方式。

从图 16 可以看到，下肢左右两侧的前面都是阳明，正所谓"此两阳合于前，故曰阳明"。九月、十月位于阳明之后，即所谓"两阴交尽，故曰厥阴"（十一月冬至一阳生）。

论中五脏的阴阳所属："心为阳中之太阳，肺为阳中之少阴，肝为阴中之少阳，脾为阴中之至阴，肾为阴中之太阴。"这是远绍原初的负阴抱阳形态，因而下肢六经排列是太阳对太阴，南与北为偶；少阳对少阴，东与西成对。然后加上天上的阳明和地下的厥阴，是为六合，这是从四时阴阳转为六合的努力，只是方法较为简单。

同样的努力还可以从二月、五月对应太阳，七月、十一月对应太阴上看到，生活常识告诉我们，二月与五月的阳气差别很大，同属太阳似有不妥；而七月与十一月的阴气差别亦很大，同属太阴于理不通。这样安排的目的只有一个：让太阳留在午位，太阴留在子位，符合负阴抱阳，前阳后阴的天人形态。

篇中的针刺避忌只存在于下肢六经，而上肢五经没有。原因应该是日主德，月主刑[1]，刑杀禁忌皆归于月相。

"正月、二月、三月，人气在左，无刺左足之阳；四月、五月、六月，人气在右，无刺右足之阳；七月、八月、九月，人气在右，无刺右足之阴；十月、十一月、十二月，人气在左，无刺左足之阴"。"人气"就是人体中与天气发生感应的部分。当天人感应之月，刺之易伤和气，对人体健康会造成危害。但另一方面，在发生疾病的时候，"针刺的时机最好选择在病患部位正与天气发生感应的时候，古人称为'候气而刺'，这样就能将针刺激发的卫气效应融入于天人感

---

[1]《史记·龟策列传》曰："日为德而君于天下，辱于三足之乌，月为刑而相佐，见食于虾蟆。"因此月相关乎针灸禁忌，汉代有佚名的《黄帝虾蟆经》系统讨论月相与针灸禁忌的问题。拙著《中医感应、术数理论钩沉》有详述。

应之中以提高疗效"①。这两说并不矛盾，因为正月、二月、三月等是人气应月，月属阴类，故无刺；而卫气日行于阳，与太阳同步，故可候气而刺。

下面再列表讨论上肢对应十日（月）的分布情况（见表7）。

表7 《灵枢·阴阳系日月》双上肢手经对应十日

月份	甲	乙	丙	丁	戊	己
经脉	左手少阳	左手太阳	左手阳明	右手阳明	右手太阳	右手少阳
经脉	左手少阴	左手太阴			右手太阴	右手少阴
月份	癸	壬			辛	庚

注:"十月太阳历"的月份是以十天干命名。

再将表中之经脉转画成双上肢横截平面图，以便分析。（见图17）

（后）

右少阳（己）　　　　　　　左少阳（甲）

右少阴（庚）　　左少阴（癸）

（右）　右太阳（戊）　　　　　左太阳（乙）　　（左）

右太阴（辛）　左太阴（壬）

右阳明（丁）　　　　　　左阳明（丙）

（前）

图17 《灵枢·阴阳系日月》两上肢五经对应十日分布横截图

---

① 卓廉士. 营卫学说与针灸临床［M］. 北京：人民卫生出版社，2015：43.

西汉末年之《周易乾凿度》总结八卦运势的一句话："二阴之精射三阳。"图 17 所示正是如此。东汉郑康成注："二阴，金、水也。三阳，火、土、木。"图 17 中左侧壬癸属水，对射乃三阳之丙火、乙木、甲木；右则之辛庚属金，对射乃三阳之丁火、戊土、己土。这显然不是巧合，《阴阳系日月》为何如此安排？或古人意识中的完美形式耶？笔者学识浅陋，不明其中寓意，默识于此，以供博学者做进一步之研究。

对比上述两图可以看出，图 16 左起正月、二月、三月到右之四月、五月、六月。从左到右，以阳气左行，对应阳经。右起七月、八月、九月到左之十月、十一月、十二月；从右到左，以阴气右行对应阴经。图 17 左起甲（正月）、乙（二月）、丙（三月）、丁（四月）、戊（五月）、己（六月）从左到右，对应阳经；庚（七月）、辛（八月）、壬（九月）、癸（十月）从右到左，对应阴经。这也是"阴阳各从一方来""阴由东方来西，阳由西方来东"在人体经脉的对应形式，只是与《素问·脉解》和其后的《灵枢·经脉》的理解不太一致。

从纵向上看，图 16 与图 17 的上下肢的外侧都是从后向前排列，分别为少阳、太阳、阳明，也就是说，上下肢的阳经可以对接，气血或可上下流注；而图 16 的内侧为少阴、太阴、厥阴，图 17 仅有少阴、太阴两经，因缺厥阴，阴经难于上下对接，气血不能上下流注。在这种情况下，《灵枢·卫气行》让阴经行于五脏，让卫气环流于五脏之间，而《灵枢·阴阳系日月》于此无解。

《灵枢·阴阳系日月》经脉的体表分布排列是少阳在后，太阳在肢体两侧，阳明在前；而《灵枢·经脉》是太阳在后，少阳在肢体两侧，阳明在前，与之全然不同，因而两者之间完全没有融通的可能性。

综上分析可知，《灵枢·阴阳系日月》是古人用"天六地五"之数构建十一脉的尝试。其法是：以天道十二次、十二月从对应足之六经，左右为十二经脉；再复活上古时期的"十日太阳历"①以其对应手之五经，左右为十条经脉。其实，所谓"十日太阳历"就是上古先民曾用十天干来纪月。在古人的观念里，"脉以应月"（《素问·移精变气论》），因而十月与十二月都可以用来对应经脉。

但是，本篇仍然认为心属太阳，居于午位，肾属太阴，居于子位以及左肝右肺的旧有的时空概念，未能全然脱弃四时阴阳即四方观念的窠臼，所以难以形成人体经脉在上肢的前后对称，更难实现营气的上下流动。大约此后的医家吸取了本篇的教训，增加了手厥阴经，让手经与足经一致，一体对应十二次天道，才得以建成营气上下"流行不止，环周不休"（《素问·举痛论》）的十二经脉体系。

---

① 唐楚臣. 从羲和"生日"探索十日太阳历产生的时代 [J]. 思想战线，1994（3）：82-84.

第六章
经脉循环体系

　　十二经脉循环系统据认为是藏象学说的顶峰，站在这个峰顶上颇可以回顾中医理论曾经走过的发展道路。四时阴阳有如丘陵延绵，六气六经有如群山万壑，唯有十一脉差可比肩；顶峰为众山所宗，这使得古今医家过度依赖六脏六腑（习惯称五脏六腑）十二经脉去理解生理病理和说明临床治疗，其情形有如山高多荫，遮蔽了下界的风光，看不到那些曾经经历过的攀缘之路，看不出中医理论之层层相因，也就寻索不到那些曾经领过一时风骚，至今依然值得借鉴、应用的理论和方法。然而，顶者，巅也，极也。藏象学说达于顶巅，臻于极致，也就到此为止，没有了进一步的发展。所以，吾人研究十二经脉循环理论这一终极形态尽量注意采撷其时不同的学术思想和观点，以免定十二经脉于一尊也。

---

① 作者五言排律《登夔门三峡之巅》："昔有登天梦，无航中道迷。今沿丹壑壁，直上青云梯。日远众山小，身高四望低。长江泠翡翠，大野绚虹蜺……。"

第一节　天道循环，经气环流

夷考十二经脉源起之由，与天道循环的思想有关。先民看到太阳东升西落，日复一日；春生、夏长、秋收、冬藏的四季往复，年复一年，自然容易在时间上产生出天道循环的自然观。

《系辞·下》："日往则月来，月往则日来，日月相推而明生焉。寒往则暑来，暑往则寒来，寒暑相推而岁成焉。"

古人观察到日月五星沿黄道运行，北斗七星围绕北极转动：斗柄指东，天下皆春；斗柄指南，天下皆夏；斗柄指西，天下皆秋；斗柄指北，天下皆冬。因此认为天道在空间上是一个圆道，循环往复，亘古不息。

《吕氏春秋·圆道》说："何以说天道之圆也？精气一上一下，圆周复杂，无所稽留，故曰天道圆。……日夜一周，圆道也。月躔二十八宿，轸与角属，圆道也。精行四时，一上一下，各与遇，圆道也。物动则萌，萌而生，生而长，长而大，大而成，成乃衰，衰乃杀，杀乃藏，圆道也。云气西行，云云然，冬夏不辍；水泉东流，日夜不休。上不竭，下不满，小为大，重为轻，圆道也。"

这个圆道之说能看出天道之机杼，借此知道经脉与气行的关系。

天道的"道"有道路的意思。天空中的二十八宿，自西向东构成一个环形的道路，而"精气四时一上一下"行于其上。《吕氏春秋·圆道》将这条道路与行于其上的精气进行了区别，道路相对固定，精气沿路而行。

借助式盘还可以看到：在这个圆道上，空间有东、南、西、北四方，十二次，二十四节，三百六十五度，这就是古人从地球上看到太阳一年从东向西"走"过的路线（实际是地球自西向东绕太阳运行）；在时间上对应春、夏、秋、冬四时，一年十二月以及一天的十二辰，在地理上则对应十二经水，在人体上对应十二经脉，三百六十五度对应三百六十五穴，三百六十五节。人体十二经脉对应天象的十二次，都在这个圜道之上；卫气与太阳同步（见第四章第五节的周年卫气），行于其上[①]。这就是天人同构，天人感应的人体生命形态。

在十二经脉的轨道上，营气行于其中，卫气行于脉外，由于卫气与太阳同步，所以古人考察营气的运行多从卫气入手，知道卫气，也就知道营气所在了。这是古人寻索经脉线路的方法，《灵枢·营卫生会》也是出于这样的思考，将重点放在卫气上面。为便于研究，笔者将与营并行的卫气命名曰"偕行卫气"。

《灵枢·营卫生会》："黄帝问于岐伯曰：人焉受气？阴阳焉会？何气为营？何气为卫？营安从生？卫于焉会？老壮不同气，阴阳异位，愿闻其会。岐伯答曰：人受气于谷，谷入于胃，以传与肺，五脏六腑，皆以受气，其清者为营，浊者为卫，营在脉中，卫在脉外，营周不休，五十度而复大会。阴阳相贯，如环无端。卫气行于阴二十五度，行于阳二十五度，分为昼夜，故气至阳而起，至阴而止。故曰：日中而阳陇为重阳，夜半而阴陇为重阴。故太阴主内，太阳主外，各行二十五度，分为昼夜。夜半为阴陇，夜半后而为阴衰，平旦阴尽而阳受气矣。日中为阳陇，日西而阳衰，日入阳尽而阴受气矣。夜半而大会，万民皆卧，命曰合阴，平旦阴尽而阳受气，如是无已，与天地

---

① 今天不少学者对经脉与行于其中的物质没有明确的区分。——卓廉士. 对"循经感传实验"的反思之二 [J]. 中国针灸，2011，（31）11：1045-1047.

同纪。

"……黄帝曰：愿闻营卫之所行，皆何道从来？岐伯答曰：营出中焦，卫出上焦。黄帝曰：愿闻三焦之所出。岐伯答曰：上焦出于胃上口，并咽以上贯膈而布胸中，走腋，循太阴之分而行，还至阳明，上至舌，下足阳明，常与营俱行于阳二十五度，行于阴亦二十五度一周也，故五十度而复大会于手太阴矣。"

营卫两气行于十二经脉之上，是一阴一阳、一脏一腑的流注模式，故此称为"阴阳相贯，如环无端"。

卫气出于上焦，准确地说是出于胃之上口，然后由此"贯膈而布胸中"，进入手太阴肺经之后便与营气并行，按十二经脉的流注次序，从手太阴肺经到手阳明大肠经，再入足阳明胃经，由此开始十二经脉的营气环流。按照新式标点，"下足阳明"之后应有省略号，省去了尽人皆知的整个十二经脉的循环内容，因而应该写作："循太阴之分而行，还至阳明，上至舌，下足阳明……，常与营俱行于阳二十五度。"

篇中"营在脉中，卫在脉外"，乃营卫偕行一日五十度，即偕行卫气之所行；而"卫气行于阴二十五度，行于阳二十五度"这个日行之五十度则是独行卫气之所行，于是问题来了，两者所行的线路不同，怎样才能在"夜半而大会"于手太阴肺经？独行者行于十一脉，偕行者行于十二脉，十一与十二长度不同，营卫流经的时间也就不同，其间如何同时感应天道而"与天同纪"？对此，《灵枢·营卫生会》没有回答，且很难考索，只好存疑于此，将有待于高明也。

古人所称的一日五十度是对数字五的演绎。五这个数很特别。从一到十之间，一、三、五、七、九都是奇数，属阳，这五个数相加之和是二十五，与五五相乘之积相同。大约有因于此，二十五被视为天数，也是阳数。《素问·阴阳别论》："凡阳有五，五五二十五阳。"头上的腧穴因近于天，故用此数。又如，《素问·气穴论》"头上五行行五，五五二十五穴。"

在汉代文献里，二十五上应天数，其倍数五十为大衍之数，常常代表一种完美的境界。例如，

> 《说苑·尊贤》："介子推行年十五而相荆，仲尼闻之，使人往视，还曰：'廊下有二十五俊士，堂上有二十五老人。'仲尼曰：'合二十五人之智，智于汤武；并二十五人之力，力于彭祖。以治天下，其固免矣乎！'"

"二十五俊士"，意谓群贤毕至，智者咸集；"二十五老人"，意谓虽为耄耋老弱，但应于二十五数则孔武有力。五数来自五行，是构成这个世界的原始基数。大衍之数五十，文武兼备，智勇双全。因此孔子认为其人其数可以辅佐介子推"治天下"了。

> 《灵枢·根结》："一日一夜五十营，以营五脏之精，不应数者，名曰狂生。所谓五十营者，五脏皆受气，持其脉口，数其至也。五十动而不一代者，五脏皆受气。"

"一日一夜五十营，以营五脏之精"，第一个"营"字意谓萦回周流；第二个"营"字有营养的意思。营气周流以濡养五脏，只有营气五十周于身，才能使得"五脏皆受气"，这就是营血周流的生理意义。营卫之气无论行于十一脉还是行于十二经脉，只要是循环，都以天数五十应之。

"狂生"的"狂"字，清代段玉裁《说文解字注》："狾犬也。二篆为转注。假借之为人病之称。从犬。""狂生"就是病人。

第二节　十二经脉营气环流

十二经脉的循环让脏腑之气流注于肢体形成经脉，改变了脉气单向上行流动的古先现象，也改变了脉气在上肢内外的不对称形式，从此，经脉"内属于五脏六腑"（《灵枢·经水》），成为中医藏象学说的一个重要组成部分。由十二经脉所扩充的十二皮部①、十二经筋等经脉的外围组织，形成了一个以五脏为中心，六腑为配合，通过经脉联系四肢百骸皮毛筋肉的有机体，至此，中医理论臻于完善。中医的藏象学说历经了四脏四经、六合六经、五脏六腑十一脉直到六脏六腑的十二经脉，历时数百年，成就了完整的经络学说，后世宗之，尊之为"正经"，具有不可动摇的学术地位，致用于临床指导针灸治病二千余年。

卫气循行始于十一脉时期，其循环为外阳内阴的形式，既是独行，又无"阴阳表里相贯"的流注；营气流注是十二经脉气血循环的核心。营，《诗·小雅》："营营青蝇。"《毛诗诂训传》："营营，往来貌。"汉语"萦回"一词来自"营回"，盘旋往复。而"营气"意谓营回往来之气。从事理上考察，将营回之意变成"营回之气"应该是在十二经脉建立之后，即先有循环的经脉体系然后才有其中的营气环流，如果其间存在"支撑"，也应该是前者支撑后者，而不是相反。

下面我们看看这个循环的生理意义。据《灵枢·经脉》所载，营气在十二经脉中的运行次序是：手太阴肺经、手阳明大肠经、足阳明胃经、足太阴脾经；手少阴心经、手太阳小肠经、足太阳膀胱经、足少阴肾经；手厥阴心包经、手少阳三焦经、足少阳胆经、足厥阴肝经，一周结束，再从肝入肺，进入下一次循环。在此循环中，一阴一阳，一表一里，"阴阳相贯，如环无端"，生命不息，环流不止。

---

① 据本书研究认为在六气感人之时就形成了皮部。参看本书第二章。

"人一呼脉再动，一吸脉亦再动"（《素问·平人气象论》），此一呼一吸推动了营气的运行，然后将血液贯注于脏腑肢体等全身组织，从而营养之。肺与大肠互为表里，"谷入于胃，脉道以通，血气乃行"（《灵枢·经脉》）。手太阴肺经之后依次是手阳明大肠经、足阳明胃经、足太阴脾经，这是第一回环，为组织提供营养、气血和动力。

第二回环从手少阴心经开始，心主神，手阳明小肠经与之互为表里。从古人对生命体验上看，他们应该认识到了小肠与人的情志有关。《世说新语·黜免》载："桓公入蜀，至三峡中，部伍中有得猿子者，其母缘岸哀号，行百余里不去，遂跳上船，至便即绝。破视其腹中，肠皆寸寸断。公闻之，怒，令黜其人。"中国古代的文学作品中常用"断肠"形容强烈的感情。如魏文帝曹丕《燕歌行》："念君客游思断肠，慊慊思归恋故乡。"这类例子很多，稍具古文学知识的人都知道，兹不多举。古人认为腹部尤其是肠道藏有情感，对此，西方人亦有同感。林语堂说："现在西洋心理学家已证明人的腹部为蓄藏情感的位置，因为没有人的思维能完全脱离情感。"[1]中国古人从生命体验中获得感悟，对肠道蓄藏情感早有体会，不知道什么原因未被以感悟见长的中医学采纳，抑或小肠归于六腑，而六腑非神脏耶？经脉气血从小肠传足太阳膀胱经，再传足少阴肾经。膀胱为水道，肾司气化。第二个回环将神志情感注入于脉，使"血气者，人之神"充分反映到经脉中来，并通过膀胱与肾调节脉中的水分。

第三个回环从手厥阴心包经开始，经过手少阳三焦经、足少阳胆经，最后到足厥阴肝经。肝气调达，胆气果绝，这一回环能使气机调畅，气血运行不急不徐，"和调于五脏，洒陈于六腑"（《素问·痹论》），有防止血液瘀塞的作用。

---

① 林语堂《吾国与吾民·文学生活》。

本来，十二经脉的脏腑学说建立之后，天人之功已毕，大济蒸人，拥无疆之休，百世皆受其惠。但古人并未止步于此，而是继续探索，于是有了十四经脉和二十八脉循环之说。

十四经脉循环。古人在十二经脉的基础之上增加了两脉，并将其纳入循环，成为十四经脉。事载于《灵枢·营气》，引之如下：

"黄帝曰：营气之道，内谷为宝。谷入于胃，乃传之肺，流溢于中，布散于外，精专者行于经隧，常营无已，终而复始，是谓天地之纪。故气从太阴出，注手阳明，上行注足阳明，下行至跗上，注大指间，与太阴合，上行抵脾，从脾注心中，循手少阴出腋下臂，注小指合手太阳，上行乘腋出䪼内，注目内眦，上巅下项，合足太阳，循脊下尻，下行注小指之端，循足心注足少阴，上行注肾。从肾注心，外散于胸中，循心主脉出腋下臂，出两筋之间，入掌中，出中指之端，还注小指次指之端，合手少阳，上行注膻中，散于三焦，从三焦注胆，出胁，注足少阳，下行至跗上，复从跗注大指间，合足厥阴，上行至肝，从肝上注肺，上循喉咙，入颃颡之窍，究于畜门。其支别者，上额循巅下项中，循脊入骶，是督脉也，络阴器，上过毛中，入脐中，上循腹里，入缺盆，下注肺中，复出太阴。此营气之行，逆顺之常也。"

营气环流遍周手足上下三个回环，通行十二经脉，这与《灵枢·经脉》所载一致。在第三回环到了肝经之后"从肝上注肺"，至此，十二经脉的环流已经完成，营气本来应该从手太阴肺经开始进行下一周的循环了，但是，《灵枢·营气》在此却又延伸出了两支：一支"上循喉咙，入颃颡之窍，究于畜门"。究，终也。《汉书·食货志》："害气将究。"畜门，《灵枢识》简按："畜门者，鼻孔中通于脑之门户。畜，嗅同。以鼻吸气也。"究于畜门，即止于鼻孔。另一支

"其支别者"，又经过额、巅，沿脊柱入于骶尾，然后绕阴器，上入脐，循腹至缺盆，"下注肺中"。此行贯通前后正中线形成环路，因而此环路非仅为督脉，还有任脉。历代注家也都认为"其支别者"这条环路包括了任、督两脉。正如张景岳所说："督脉自尾前络阴器，即名任脉，上过阴毛中，入脐上腹，入缺盆，下肺中，复出于手太阴经。"（《类经·经络类·营气营运之次》）

这是一个十四经脉组成的环流体系。但是，这种形式超出了式盘（见图 15）之纪极，有乖天道。本来，十二经脉形成的圜道上应天象，对应十二次、十二辰、十二月，因此，天数十二，并不是十四，现在将任、督二脉加入其中，与天象并不对应，似失于考量也。大约因此之故，十四经脉循环之说不能得到后世医家的广泛认同。

据推测，十四经脉循环体系的产生，大约出于这种考虑：十二经脉各有腧穴，任、督二脉亦有腧穴，将有腧穴的经脉整合在一起，成为十四经脉，使其加入营气流注之中，或有益于藏象医事和临床治病[①]。但可惜的是，其整合之初没有充分考虑到天道数理等基本因素，结果创新不成，进退失据，大约有识于此，《难经》将任、督二脉纳入奇经八脉之中以弥其缝而罅其漏。

---

① 元代滑寿著《十四经发挥》即师承此意。他于序中说："十四经发挥者，发挥十四经络也。经络在人身：手，三阴三阳；足，三阴三阳，凡十有二，而云十四者，并任、督二脉言也。任、督二脉何以并言？任脉直行于腹，督脉直行于背，为腹背中行诸穴所系也。手太阴肺经，左右各十一穴；足太阴脾经，左右各二十一穴；手阳明大肠经，左右各二十穴；足阳明胃经，左右各四十五穴；手少阴心经，左右各九穴；足少阴肾经，左右各二十七穴；手太阳小肠经，左右各十九穴；足太阳膀胱经，左右各六十三穴；手厥阴心包经，左右各九穴；足厥阴肝经，左右各十三穴；手少阳三焦经，左右各二十三穴；足少阳胆经，左右各四十三穴；兼以任脉中行二十四穴，督脉中行二十七穴，而人身周矣。医者明此，可以针，可以灸，可以汤液投之，所向无不取验。"

第三节　二十八脉环流系统

古人建构了十一脉、十二经脉、十四经脉这三个循环体系，轩辕、岐伯似乎还不满足，仍然继续工作，最后构建出了一个二十八脉的循环系统。在这个系统中，古人记录了二十八脉的长度，并将呼吸至数与气行长度纳入"天周二十八宿"和漏水百刻之中，不仅能使营气昼夜运行在空间上与天道同步，而且在时间上与漏水相应。如此精心设计旨在建立一个营气流注的完美体系。二十八脉的长度载于《灵枢·脉度》，引之如下：

《灵枢·脉度》："黄帝曰：愿闻脉度。岐伯答曰：手之六阳，从手至头，长五尺，五六三丈。手之六阴，从手至胸中，三尺五寸，三六一丈八尺，五六三尺，合二丈一尺。足之六阳，从足上至头，八尺，六八四丈八尺。足之六阴，从足至胸中，六尺五寸，六六三丈六尺，五六三尺，合三丈九尺。跷脉从足至目，七尺五寸，二七一丈四尺，二五一尺，合一丈五尺。督脉、任脉各四尺五寸，二四八尺，二五一尺，合九尺。凡都合一十六丈二尺，此气之大经隧也。……黄帝曰：气独行五脏，不荣六腑，何也？岐伯答曰：气之不得无行也，如水之流，如日月之行不休，故阴脉荣其脏，阳脉荣其腑，如环之无端，莫知其纪，终而复始。其流溢之气，内溉脏腑，外濡腠理。黄帝曰：跷脉有阴阳，何脉当其数？岐伯答曰：男子数其阳，女子数其阴，当数者为经，其不当数者为络也。"

许慎《说文解字》："人长八尺，故曰丈夫。"古人以八尺的身高为基础，然后依据躯干和上下肢的比例进行推度，而非测量，用以确定各条经脉的长度。手足三阴三阳经与任、督、跷脉各自长度之和就是二十八脉的总长：手六阳经，每经长 0.5 丈，共 3 丈；手六阴经，每经长 0.35 丈，共 2.1 丈；足六阳经，每经长 0.8 丈，共 4.8 丈；足六阴经，每经长 0.65 丈，共 3.9 丈；跷脉，每经长 0.75 丈，共 1.5 丈；任脉、督脉，各 0.45 丈，两脉长 0.9 丈。二十八脉总长（3＋2.1＋4.8＋3.9＋1.5＋0.9＝16.2）16.2 丈。这个"气之大经隧"是由手足六阴六阳十二经脉，左右二十四条，加上二跷脉、任脉和督脉二十八脉构成的循环系统，全长十六丈二尺。

二十八脉的内容：十二经脉左右两侧其数二十四，加上任脉、督脉各一，跷脉各一。阴阳跷脉左右各一，其数为四，但是二十八宿之数规定了只能允许存在两条跷脉，于是古人采取了变通跷脉名分的方法。《灵枢·脉度》说："黄帝曰：跷脉有阴阳，何脉当其数？岐伯答曰：男子数其阳，女子数其阴，当数者为经，其不当数者为络也。"跷脉无论阴阳，都具有"当其数"的能力，但在仅能允许存在其一的情况下，男子以阳跷当之，女子以阴跷当之，以足二十八宿之数。而男子另一阴跷，女子的另一阳跷则算作络脉。

除了两对跷脉只计一对之外，在这个"气之大经隧"中，没有冲脉、带脉、阴维脉、阳维脉的位置。这些脉不被纳入其中的原因各有不同：《素问》的冲脉与少阴肾经并行，《素问·骨空论》"冲脉者，起于气街，并少阴之经，挟脐上行，至胸中而散"；带脉环腰一周，而非上下纵行，不得进入环流之主道；阴维、阳维脉不入循环，而是对诸脉起到约束的作用。《难经·二十九难》："阳维维于阳，阴维维于阴。"另一方面，维脉还能溢蓄调节十二经脉的气血。《难经·二十八难》："阳维、阴维者，维络于身，溢畜不能环流灌溉诸经者也。"因而阴阳维脉不在二十八脉的"大经隧"中。

《灵枢·脉度》只说到二十八脉的长度，却没有论及营气运行在二十八中的先后次序，始于何脉，止于何脉，似未能力破余地，甚为可惜。据《灵枢·营气》推测，或者是在营气行完十四经脉之后，进入跷脉，再由跷脉进入手太阴经。

在这其中，黄帝提出一个问题："气独行五脏，不荣六腑，何也？"对于这个问题，古今注家似皆不得要领。张景岳说："帝以跷脉为少阴之别，因疑其气独行五脏，不荣六腑也，故有此问。"张谓为"疑"，可见根据不足。如果知道卫气曾行于十一脉之上，则其疑自解。

据《灵枢·卫气行》所载，卫气夜行于阴二十五度，行于五脏之间，阴不出阳，这就是"气独行五脏"；昼行于阳二十五度，行于体表六阳经，阳不入阴，这就是"不荣六腑"。黄帝此问是在回顾卫气曾经行于十一脉的情况，所问为二十八脉循环体系建立之后，上述的情形是否有所改变？岐伯回答说：营卫运行在二十八脉之中，由于宗气的推动，使得"气之不得无行也，如水之流，如日月之行不休"，循环周流，终而复始，无有已时。其间阴脉的气血营养五脏，阳脉的气血营养六腑，正所谓"内溉脏腑，外濡腠理"，从根本上改变了此前"气独行五脏，不荣六腑"的偏至局面。

《灵枢·五十营》载有营气行于二十八脉与时空的对应、同步情况。引之如下：

《灵枢·五十营》："黄帝曰：余愿闻五十营奈何？岐伯答曰：天周二十八宿，宿三十六分，人气行一周，千八分。日行二十八宿，人经脉上下、左右、前后二十八脉，周身十六丈二尺，以应二十八宿，漏水下百刻，以分昼夜。故人一呼，脉再动，气行三寸，一吸，脉亦再动，气行三寸，呼吸定息，气行六寸。十息，气行六尺，日行二分。二百七十息，气行十六丈二尺，气行交通于中，一周于身，下水二刻，日行二十五分。五百四十息，气行再周于身，下水四刻，日行四十分。二千七百息，气行十周于身，下水二十刻，日行五宿二十分。一万三千五百息，气行五十营于身，水下百刻，日行二十八宿，漏水皆尽，脉终矣。所谓交通者，并行一数也，故五十营备，得尽天地之寿矣，凡行八百一十丈也。"

在二十八宿的周天环道中，因呼吸之气的推动，营气一日行于二十八脉的环道上五十周次，时间正好 100 刻。漏水百刻是全天的时间。这里有好几个因素：呼吸气行，二十八脉长十六丈二尺，漏水百刻和五十周于身。古人的计算一丝不苟，精确到了刻与分。不过，细考颇有偏差。为省脑力，摘引拙著《营卫学说与针灸临床》的考释如下：

"经脉总长十六丈二尺，上应二十八宿，同于《灵枢·脉度》。天运每宿三十六分，行六六之数，而人当行九九之数才能与天体运行保持一致。九源于三，而三乃生生之常数。'人一呼，脉再动，气行三寸，一吸，脉亦再动，气行三寸'，气行从三开始，然后以三的倍数递增，共行五十营于身，合于三五之数；气行一周二百七十息，合于三九之数。气行五十周，'凡行八百一十丈'（16.2×50＝810），正合九九之数。八十一乃数术之极数，故'得尽天地之寿矣'。营气流注包括了两个部分，①气行的长度与呼吸符合数术：共一万三千五百息，气行八百一十丈；②日行的分度与呼吸也要符合数术：共一万三千五百息，日行一千零八分。这两个部分相互配合，即'所谓交通者，并行一数也'，都是行的'九九制会'，即三三、六六、九九之数。这里有一点需要注意：在数学层面上，第一部分的计算无误，是由'呼吸定息，气行六寸'累计而来（0.06×13 500＝810）；第二部分却与'日行二分'的说法有很大出入（1 008÷13 500 ≈ 0.074 666 6）。张景岳指出了这个错误，他注曰：'其日行之数，当以每日千八分之数为实，以一万三千五百息为法除之，则每十息日行止七厘四毫六丝六忽不尽。此云二分者，传久之误也。'马莳也说：按正文云'二分'，今细推之，其所谓二分者误也。假如日二分，则百息当行二十分，千息当行二百分，万息当行二千分，加三千五百息，又当行七百分，原数止得一千八分，今反多得一千六百九十二分。想此经向无明注。遂致误传未正。'古代医家多认为'日行二分'在记叙上存在讹误。笔者同意这种说法，原因是'二'不属于'九九制会'的数术范畴。"① 今天看来，将四五个因素糅合在一起，不出差错也难。

通过以上举证可以看到，十二经脉并非学术界普遍认为的"封顶"之作，在其建立之后，营气循环的理论仍有发展：十四经脉、二十八脉。十四经脉不在天六地五数中，又与天道十二次不相对应，不入于循环数理，估计当时认可的就不多；而二十八脉构建颇见精思，经脉有长度，并有呼吸气行与之配合；气行有周数，又有漏水百刻与之相应。较之于十二经脉体系似乎更加完善，更见巧思。其中营气的循环流注，"阴脉荣其脏，阳脉荣其腑，如环之无端"，大约在轩辕、岐伯的意识中，这才是营气循环的终极形态。

然而，今天我们认可十二经脉而不太认可二十八脉，原因在于十二经脉具有二十八脉不具有的优势，它以"经脉十二，络脉十五，凡二十七气以上下"以及奇经八脉构成了一个较为庞大的系统，并且内属于脏腑，外络于肢节，除了存在线状的经脉之外，还有设为防御体系十二经别（详见本章第五节），还有以六气感应形成的十二皮部，以及与筋骨连属的十二经筋等组织，因而这个系统更加完整，更为丰富，意义更为隽永，也更切实用于临床，遂被后世医家广泛承认，其"正经"的地位不容觊觎。

十二经脉的循环数理来自十二辰、十二月、十二律吕，而二十八脉来自"天周二十八宿"，在当时人们的眼中两者的地位大概不相伯仲，大约由于这种原因，《灵枢》使两者并存。不过从今天的观点来看，人体之中同时存在两套营气环流系统是一件不可思议的事，而古人采取的态度大约是这样：两个体系对应的都是太阳经天一周，都以营行五十度于身以应之，并且，两者共享营在脉中，卫在脉外之说，

---

① 卓廉士. 营卫学说与针灸临床［M］. 北京：人民卫生出版社，2013：30.

都能兼容独行的卫气，因而两造之间同大于异，分之咸为赘剩，合之则可两全，太上以默然应之。

考察《灵枢》经脉相关文献，可以看出：

《禁服》所论乃是寸口人迎比较诊脉法，后被《经脉》采用。

《营卫生会》阐述营卫之气在十二经脉上的循环的周次和与独行卫气"大会"的情况，《逆顺肥瘦》涉及了十二经脉的循环流注在身体上的走向，所谓"手三阴从脏走手……"云云；《经水》乃是以人作为"万物的尺度"，用以比照十二经水的长短清浊等情况。因此可见，以上三篇只有在十二经脉形成之后才会出现。《经别》据云乃别行的正经，也是有了十二正经之后才有别行。

《营气》所论乃是十四经脉的循环。《脉度》与《五十营》都是论述二十八脉，前者叙述二十八脉的长度（注意不是十二经脉），后者论营气行于二十八脉的周次。显然，这三篇已然超出了十二经脉的范围，说明十二经脉不是"最后完成"的部分，在十二经脉建成之后，古人仍然为经脉理论的发展继续探索，并有所成就，似此，会通而不混淆，能够清楚看到十一脉、十二经脉、十四经脉以及二十八脉的铺垫和构建，只是不被今天的主流学界认可罢了。

第四节 四街与气街，貌同实异

古人在建构十二经脉的时候，为了保障气血周流的道路畅通无阻，曾经有过十分周全的设计，四街即是其中之一。

《灵枢·动输》："黄帝曰：营卫之行也，上下相贯，如环之无端，今有其卒然遇邪气，及逢大寒，手足懈惰，其脉阴阳之道，相输之会，行相失也，气何由还？岐伯曰：夫四末阴阳之会者，此气之大络也，四街者，气之径路也。故络绝则径通，四末解则气从合，相输如环。

黄帝曰：善。此所谓如环无端，莫知其纪，终而复始，此之谓也。"

我们知道，营气之行是这样的：手三阴经从胸走手，经气在手指之端交与手三阳经；于是手三阳经从手走头，在头部交与足三阳经；足三阳经从头走足，在足趾之端交接与足三阴经。于此足三阴经从足走胸腹，完成一周的营血环流。这些交接处都在上下肢的末端，其数为四。"四末阴阳之会"就是指四肢末端阴经与阳经的四个交接处。"气之大络"就是位于四肢末端的气血通路，营气行至四末，必须通过这些"大络"才得以进入下一经脉。

《灵枢·动输》认为，四肢末端还存在另一种通道，那就是"四街"，又被称为"气之径路"。街，《说文解字》："四通道也。"这些"径路"也能通行气血，但平时是关闭的，没有开放。当天寒地冻，手足僵冷（"手足懈惰"）的时候，四末的"大络"会因寒气收引而封闭，造成气血循环受阻，当此之时，"四街"就会自动开放，于是气血不再流经封闭的"大络"，而是直接通过四街的"径路"回流，从而保障了人体气血的"相输如环"，保障了经脉气血循环周流畅行无阻。这在人体是一项重要的生理功能。

因此可知，"四街"具有类似于现代医学的"侧支循环"的机制：这些血管网是固有的，平常处于静止状态，不起作用。但当主干发生阻塞时就活跃起来，承担部分血流循环任务，以补充主干营血循环的不足，甚至完全代替。这就可以保证组织的血流供应不致断绝。《灵枢·动输》："四街者，气之径路也。"这些"径路"就是侧支循环。这就是"四街"。两千多年前的古人竟然知道血脉之间存在侧支循环！是猜到，还是观察到？今天已不得而知。然而，遗憾的是千百年来，一直未被古今的研究者发现和认识，因此无人能够领略四街精义，无人读懂它所具有的侧支循环的功能，是所以惑而不解也！

近来有学者认为，四街的"概念落实于'街'，而非脉。其意所指，《灵枢·动输》自有解释：'四街者，气之径路也。'径路，只是街的基本意思。据《说文解字》：'街，四通道也。'《一切经音义》：'街，交道也。'《难经集注·三十一难》：'杨曰：气街者，气之道路也……街，衢也，衢者，四达之道焉。'所以，'街'是通达四方之路，即现在所说的十字路（交道）。这里意为多向之通路，以说明'气'能够通达（作用得以实现）的机制，不是直接指人体组织或部位。"①

其实，常识告诉我们，通达诸气的"十字路（交道）"，只要存在于人体，就应该算是"人体组织"，只要以人体组织的形式存在，则有一定的"部位"。四街的"机制"是当四末气血回流受阻时开放的侧支循环，肯定是营血的通道，因而"非脉"之说难以成立；"气之径路"，就是气血的径路，部位就在"四末"，此毫无疑义者。另外还须注意，《灵枢·动输》所论是"四街"，《灵枢·卫气》所论乃是"气街"，两者最易混为一谈。

《灵枢·卫气》："黄帝曰：五脏者，所以藏精神魂魄者也；六腑者，所以受水谷而行化物者也。其气内干五脏，而外络肢节。其浮气之不循经者，为卫气；其精气之行于经者，为营气。阴阳相随，外内相贯，如环之无端，亭亭淳淳乎，孰能穷之。然其分别阴阳，皆有标本虚实所离之处。能别阴阳十二经者，知病之所生。知候虚实之所在者，能得病之高下。知六腑之气街者，能知解结契绍于门户。能知虚实之坚软者，知补泻之所在。能知六经标本者，可以无惑于天下……请言气街：胸气有街，腹气有街，头气有街，胫气有街。故气在头者，止之于脑。气在胸者，止之膺与背腧。气在腹者，止之背腧与冲脉于脐左

---

① 赵京生. 气街理论研究. ［J］. 中国针灸，2013，38（6）：502-505.

右之动脉者。气在胫者，止之于气街与承山、踝上以下。取此者用毫针，必先按而在久，应于手，乃刺而予之。所治者，头痛眩，腹痛中满暴胀，及有新积。痛可移者，易已也；积不痛，难已也。"

此前的注家忽视了一个问题：《灵枢》将标本放在《卫气》里面讨论，就有卫气标本的意思，卫气聚于本而散于标；气街出现在《卫气》里，"卫气之街"的义旨甚明。

因此，"胸气有街，腹气有街，头气有街，胫气有街"，就是说此四处存在卫气的交通。而《灵枢·动输》之"四街"与卫气关系不大，这样看来，两者差别明显，极易区分。

卫气的运行分两个部分，一部分是与营气偕行，即所谓"阴阳相随，内外相贯"者，另一部分不与营气并行，而是"浮气之不循经者"，正因有此，才得使卫气遍布体表，针刺体表的任何一处都可以诱发"得气"。

体表的卫气留于肌肉凹陷、腧穴陷下等处，更多的却聚于肘膝关节以下的部位。卫气的分布聚积使得肘膝关节与胸腹部头面之间形成了标本上下之势，标本之间有"虚实所离之处"，气聚于本者为实，气散于标者为虚，据此"可知病之所生"，可以知道病发于本或病发于标，并于此决定针刺本部或针刺标部。这才是古人在《灵枢·卫气》中阐述上下标本之意。对此，拙著《营卫学说与针灸临床》对卫气标本发掘颇多，大不同于今天的针灸教材，可以参照，此处不赘。

至于胸、腹、头、胫四处气街，都是卫气分布交通之处，古人认为，气街可用于治疗以上四个部分的疾病。"气在于胸"云云之"气"皆指邪气或乱气，而不是卫气，卫气将在针刺激发之后才会出场。

"气在头，止之于脑"，头部有疾，可刺"头上五行行五，五五二十五穴"（《素问·气穴论》），针刺得气之后，卫气交通成街以祛邪去疾；止，阻止。《列子·汤问》"笑而止之"。胸部为卫气之标，虽然标处卫气弥散，但是一旦有疾，针刺胸膺与背部的腧穴形成俞募配穴，则有卫气交通其处以祛邪。

卫气"熏于肓膜，散于胸腹"（《素问·痹论》），腹中本为卫气聚集之处，针刺脾胃大小肠的背俞穴，加配以脐左右的动脉，就可以激发卫气交通成街，治疗腹中之疾；邪气在胫，这是卫气标本的本部，"必先按而在久，应于手，乃刺而予之"，按取气街穴、承山及踝上以下腧穴，促进卫气交通。气街是"六腑之气街"，也就是说只有阳经才有气街，头部为诸阳之会，胸腹为阳明所过，因而"胫"应在下肢外侧。

据以上所述，气街就是指胸腹头胫四处由多个腧穴之气汇集所成之"街"。《吕氏春秋·不苟》："公孙枝徒，自敷于街。"街，集市。引申为聚集，气街乃此义。这些"街"具有卫气的特性，即平时相动无形，一旦疾病入侵，尤其是在针刺的激发的作用下，立即活跃起来。

气街的作用是"解结契绍于门户"。"解结契绍"是一个动宾结构的词组。解结，打开疙瘩。契，开也。《诗·大雅·緜》："爰契我龟。"绍，连结。《诗·大雅·抑》："弗念厥绍。"意谓不念我们的关系密切。所以"绍"指紧密的联结。因而"契绍"，意同于"解结"。门户，指皮肤腠理，本书前已论及；"解结契绍于门户"，就是刺血于皮肤腠理。《灵枢·刺节真邪》："脉淖泽者，刺而平之，坚紧者，破而散之，气下乃止，此所谓以解结者也。"

学者说"四街内容载于《卫气》篇，与卫气紧密关联"[1]，其实《灵枢·卫气》所载乃是"气街"，《灵枢·动输》所论才是"四街"；似不知此街非彼街，"四街"非"气街"也。"四街"是位于四肢末端为保障十二经脉气血循环而建立的侧支通道，而"气街"则是胸腹头胫标本上下四处卫气聚集交通之地。"街"之一字，前者训为通道，

---

① 赵京生. 气街理论研究［J］. 针刺研究，2013，38（6）：4.

后者释为聚集，前者的功能是通行营血，后者乃聚集卫气，前者是脉，后者"非脉"，以此为辨。

第五节　十二经别之六合防御体系

经脉具有运行气血，协调阴阳，联络脏腑，沟通表里的生理作用，然而，正所谓有一利必有一弊焉，正因其遍布全身，四通八达，所以也成为了邪气入侵机体的通道。

《素问·举痛论》："经脉流行不止，环周不休，寒气入经而稽迟，泣而不行……。"

寒气可以直接侵入经脉，使血行滞涩，血流变缓，甚至瘀塞，发生疼痛。

《灵枢·百病始生》："是故虚邪之中人也，始于皮肤，……留而不去，则传舍于络脉，在络之时，痛于肌肉，其病时痛时息，大经乃代。留而不去，传舍于经，在经之时，洒淅喜惊。……传舍于伏冲之脉……或着孙脉，或着络脉，或着经脉，或着输脉，或着于伏冲之脉，或着于膂筋，或着于肠胃之募原，上连于缓筋，邪气淫泆，不可胜论。"

邪气可以通过络与经之间的通道，"传舍"而入，伤及体内，通过冲脉、络脉、输脉、膂筋等组织层层深入，亦可通过募原侵入脏腑。

《素问·热论》："伤寒一日，巨阳受之，故头项痛，腰脊强。二日阳明受之，阳明主肉，其脉挟鼻络于目，故身热目疼而鼻干，不得卧也。

三日少阳受之，少阳主胆，其脉循胁络于耳，故胸胁痛而耳聋。三阳经络皆受其病，而未入于脏者，故可汗而已。四日太阴受之，太阴脉布胃中络于嗌，故腹满而嗌干。五日少阴受之，少阴脉贯肾络于肺，系舌本，故口燥舌干而渴。六日厥阴受之，厥阴脉循阴器而络于肝，故烦满而囊缩。三阴三阳，五脏六腑皆受病，荣卫不行，五脏不通，则死矣。"

据《热论》所云，寒邪可以按照一日太阳、二日阳明、三日少阳、四日太阴、五日少阴、六日厥阴，先三阳经后三阴经的先后次序，一步一步地逐日深入，亦可通过体表经脉的感应直中脏腑之内。

鉴于经脉易于成为邪气入侵的通道，古人预为绸缪，在构建十二经脉循环体系的同时，还设计了一个防止病邪入侵并能逐邪外出的"六合"机制，这个机制存在于十二经别中。谓余不信，请看分析举证。

《灵枢·经别》："黄帝问于岐伯曰：余闻人之合于天道也，内有五脏，以应五音、五色、五时、五味、五位也；外有六腑，以应六律，六律建阴阳诸经而合之十二月、十二辰、十二节、十二经水、十二时、十二经脉者，此五脏六腑之所以应天道也。夫十二经脉者，人之所以生，病之所以成，人之所以治，病之所以起，学之所始，工之所止也，粗之所易，上之所难也。请问其离合出入奈何？岐伯稽首再拜曰：明乎哉问也！此粗之所过，上之所息也，请卒言之。

"足太阳之正，别入于腘中，其一道下尻五寸，别入于肛，属于膀胱，散之肾，循膂当心入散；直者，从膂上出于项，复属于太阳，此为一经也。足少阴之正，至腘中，别走太阳而合，上至肾，当十四椎，出属带脉；直者，系舌本，复出于项，合于太阳，此为一合。成以诸阴之别，皆为正也。

"足少阳之正，绕髀入毛际，合于厥阴；别者，入季胁之间，循胸里，属胆，散之肝，上贯心，以上挟咽，出颐颔中，散于面，系目系，合少阳于外眦也。足厥阴之正，别跗上，上至毛际，合于少阳，与别俱行，此为二合也。

"足阳明之正，上至髀，入于腹里，属胃，散之脾，上通于心，上循咽出于口，上頞頔，还系目系，合于阳明也。足太阴之正，上至髀，合于阳明，与别俱行，上结于咽，贯舌中，此为三合也。

"手太阳之正，指地，别于肩解，入腋走心，系小肠也。手少阴之正，别入于渊腋两筋之间，属于心，上走喉咙，出于面，合目内眦，此为四合也。

"手少阳之正，指天，别于巅，入缺盆，下走三焦，散于胸中也。手心主之正，别下渊腋三寸，入胸中，别属三焦，出循喉咙，出耳后，合少阳完骨之下，此为五合也。

"手阳明之正，从手循膺乳，别于肩髃，入柱骨下，走大肠，属于肺，上循喉咙，出缺盆，合于阳明也。手太阴之正，别入渊腋少阴之前，入走肺，散之大肠，上出缺盆，循喉咙，复合阳明，此为六合也。"

本篇一开始就从五音、五色、五时、五味、五位、六腑、六律说到"十二月、十二辰、十二节、十二经水、十二时"，这是在引入经别的议论之前，启动天六地五之循环数理，示人经别之说有天道方面的依据。

十二经别所含"六合"之义，或因无益于治病，古今学者不甚留意，而将注意力集中在"别"字上。现代中医认为经别旨在"沟通表里两经并加强与脏腑的联系"[①]。表面上看似如此，但理论无阐释，临床无意义，困在一个死胡同里，真可谓"粗之所过，上之所息也"！余以为细读原文，其义自见："足太阳之正……合于太阳，此为一

---

① 李鼎. 经络学［M］. 上海：上海科学技术出版社，1999：11.

合""足少阳之正……合于少阳，与别俱行，此为二合也""足阳明之正……合于阳明……此为三合也""手太阳之正……合目内眦，此为四合也""手少阳之正……合少阳完骨之下，此为五合也""手阳明之正……复合阳明，此为六合也"。这些"正"与"合"，其义不仅是沟通表里两经，而是具有更为深刻的含义。

"正"与"合"是古代的军事术语，也是一对语言范畴，使用起来有左右思想的力量，却最易为研究者所忽视。

孙子曰："凡战者，以正合，以奇胜。"（《孙子兵法·谋攻》）

这就是经别六对"正"与"合"所呈现的意义。"正"，是与敌人正面对垒，"合"，则是防御措施；但是如要克敌，则须"出奇制胜"。奇正也是春秋秦汉兵家的常用术语，在奇正的语境之下，"合"，又为合从，著名的战国六国合从以拒秦。《战国策·秦策三》："天下之士合从，相聚于赵，而欲攻秦。"合从，也作"合纵"。《史记·平原君虞卿列传》："合纵于楚。"《战国策·赵策一》："尝合横而谋伐赵。"因而"合"有联合起来一致防御之意。战国六国合从拒秦，即是六合，今六经以正合之势以御邪，其为战国合从之遗意乎？！

从正合之说可以知道，十二经别是古人为了防止病邪入侵而打造的一个防御体系，是动员六经之气上合于头项一致抵御外邪的重要举措。两汉距战国之六国合从抗秦的时代尚不久远，合从、正合之说属于常识，人人明白，故未多加解释，年深日久，原义遂隐，后世的医家也就不明就里了。兵家以"六合"作为防御体系的观念一直延续到隋唐①，影响可谓深远。《隋书·志·第七·礼仪》载：

① 本书认为《灵枢》成书于三国时期（220—280），隋大业四年（608），相距三百余年，因而隋代继承了三国的军事思想是完全可能的。

"及大业四年，炀帝北巡出塞，行宫设六合城。方一百二十步，高四丈二尺。六合，以木为之，方六尺，外面一方有板，离合为之，涂以青色。垒六板为城，高三丈六尺，上加女墙板，高六尺。开南北门。又于城四角起楼敌二，门观、门楼槛皆丹青绮画。又造六合殿、千人帐，载以枪车，车载六合三板。其车轮解合交叉，即为马枪。每车上张幕，幕下张平一弩，傅矢，五人更守。两车之间，施车轮马枪，皆外其辕，以为外围。次内布铁菱，次内施蚝鞭。每一蚝鞭，中施弩床，长六尺，阔三尺。床桄陞插钢锥，皆长五寸，谓之虾须。皆施机关，张则锥皆外向。其床上施旋机弩，以绳连弩机，人从外来，触绳则弩机旋转，向触所而发。其外又以矰周围行宫，二丈一铃一柱，柱举矰，去地二尺五寸。当行宫南北门，施槌磬，连矰，以机发之。有人触矰，则众铃发响，槌击两磬，以知所警，名为击警。八年征辽，又造钩陈，以木板连如帐子。张之则绮文，卷之则直焉。帝御营与贼城相对，夜中设六合城，周回八里。城及女垣合高十仞，上布甲士，立仗建旗。又四隅有阙，面别一观，观下开三门。其中施行殿，殿上容侍臣及三卫仗，合六百人。一宿而毕，望之若真，高丽旦忽见，谓之为神焉。"

公元 608 年，隋炀帝北巡，大臣何稠设计建造了六合城。城名"六合"意谓功在防御。城的尺度："六合殿""方一百二十步，高四丈二尺""垒六板为城，高三丈六尺，上加女墙板，高六尺，开南北门""三卫仗，合六百人"，皆为六之倍数。又，"五人更守""床桄陞插钢锥，皆长五寸""柱举矰，去地二尺五寸"，皆符五数。《灵枢·经别》之"内有五脏，以应五音、五色、五时、五味、五位也；外有六腑，以应六律"，数理与之全同。

所谓六合，是边长为六尺的标准模数化的木预制构建单元。[①]

① 俞挺. 隋炀帝的六合城 [J], 设计新潮, 2012, (3): 131.

所谓"离合为之"（此"离合"当与《素问·阴阳离合论》之"离""合"有传承关系），指每个单元可以在任何一面相互连接，其中一面安装可拆除的涂有青色油漆的木板。"方一百二十步"，即边长约有 180 米。有四层楼高，占地三万平方米。六合城之南门和北门，有"名为击警"的报警装置。其中的枪车、铁菱、马枪、机弩等"锥皆外向"，是一个可拆卸安装的防御性工事。大业八年征辽（612年），何稠建造了更大的六合城，"周回八里，城及女垣合高十仞（约21 米）"。这是将"正合"的防御观念实物化的结果。

下面列表说明十二经别的离合出入（见表 8）。

表 8　十二经别分布表

经别分布	别、入	胸腹部	出	入
一合 足太阳 足少阴	入腘中，入肛 至腘中，合太阳	属膀胱，之肾，散心 至肾，系舌本	出于项	足太阳（天柱）
二合 足少阳 足厥阴	入毛际，入季胁间 至毛际，合少阳	属胆，上肝，贯心，挟咽 与别俱行	出颐颔中	足少阳（天容）
三合 足阳明 足太阴	至髀，入腹里 至髀，合阳明	属胃，散脾，通心，循咽 与别俱行，络咽，贯舌本	出于口	足阳明（人迎）
四合 手太阳 手太阴	入腋 入腋	走心，系小肠 属心，走喉咙	出于面	手太阳（天窗）
五合 手少阳 手厥阴	入缺盆 下腋三寸入胸中	走三焦，散胸中 属三焦，循喉咙	出耳后	手少阳（天牖）
六合 手阳明 手太阴	入柱骨之下 入腋	走大肠，属肺 入走肺，散大肠	出缺盆	手阳明（扶突）

注：此表引自高等医药院校试用教材《经络学》（上海科学技术出版社），稍有修改。

经脉是病邪入侵的通路，反之，如果运用得当，经脉可以作为防御病邪的藩篱。

近有学者高兵等人撰文指出："十二经别两两相合，而成'六合'穴，位在颈项部，《灵枢》论颈项部的主要有'七次脉'（天突、人迎、扶突、天窗、天牖、天柱、天府），'天牖五穴'（人迎、扶突、天牖、天柱、天府），'根溜注入'（天柱、天容、人迎、天窗、天牖、扶突）理论，'六合'穴中的足太阳、足少阴经别合入于天柱，足少阳、足厥阴经别合入于天容，足阳明、足太阴经别合入于人迎，手太阳、手少阴经别合入于天窗，手少阳、手厥阴经别合入于天牖，手阳明、手太阴经别合入于扶突。"[1] 这种说法颇有见地。笔者以为，十二经别之于颈项处皆为腧穴，也就是六合穴，是为防止邪气由此侵入而设。

《素问·调经论》所说："五脏之道，皆出于经隧，以行血气，血气不和，百病乃变化而生，是故守经隧焉。"疾病出于经脉，治病本于经隧，不仅如此，防病也本于经隧。

人体经脉是上下纵行的，邪气中人，常随经脉从上而下，十二经别皆向心而行[2]，并于颈项部构成的"六合"穴——即《孙子兵法》的"正合"之合，整体上形成了御敌之一道防线。

《灵枢·邪气脏腑病形》："黄帝问于岐伯曰：邪气之中人也奈何？岐伯答曰：邪气之中人高也。……岐伯曰：诸阳之会，皆在于面。中人也方乘虚时，及新用力，若饮食汗出腠理开，而中于邪。中于面则下阳明，中于项则下太阳，中于颊则下少阳，其中于膺背两胁亦中其经。黄帝曰：其中于阴奈何？岐伯答曰：中于阴者，常从臂胻始。夫臂与胻，其阴皮薄，其肉淖泽，故俱受于风，独伤其阴。黄帝曰：此故伤其脏乎？岐伯

---

① 高兵，程悦，曾永蕾，等. 十二经别析疑［J］. 中国针灸. 2020，40（8）：887-890.
② 十二经别均向心而行，这是在十二经脉循环体系建立之后的返祖现象。

答曰：身之中于风也，不必动脏，故邪入于阴经，则其脏气实，邪气入
而不能客，故还之于腑。故中阳则溜于经，中阴则溜于腑。"

在大多数情况下，"邪气中人也高"，风为百病之长，常中人的
头面部，并且随体表阳经下行："中于面则下阳明，中于项则下太阳，
中于颊则下少阳。"邪气通过手足阳明、手足太阳、手足少阳的经脉
向下深入，于是"面"部、"项"部、"颊"部成为了邪气沿阳经侵
入的必经之路；而人身十二经别阴阳相合的六合之气皆是向上而行：
"出于项""出颐颔中""出于口""出于面""出耳后""出缺盆"，经
脉相会于头面颈项部位的阳经，以其上行之势足以抵御于下行的邪
气，位于此处的六合穴则是守护正气的城池和藩篱。

十二经别的出入遵照了阳在外、阴在内的原则，阴经在里，在颈
部外合于相表里的阳经，阳经居表，亦在颈部合入于本经。以足太阳
与足少阴的相合为例：足太阳经别在"别入"脏腑之后，"从膂上出
于项"；足少阴别走脏腑之后，同样"复出于项"与足太阳会合于项
部天柱穴。此"一合"的意义重大。一者，加强阳经作为藩篱的防御
作用。二者，可以强化阳经项部的腧穴之气，防止邪气循腧而入；三
者，经别的六合设计使得阴可以出于阳，但阳不能入于阴。邪气侵入
人体，常有"独伤其阴"的时候，如果阴经或五脏受伤，可以通过
这种机制转而出之："故邪入于阴经，则其脏气实，邪气入而不能客，
故还之于腑"，也就是通过经别中阴经外合的机制，将邪气转入相表
里的阳经并逐之使出，这样，"身之中于风也，不必动脏"，邪气不会
损伤到五脏等深层组织。

据以上举证可知，十二经别是一套阻止邪气入侵和祛邪外出的机
制。这个机制能够"合从"十二经脉之气上抵于颈项头面部，发挥
"六合"的整体功能，阻止邪气从头面沿阳经下行深入人体；另外，
阴经外合于相表里的阳经，能使进入阴经的邪气得以转输而出，从脏

及腑，从阴出阳，最后祛之外出。因此，经别的六合体系不仅能够起到防御病邪的作用，而且还具有保护机体的功能。张仲景《伤寒论》之里证出表或同出此一机杼欤？

第六节　经脉与古代解剖姿势

《素问·阴阳应象大论》："余闻上古圣人，论理人形，列别脏腑，端络经脉……"，据研究，中国自殷商迄于两汉就不乏人体解剖的记录[①]。在《灵枢·经脉》《灵枢·经筋》《灵枢·骨度》《灵枢·脉度》《灵枢·五色》《灵枢·肠胃》诸篇记录的经脉线路和体表部位，描述十分准确，不会使人产生歧义，其中能够看出经络学说具有解剖学方面的知识作为基础。

今天我们知道，正确的解剖姿势是严格解剖学的第一步！大约很少有人料到，秦汉时期的医家已经知道了解剖姿势，而这个解剖姿势从轩辕岐伯开始一直沿用至今，只是我们日用而不知罢了，现予拈出，颇可以就证于通人也。

2012 年四川省成都市天回镇老官山汉墓出土了大量医简和一尊制作精良的人体经穴漆人，被命名为"经穴髹漆人像"，据认为是古代用于演示经脉教学的模型。这个漆人呈解剖姿势站立：身体直立，面向前方，两眼平视正前方，足尖向前，双上肢下垂于躯干的两侧，掌心向前（见图 18，文末）。

今天的学者认为，人体解剖知识的积累是经脉学说的起源之一[②]。这种说法是有道理的。我们将"经穴髹漆人像"与现代医学的

---

① 严健民. 殷商至两汉创立经脉学说的解剖基础 [J]. 中国中医基础医学杂志，2003，9（10）：5-7.

② 严健民. 论经脉学说起源的必备条件 [J]. 中华医学杂志，1997（27）2：86-90.

解剖姿势进行对比：身体直立，面向前方，两眼平视，两足并拢，足尖向前，双上肢下垂于躯干的两侧，掌心向前。这个姿势与医科大学的解剖学教材（见图19）可谓同高度重合，并与今天的国家卫生部门颁布的"标准针灸经穴挂图"（见图20）如出一辙，对此，中医从业者可谓尽人皆知，所缺者是将三者进行比较所产生出来的思考。孟子说："行之而不著焉，习矣而不察焉，终身由之而不知其道者，众也。"（《孟子·尽心上》）诚哉斯言！"经穴髹漆人像"两脚未能并拢，估计与并拢无法站立有关。

"经穴髹漆人像"为针灸教学而设，但实际上它就是古代人体解

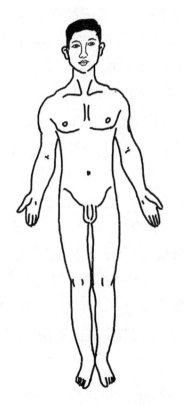

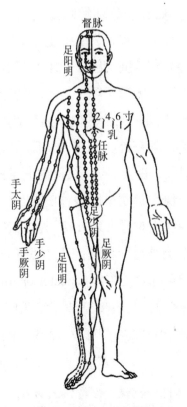

图19　现代医学的人体解剖姿势
（选自张黎、罗利主编《人体表面解剖学》，广东科技出版社，2003年1月）

图20　标准针灸经穴挂图
（选自沈雪勇主编《经络腧穴学》，中国中医药出版社，2003年1月）

剖的标准姿势，与今天的解剖姿势相比：同样的站立，同样将掌心朝前——这一点尤为不易——将双上肢下垂于躯干的两侧以分阴阳（前后），这样，前胸后背，阴经在前，阳经在后。手三阴经行于前，手三阳经行于后。足三阳经行于肢体的外侧，足三阴经行于肢体的内侧。不仅如此，《灵枢·经脉》在描述解剖部位的方法和术语方面也与现代解剖极为相似。

现代解剖学将身体胸腹头面称为"前"（anterior），而人体背部称为"后"（posterior）。古代解剖同样如此。"背为阳，腹为阴"①，将人体躯干划分为前后两个部分："背为阳"，躯干背部属阳，背部及其自然延伸到的上下肢的外侧都属阳；"腹为阴"，胸前属阴，俗称"前面"，由胸腹分别延伸到的上下肢的内侧都属阴。今天解剖学将"阴阳"作为"前后"来表述，具体地说，阳经分布于背部和四肢外侧，阴经分布于胸腹部（足阳明胃经除外）和四肢内侧。其中手三阳经行于上肢外侧和头项，足三阳经行于头枕、背部和下肢外侧；手三阴经行于胸部和上肢内侧，足三阴经行于下肢内侧和胸腹部。这里可以看到，阳在外，阴在内，阳在前，阴在后，"阴阳"与现代解剖学的"前后"完全对应，只是称谓不同。

现代解剖学以身体的中线（midline）为准，距中线近者为内侧，离中线相对远者为外侧。古代解剖以任督二脉为身体正中线。任脉从下腹至颈行于胸腹前正中线（anterior midline）上，督脉从尻至头项行于背部之正中线（posterior midline）上。显然在古人的意识中，已经存在前后正中线的概念，知道以身体的中线为准，将前后正中线的近端一侧称为"内"，远端一侧称为"外"，这与今天的解剖学的方

---

① 《素问·金匮真言论》："故背为阳，阳中之阳，心也；背为阳，阳中之阴，肺也；腹为阴，阴中之阴，肾也；腹为阴，阴中之阳，肝也；腹为阴，阴中之至阴，脾也。"原义是心肺在上为阳，心肺系于背；肝肾在下为阴，肝肾系于腹。所以"背为阳，腹为阴"。后来这句话常用来解释十二经脉阴经在腹、阳经在背的现象。

位完全相同。例如，足太阳膀胱经缘脊柱下行，行于后正中线旁开处，左右各一，"其支者，从腰中下挟脊贯臀，入腘中；其支者，从髆内左右，别下贯胛，挟脊内，过髀枢"（《灵枢·经脉》），这里"脊内""髆内"的"内"指的是靠近后正中线，即近端的一侧。再如，足阳明胃经"从缺盆下乳内廉……下足跗，入中指内间；其支者，下膝三寸而别，下入中指外间"（《灵枢·经脉》）。这里的"内廉"就是乳房靠近前正中线的一侧，亦即近端的一侧；"中指内间"位于足背第二、第三趾间，也在前正中线近端的一侧；而"中指外间"是前正中线远端的一侧。又如，足太阴脾经"循指（趾）内侧白内际"（《灵枢·经脉》）的"内侧"，即靠近前正中线一侧；足太阳膀胱经"循京骨至小指外侧"（《灵枢·经脉》）的"外侧"，指远离前正中线的一侧。这与现代解剖学的内外不谋而合。

在《灵枢·经脉》中，"内"常被用来指上下肢的内侧手足阴经所过之处，如上臂的阴面即内侧称为"臑内"（手太阴经），膝盖内侧即阴面为"腘内"（足少阴肾经），大腿内侧亦即阴面称"股内"（足少阴肾经）等；而"外"常被用以指上下肢的外侧手足阳经分布的部位。如上臂的阳面即外侧称为"臑外"，肘的阳面即外侧称为"肘外"（手阳明大肠经），踝关节的阳面即外侧称为"外踝"（足少阳胆经），大腿外侧称为"髀外"（足太阳膀胱经）等。尽管前正中线的内外与上下肢的内外在称呼上稍嫌雷同，但中规中矩，不会产生歧义。

现代解剖在描述上肢的结构时，由于前臂尺、桡骨并列，尺骨在内侧，桡骨在外侧，故可以用尺侧（ulnar）代替内侧，用桡侧（radial）代替外侧。《灵枢·经脉》与此极为相似，例如"肺手太阴之脉……下循臑内，行少阴心主之前，下肘中，循臂内上骨下廉"，用"上骨"即桡骨代替外侧，"下骨"即尺骨代替内侧。

据以上分析，使我们清楚地看到，经脉体系建构的时候，古人已经有了较为成熟的体表解剖学，而最为有趣的是，在时间跨度长达二千余年的两个解剖学，在姿势、术语、方位、描述方法、记录以及图像上几乎一模一样，读来颇有穿越之感。

如何解释这一现象呢？对此，钱锺书有"打通"之说："东海西海，心理攸同；南学北学，道术未裂。"①心理缘于事理，事理缘于物理，古今中外均无二致。古人与今人，中国与海外，尽管时光阻断，消息隔绝，音问不通，但在相同的情况下会做相同的事。冬天重裘，夏日葛巾，涉水用舟，平原骑马，方土所资，自然而能。同样的道理，正确的解剖姿势今人不得之于古人，古人不得之于洋人，古今中外皆得之于人体格局，得之于身体的上下前后，正所谓治水者"学之于水，不学之于禹也"，因而人事医事常有"殊体而合于理，其所由异路而同归"者②。

在对脏腑功能的认识上，东西方的古代先贤亦多有相通之处。在实验医学建立之前，古希腊医学认识人体生理的方法与中医极为相同，都是通过对生命的体验和整体观察，采用以常恒变的方法，或从生理上去推测病理，或从病理上去推测生理，加以感悟，"本性命，穷神极变"，中外同调。例如，古希腊的恩培多克勒认为"呼吸不仅通过肺，而且通过皮肤"；柏拉图认为肝"是一面反映智慧精神的镜子，它可被苦所扰乱，或被甜所镇静……肝几乎是处在精神的地位而从属于智慧"；希波克拉底认为"血液贮存在肝中……灵气由管道通到心"；克罗吞的阿尔克马翁"提出医学应该结合哲学理论，并且从而导致了同律观念，即所有构成人体的物质是完全和谐的。按照这种观念，健康就是一种完全和谐的状态，疾病只不过是和谐遭到破坏的表现，而治疗就是从混乱的状态返回到和谐。"③这类来自生命体验的感悟与中医藏象学说中的"肺主气，外合皮毛""肝藏血""肝藏

---

① 钱锺书. 谈艺录［M］. 北京：中华书局，1999：1
② 钱锺书. 管锥编（第一册）［M］. 北京：中华书局，1999：50.
③ 卡斯蒂廖尼. 医学史［M］. 桂林：广西师范大学出版，2003：99–120.

魂""肝苦急，急食甘以缓之""心主血""心藏神""阴平阳秘，精神乃治，阴阳离决，精神乃绝"等理论，以及治疗疾病在于"补偏救弊，调平阴阳"的观点竟是这样的相似，这样的不谋而合。对此，有的学者对于这样的巧合颇感不解，其实，这不能算是巧合，而是无论东方西方，人同此心，心同理同，都得之于人体生命感悟，得之生活体验，得之于整体观察，"心之同然，本乎理之当然，而理之当然，本乎物之必然，亦即合乎物之本然也"①。

古代解剖曾有过不少具有探索意义的工作，如大脑的解剖，对眼系、跷脉的解剖等②。有学者指出经脉的解剖："《灵枢·经脉》'手阳明脉，其支者，从缺盆上颈贯颊，入下齿中''足阳明……下循鼻外，入上齿中'。《经脉》的描述，较《阴阳》和《寒热病》的描述清楚多了。对于《经脉》关于齿脉的描述，我曾依据现代解剖进行对照：'上颈贯颊'，'是对颈外动脉行走方向的描述，颈外动脉供血面宽，很多分支分布于面颊，由它分出的上颌动脉再分出下齿槽动脉于下颌支内面穿入下颌孔，并经下颌管出颏孔'。可见'上颈贯颊入下齿中'是当时的经脉学家们在面部解剖过程中见到了颏孔有经脉穿入的实录。同样'足阳明脉……下循鼻外，入上齿中'也是在面部经脉解剖过程中见到了'来自上颌动脉分支的眶下动脉从眶下孔（四白穴）穿出的实录'。"③

现在看到的古代解剖术语多为体表的解剖，多与十二经脉循行有关。例如，巅，足太阳经"上额交巅"；盖，"脑为髓之海，其输上在于其盖"；头角，足少阳"上抵头角"；目锐眦，足少阳经"起

---

① 钱锺书. 管锥编（第一册）［M］. 北京：中华书局，1999：50.
② 严健民. 秦汉颅脑解剖在《内经》医学理论创立中的作用［J］. 自然科学史研究，1995，14（2）：6.
③ 严健民. 论殷商至两汉创立经脉学说的解剖基础［J］. 中国中医基础医学杂志，2003，9（10）：3.

目锐眦"，手太阳经"至目锐眦"；内眦，手少阳经别"合目内眦"；颃，足阳明经"起于鼻，交颃中"；颐，手太阳经"上颐"，手少阳经"抵颐"；枕骨，"头横骨为枕"；颃颡，足厥阴经"上入颃颡连目系，与督脉会于巅"；会厌，"会厌者，声音之户也"；肩解，手太阳经"出肩解，绕肩胛"；渊腋，手少阴经别"出渊腋两筋之间"等。

内脏解剖除了认识到心、肝、脾、肺、肾；胆、胃、大肠、小肠、膀胱、膻中等脏器的位置之外，还对某些脏腑的功能有过仔细的观察。例如，《管子·内业》"凡心之刑，自充自盈"，这是看到了心脏在胸腔内一舒一缩地自主搏动。并且，通过解剖测量得出脏腑经脉骨骼的大小长短等数据。例如《灵枢·脉度》就记录了脉的长短，又如《灵枢·肠胃》《灵枢·平人绝谷》记录了胃、回肠的大小、长度和容积，以及《灵枢·骨度》对人体骨节尺寸等。不过，中国古代解剖旨在为天人同构提供证据，司外揣内者多，并不太重视实际脏腑的形状和所测数据的准确性，故不得以现代的学术观念视之。

综上所述可知，自春秋迄于秦汉一段时期，古医家有过颇为系统的人体解剖，存在过大量的解剖记录，并且在人体体表解剖方面，取得过颇为瞩目的成就。那时有古今中外通行的解剖学姿势，有过前后正中线的观念，有规范的解剖方位，颇为严谨的解剖术语，其时的医家对脏腑有过活体观察，认识到众多器官和人体组织，如果没有这类前期工作，藏象学说是不可能建立起来的，对经脉、经筋、络脉等线路和走向的准确描述也是不可实现的。此后的两千年间就很少有解剖记录了，学术界认为这或者得益于秦汉之前的人们尚无"身体发肤，受之父母，不敢毁伤"的观念[①]。

古代医家获得解剖的机会不多，偶尔有之，则是在刑场上，那种地方恐怖、血腥、肮脏，毫无严肃的学术氛围可言。下面这个行刑场

---

① 礼记·孝经［M］. 胡平生，陈美兰，译注. 北京：中华书局，2007：221.

面被常被学者们称为古代官方组织的人体解剖：

> 《汉书·王莽传》："翟义党王孙庆捕得，莽使太医、尚方与巧屠共刳剥之，量度五藏，以竹筵导其脉，知所终始，云可以治病。"

"巧屠"是屠彘屠狗具有巧技的人。"刳剥"是虐杀，场面太过血腥，正常人大约只有觳觫的分儿，遑论研究！"尚方"是掌管方药的小官，地位与"太医"相等；"云可以治病"，使我想起了鲁迅的《药》。

古代解剖大多就是在屠杀和酷刑中发展起来的。虽然环境恶劣，但亦不可轻视曾经有过的成就。例如，刖刑，把脚砍掉。《史记·鲁仲连邹阳列传》："昔卞和献宝，楚王刖之。"如果受刑者因大出血，或感染死亡，这是罚大于罪，执刑的人会受到严厉的处罚。所以执刑者必须具备许多关于血管、骨骼的解剖知识和止血防感染的方法。比如将受过宫刑的人闭于蚕室之中就是防止受风感染，这就是此类方法之一。在古代，这类知识多为经验积累，而且只有父子相传或师徒相授。一种刑罚废除后，关于它的知识也就失传。如《周礼·司刑》注："断足也。周改膑作刖。"废除砍断下肢的刑罚之后，关于其处的骨周围韧带和血管的解剖知识也就不再保存，有关截肢后结扎止血的方法可能就此失传。

中医藏象学说却是建立在天人相应的观念之上，天地广大，不可测量，古人相信从解剖获得的诸如"脉之长短，血之清浊，气之多少"等数据，扩而大之，可以推知自然界中十二经水的"大小、深浅、广狭、远近"（《灵枢·经水》）；反之，亦可根据十二经水的风水推知人体经脉中的气血多少、血液清浊等情况。古代解剖的实质是"近取诸身，远取诸物"，即取类比象在"实证"方面的体现。可以想见，当观察和测量所得的数据出现了与天数不一致的情况时，结果肯定是削足适履来迁就天道。这种观念会严重阻碍探索未知领域的兴趣，这大约就是中医学未能发展出一套形态医学的原因吧。

汉魏以后近两千年来，有史料可查的解剖事件不过数次，都与行刑有关，处决人犯之后用于解剖，并请画师当场绘成图册。这类图画似颇随意，不具正确的解剖姿势，画师或从正面，或从侧面描画出五脏六腑的大致情况，其中没有方位的指向，也没有规范的解剖术语，可谓圂圂为之了（见图21）。今天的医学者都知道，解剖姿势是解剖学之第一步，秦汉的医家已经迈出了至为关键的一步，垂范在兹，昭示千古，可惜后世的从业者未能读懂其中的奥义，因而不能踵其祖武，也就不能履大人之迹，福履绥之，因而这类图册的医学价值不大！诗云："君子所履，小人所视"（《小雅·谷风之什》），此之谓也。

此后中医藏象的脏腑位置

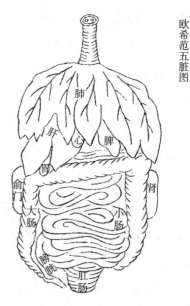

欧希范五脏图

图21 《循经考穴编》载 "欧希范五脏图" ①

---

① 《宋史·卷四百九十五·列传第二百五十四·蛮夷三》："有区希范者，思恩人也。狡黠颇知书，尝举进士，试礼部。景祐五年，与其叔正辞应募，从官军讨安化州叛蛮。既而希范击登闻鼓求录用，事下宜州，而知州冯伸己言其妄，编管全州。正辞亦尝自言功，不报。二人皆觖望。希范后辄遁归，与正辞率族人及白崖山酋蒙赶、荔波洞蛮谋为乱，……明年，转运使杜杞大引兵至环州，使摄官区晔、进士曾子华、宜州校吴香诱赶等出降，杀马牛具酒，给与之盟，置曼陀罗花酒中，饮者皆昏醉，稍呼起问劳，至则推仆后庑下。比暮，众始觉，惊走，而门有守兵不得出，悉擒之。后数日，又得希范等，凡获二百余人，诛七十八人，余皆配徒。仍醢希范，赐诸溪峒，缋其五藏为图，传于世，余党悉平。"宜州推官吴简进行了解剖，与绘工宋景合作将解剖死者的组织器官绘成图谱，名曰《欧希范五脏图》，已佚。今天的学者认为明代不著撰人的《循经考穴编》所载"欧希范五脏图"是"我国唯一遗存至今的《欧希范五脏图》"——靳士英，靳朴.《存真图》与《存真环中图》考 [J]. 自然科学史研究，1996，15（3）：13.

大约就是以宋代图册为准，由于缺少严格解剖学意义上的训练，这类图册难免存在不少的错误。清代医家王清任立志欲改正这类书中的脏腑错误，著有《医林改错脏腑记叙》一书，从中颇可以看到明清医家格物致知的方法和态度，值得一叙。

"嘉庆二年丁巳，余年三十，四月初旬，游于滦州之稻地镇。其时彼处小儿，正染瘟疹痢症，十死八九。无力之家，多半用代席裹埋，代席者，代棺之席也。彼处乡风，更不深埋，意在犬食，利于下胎不死。故各义冢中，破腹露脏之儿，日有百余。余每日压马过其地，初未尝不掩鼻，后因念及古人所以错论脏腑，皆由未尝亲见，遂不避污秽，每日清晨赴其义冢，就群儿之露脏者细视之。犬食之余，大约有肠胃者多，有心肝者少。互相参看，十人之内，看全不过三人。连视十日，大约看全不下三十余人，始知医书中所绘脏腑形图，与人之脏腑全不相合，即件数多寡，亦不相符。惟胸中隔膜一片，其薄如纸，最关紧要。及余看时，皆以破坏，未能验明在心下心上，是斜是正，最为遗憾，至嘉庆四年六月，余在奉天府，有辽阳州一妇年二十六岁，因疯疾打死其夫与翁，解省拟剐，跟至西关，忽然醒悟，以彼非男子，不忍近前，片刻行刑者提其心与肝肺，从面前过，细看与前次所看相同。后余在京时，嘉庆庚辰年，有打死其母之剐犯，行刑放崇文门外吊桥之南，却得近前，及至其处，虽见脏腑，膈膜已破，仍未得见。道光八年五月十四日，剐逆犯张格尔，及至其处，不能近前，自思一篑未成，不能终止。不意道光九年十二月十三日夜间，有安定门大街板厂胡同恒宅，请余看症，因谈及膈膜一事，留心四十年，未能审验明确。内有江宁布政司恒敬公言，伊曾镇守哈密，领兵于喀什噶尔，所见诛戮逆尸最多，于膈膜一事，知之最悉，余闻言喜出望外，即拜叩而问之。恒公鉴余苦衷，细细说明形状。余于脏腑一事，访验四十二年，方得的确，绘成全图"。

据这篇文字记载，清代小儿患麻疹痢疾就"十死八九"，死亡率奇高，"破腹露脏之儿，日有百余"，暴尸荒野，今天不忍卒读。为了弄清人体的隔膜是位于心上还是心下这一个今天看来完全不是问题的问题，王医生竟然花去了四十二年时间，终于有了一个偶然的机会得以听人"细细说明"，便就此作为人体隔膜的"形状"而载入其旨在"改错"的医书，并且一点没有需要验明真伪的想法。这样的行事方式应该与科研意识无关，而是缺乏道听途说不足为凭的常识！这种现象应该与明清士大夫四体不勤，普遍缺乏动手能力的习性有关。

反观两千年前遗存的解剖记录，可以窥见标准的解剖姿势，能够读到规范的解剖术语，看到行之有效的准确定位，使今天的我们知道古代中国曾经存在一套解剖体系，用以对照后世医家的研究方法和治学态度，难免油然生出尊古贱今的感喟。明清时期的学者早已漠然于生命之感悟，古先创造之元气荡然无存！王医生对中医的贡献不在于"改错"，而是"五大逐瘀汤"。不过话说回来，尽管后世医家没有继承秦汉时期颇具现代意义的解剖学，但并不影响中医按照自身的逻辑发展出一套生理病理和被称为辨证施治的治病方法。

第七章
"人是万物的尺度"
——"十二经水"的地理历史文化医学景观

> "往矣春秋梦，依然亘古山。"[1]
>
> ——作者

　　古人认为，历史上发生过的那些震烁古今的伟大事件，其气长留于天地之间，溉及四海，与山川共存，或荟蔚洇润于宫廷学府，嘘噏荡溢于江河湖泊，或凝结充塞于深沟大壑，搏击掀发于广漠沙碛，而其气汗漫流行感应于人，各入其所喜之脏腑，于是脏腑之气外应于九州九野，经脉之气外合于"十二经水"，非但天人合一，地与人亦合而为一也。

　　这就是《灵枢·经水》立论的人文基础。大约因为无益于临床，古今医家很少有人对之进行深入的研究，甚可憾也！这是一片尚未开垦的土地，其中涉及许多历史文化景观，饶有意趣。原文较长，引之如下，逐一解析：

---

[1] 作者《黄河老牛湾长城段》诗："野戍凭高岸，黄河一道湾。烽堠千里警，水陆两重关。往矣春秋梦，依然亘古山。风云与人世，舒卷两悠闲。"

287

《灵枢·经水》:"黄帝问于岐伯曰:经脉十二者,外合于十二经水,而内属于五脏六腑。夫十二经水者,其有大小、深浅、广狭、远近各不同,五脏六腑之高下、小大,受谷之多少亦不等,相应奈何?夫经水者,受水而行之;五脏者,合神气魂魄而藏之;六腑者,受谷而行之,受气而扬之;经脉者,受血而营之。合而以治奈何?刺之深浅,灸之壮数,可得闻乎?

"岐伯答曰:善哉问也!天至高,不可度,地至广,不可量,此之谓也。且夫人生于天地之间,六合之内,此天之高,地之广也,非人力之所能度量而至也。若夫八尺之士,皮肉在此,外可度量切循而得之,其死可解剖而视之,其脏之坚脆,腑之大小,谷之多少,脉之长短,血之清浊,气之多少,十二经之多血少气,与其少血多气,与其皆多血气,与其皆少血气,皆有大数。其治以针艾,各调其经气,固其常有合乎?

"黄帝曰:余闻之,快于耳,不解于心,愿卒闻之。岐伯答曰:此人之所以参天地而应阴阳也,不可不察。足太阳外合于清水,内属于膀胱,而通水道焉。足少阳外合于渭水,内属于胆。足阳明外合于海水,内属于胃。足太阴外合于湖水,内属于脾。足少阴外合于汝水,内属于肾。足厥阴外合于渑水,内属于肝。手太阳外合于淮水,内属于小肠,而水道出焉。手少阳外合于漯水,内属于三焦。手阳明外合于江水,内属于大肠。手太阴外合于河水,内属于肺。手少阴外合于济水,内属于心。手心主外合于漳水,内属于心包。凡此五脏六腑十二经水者,外有源泉而内有所禀,此皆内外相贯,如环无端,人经亦然。故天为阳,地为阴,腰以上为天,腰以下为地。故海以北者为阴,湖以北者为阴中之阴,漳以南者为阳,河以北至漳者为阳中之阴,漯以南至江者为阳中之太阳,此一隅之阴阳也,所以人与天地相参也。"

天之浩瀚，地之广阔，"非人力之所能度量而至也"。古人能力有限，无法对分布于天下九州的十二经水进行测量，尽管如此，也并非完全没有办法。由于"人之所以参天地而应阴阳"，人体经脉与九州经水之间具有同构性，十二经脉之气来自地气，外合于十二经水，于是古人认为，通过"度量切循"人体的皮肤肌肉，通过解剖获取"脏之坚脆，腑之大小，谷之多少""脉之长短，血之清浊，气之多少……"等"大数"，用以对比和参照，然后放而大之，就可以知道十二经水的"大小、深浅、广狭、远近"的大致情况了！——这才是中国古代解剖学的意义所在。古希腊智者普罗泰戈拉曾有一个著名哲学命题："人是万物的尺度。"大约古希腊人谁也没有料到，远隔万里之外的东方古国曾有医家从解剖学的角度阐释了这一命题，内容精彩纷纭。

为此，首先需要确定分布在九州之间的十二经水与人体十二经脉的对应关系："足太阳外合于清水，内属于膀胱，而通水道焉……"云云共有十二条。这些与经脉对应的经水是古人根据当时的文化、历史、地理和政治情形而精心设计的，同时也是从古代"天下"的视角来审视中医的藏象经脉，可以了解到一个时代地域的特殊性以及人文政治环境的独一性，因而可以据此知道《灵枢》的写作时代，深化中医对于人体脏腑经脉功能的理解，既形象又深刻。

第一节 脏腑外合十二经水

一、"足太阳外合于清水，内属于膀胱，而通水道焉"

清水是一条古河流，今天名已不存，但有迹可考。据《水经注·清水、沁水、淇水、荡水、洹水》①载：

> "清水出河内修武县之北黑山，黑山在县北白鹿山东，清水所出
> 也，上承诸陂散泉，积以成川。南流西南屈，瀑布乘岩，悬河注壑
> 二十余丈，雷赴之声，震动山谷。左右石壁层深，兽迹不交，隍中散
> 水雾合，视不见底。南峰北岭，多结禅栖之士，东岩西谷，又是刹灵
> 之图，竹柏之怀，与神心妙远，仁智之性，共山水效深，更为胜处也。
> 其水历涧飞流，清泠洞观，谓之清水矣。溪曰瑶溪，又曰瑶涧。清水
> 又南，与小瑶水合，水近出西北穷溪，东南流注清水。清水又东南流，
> 吴泽陂水注之，水上承吴陂于修武县故城西北。……陂南北二十许里，
> 东西三十里，西则长明沟入焉。水有二源，北水上承河内野王具东北
> 界沟，分枝津为长明沟。东径雍城南，寒泉水注之，水出雍城西北，
> 泉流南注，径雍城西。……东北过获嘉县北……东入于河。"

清水出于今天河南省卫辉市西北的白鹿山。《后汉书·袁绍传》
注引《英雄记》："绍在朝歌清水口。"即指此水。晋以后改道东会淇
水入白沟，隋以后自今新乡市以下成为永济渠的一部分，清水之名渐
废。今天的学者经清水上游按其"南流，西南屈"的河道走势特征推
析郦注所描述的清水上游源流大致相当于今卫河支流石门河②。

清水河"上承诸陂散泉，积以成川"，陂，大水塘。秦汉时期的
清水上游是由无数泉流和水塘汇聚成河，然后曲曲折折向"西南"方

---

① 《水经注》是北魏晚期的学者郦道元所著。其书名曰"水经"，有日月经天、江河行
　地的意思，应该受到《灵枢·经水》的影响，江河就是大地的经脉。《唐六典·注》
　说其"引天下之水，百三十七"。《水经注》看似为《水经》之注，实则以《水经》
　为纲，详细记载了一千多条大小河流及相关的历史遗迹、人物掌故、神话传说等，
　是中国古代最全面、最系统的综合性地理著作，也是一本研究《灵枢·经水》重要
　的参考书籍。

② 罗火金. 北魏修武县清水考 [J]. 焦作师范高等专科学校学报，2021，37（3）：3.

向，缓慢下行，沿途风景优美，有"悬河注壑二十余丈"的大瀑布，水声如雷，"震动山谷"。

今天的学者认为《水经注》"描述的情形很可能与今河南新乡辉县市太行山八里沟景区天河瀑布有关"[①]。清水全程皆是清澈的瀑布，冷冷的叠泉，"其水历涧飞流，清冷洞观，谓之清水矣"，可见清水以其水流之清澈而得名；清水最后经过"吴泽陂"（陂，湖泊。吴泽陂在太行大峡谷南端），向东入于黄河。

古人认为清水内合于人体的膀胱，取其气感与形似。健康的人小便清澈，有如"清水"，而水积成陂，有似于膀胱之贮尿，而排尿则有似于"悬河注壑"，至为形象。所以古人认为"足太阳外合于清水，内属于膀胱，而通水道焉"。这个"水道"就是尿道，"通水道"就是指膀胱有通利尿道的功能。

二、"手少阴外合于济水，内属于心"

济水，古代四渎之一，又名沇水。济水在《尚书·禹贡》《史记》《山海经》《水经注》都有记录。四渎，星官名，属井宿，共四星，所以四渎上应天象。古人认为它们与我国的四条大河——江、河、淮、济相对应，故名。《晋书·天文志》："东井南垣之东四星曰四渎，江、河、淮、济之精也。"因此，古济水的地位很高，与长江、黄河相若。

《尔雅·释水》称："江、河、淮、济，为四渎，四渎者，发源注海者也。"济水曾经与长江、黄河、淮河一样，都发源于内地，东注于大海。郦道元《水经注·济水》："《山海经》曰：王屋之山联水出焉，西北流，注于秦泽。……潜行地下，至共山南，复出于东丘。"王屋山是中条山的分支山脉，位于今天河南省济源市（济源以济水发

---

① 罗火金. 北魏修武县清水考［J］. 焦作师范高等专科学校学报，2021，37（3）：3.

源而得名），山西省晋城市阳城县、运城市垣曲县等市县之间。其源水以地下河向东潜流至共山（河南省卫辉县）以南，至济渎和龙潭地面涌出，形成珠（济渎）、龙（龙潭）两条河流，然后向东，不出济源市境就交汇成一条河，叫沇水，至温县西北始名济水。后第二次潜流地下，穿越黄河而不浑，在荥阳再次神奇浮出地面，济水流经原阳时，南济三次伏行至山东定陶，与北济会合形成巨野泽，出泽流经梁山东至安民亭南接汶水，又北经戴庙东、埠子头西，至鱼山向东北入渤海。济水流经河南、山东两省，全程约一千四百公里。

由于黄河泥沙沉积导致河床淤积而不断改道，多次挤占济水的河道，导致济水河床抬高，黄河南流之水越来越少，济水水量减少，逐渐干涸。清咸丰五年，黄河在铜瓦厢决口，夺大清河入海，至此济水彻底从地图上消失[①]。

在上古、中古时期，济水流域一直是华夏文明的中心区域，从夏至周都是王畿之地。《尚书·禹贡》将济水列为"四至"之一，即四方向夏都进贡的四条水路之一（见图22）。

"济河惟兖州。九河既道，雷夏既泽，澭、沮会同。桑土既蚕，是降丘宅土。厥土黑坟，厥草惟繇，厥木惟条。厥田惟中下，厥赋贞，作十有三载乃同。厥贡漆丝，厥篚织文。浮于济、漯，达于河。"

济水在山东分为九条河。雷夏，即今天的菏泽。"澭""沮"都是黄河的支流，已湮灭。澭、沮这两条支流与之会合，流入雷夏泽（山东菏泽市东北）。其地土地膏腴，宜于种桑养蚕。坟，马融说："有膏肥也。"其处水草茂盛，树林条长。繇，茂盛。但土地属于中下等，

---

① 《现代汉语词典》载："济水，古水名，发源于今河南，流经山东入渤海。现在黄河下游的河道就是原来济水的河道。今河南济源，山东济南、济宁、济阳，都从济水得名。"

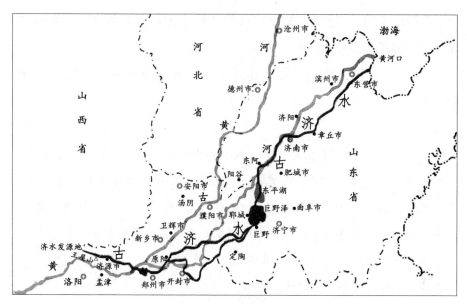

图22　古济水流域图
（作者自绘图）

地赋下下等级。贞，《尚书正义》说："贞即下下，为第九也。"这种
土地耕种十三年才与其他州的产量相同。济水流域所贡方物有漆、
丝、竹器、织锦等。贡品由船载经通过济水送到黄河，最后送到"夏
都"，今天认为是在河南省洛阳市偃师区"二里头"。

早在周代，从诸侯到民间，济水的信仰已深入人心。《左传·僖
公二十一年》载：

"任、宿、须句、颛臾，风姓也。实司大皞与有济之祀，以服事诸
夏。邾人灭须句，须句子来奔，因成风也。成风为之言于公曰：'崇明
祀，保小寡，周礼也；蛮夷猾夏，周祸也。若封须句，是崇皞、济而
修祀，纾祸也。'"

邾国（今山东省山亭区）灭了须句（今山东东平西北），须句君
逃到鲁国。鲁国为此讨伐邾国，须句得以复国。从这个故事可以看

到，任国、宿国、须句、颛臾这些位于济水流域的风姓小国，祭祀的是太皞伏羲氏和济水之神。

从三代至于秦汉，济水都被列为国家祭祀的对象。《史记·封禅书》载：

> "昔三代之君皆在河洛之间，故嵩高为中岳，而四岳各如其方，四渎咸在山东。至秦称帝，都咸阳，则五岳、四渎皆并在东方。自五帝以至秦，轶兴轶衰，名山大川或在诸侯，或在天子，其礼损益世殊，不可胜记。及秦并天下，令祠官所常奉天地名山大川鬼神可得而序也。于是自殽以东，名山五，大川祠二。曰太室。太室，嵩高也。恒山，泰山，会稽，湘山。水曰济，曰淮。"

周代祭祀的名山大川有"四渎"，即江、河、淮、济。但在秦一统天下之后，"常奉"的祭祀河流减至二条：济水和淮水，而长江黄河无预焉。这一现象值得注意；可见秦汉时期济水在人们眼中的地位远高于长江黄河。《新唐书》卷一百四十二高宗曰："天下洪流巨谷，不载祀典，济甚细而在四渎，何哉？"许敬宗对曰："渎之言独也。不因余水，独能赴海者也。……济潜流屡绝，状虽微细，独而尊也。"济水虽然微细，若断若续，但是独能流经千余里，且上应天象，所以受到人们的祭祀。

《水经注·济水》："又东径房城北。《穆天子传》曰'天子里甫田之路，东至于房'，疑即斯城也。……济水又东径济阳县故城南，故武父城也。城在济水之阳，故以为名，王莽改之曰济前者也。光武（刘秀）生济阳宫，光明照室，即其处也。《东观汉记》曰：光武以建平元年生于济阳县，是岁有嘉禾生，一茎九穗，大于凡禾，县界大熟，因名曰秀。"济水之滨的济阳县是汉光武帝刘秀的出生地，祥瑞频见，这使济水流域最终能合于君主"内属于心"无疑占重要一票。

济水发源地的山河稳固，有王者气象。《史记·孙子吴起列传》：

"魏文侯既卒，起事其子武侯。武侯浮西河而下，中流，顾而谓吴起曰：'美哉乎山河之固，此魏国之宝也！'起对曰：'在德不在险。昔三苗氏左洞庭，右彭蠡，德义不修，禹灭之。夏桀之居，左河济，右泰华，伊阙在其南，羊肠在其北，修政不仁，汤放之。殷纣之国，左孟门，右太行，常山在其北，大河经其南，修政不德，武王杀之。由此观之，在德不在险。若君不修德，舟中之人尽为敌国也。'"

其中"左河济"就是指黄河与济水，说夏朝的首都在黄河与济水交汇处；"泰华"义同大华，指今天陕西的华山，"伊阙"在洛阳南龙门，这些都是天险之地。济水发源处即今天的济源市，距洛阳仅六十公里。古人认为济水所在的洛阳一带有险可凭，是建都的好地方。

我们今天说黄河是华夏文明的发源地，秦汉魏晋的人们可能并不认同，他们大约会认为济水流域的人文景象才配得上文化发祥地，而黄河常有泛滥，造成深重灾难，因此秦代祭祀将其排除在外。济水流域山河稳固，中州有王者气象，其中有《穆天子传》的"天子里圃田之路"，即周天子所居之处，又是自夏至周的王畿之地。东汉光武帝刘秀出生在济水之阳的济阳宫。由于以上原因，济水内应手少阴心经，具备"君主之官"的所有条件。

三、"手心主外合于漳水，内属于心包"

漳水，上游由两河合一，一为清漳河，一为浊漳河，都发源于山西省东南部太行山腹地（今山西省晋中及长治等地），下游作为界河在经过区段划分河北与河南两省边界，到河北省邯郸市馆陶县合流卫河，称漳卫河、卫运河，进入海河水系的南运河。

《水经注·浊漳水、清漳水》："（漳水）又东出山，过邺县西……魏武又以郡国之旧，引漳流自城西东入，径铜雀台下，伏流入城东注，谓之长明沟也。渠水又南径止车门下。魏武封于邺为北宫，富有文昌殿。……左思《魏都赋》曰'三台列峙而峥嵘'者也。城有七门，南曰凤阳门，中曰中阳门，次曰广阳门，东曰建春门，北曰广德门，次曰厩门，西曰金明门，一曰白门。凤阳门三台洞开，高三十五丈，石氏作层观架其上，置铜凤，头高一丈六尺。东城上，石氏立东明观，观上加金博山，谓之骼天。北城上有齐斗楼，超出群榭，孤高特立。其城东西七里，南北五里，饰表以砖，百步一楼，凡诸宫殿，门台、隅雉，皆加观榭。层甍反宇，飞檐拂云，图以丹青，色以轻素。当其全盛之时，去邺六七十里，远望苕亭，巍若仙居。魏因汉祚，复都洛阳，以谯为先人本国，许昌为汉之所居，长安为西京之遗迹，邺为王业之本基，故号五都也。"

郦道元认为左思的《魏都赋》写的是漳水之旁的邺城，这里是曹魏的发祥地。左思是西晋时期的文学家，从赋中可到，直到晋代、北魏时期，邺城仍然雄踞于漳水之滨。赋中大肆渲染邺城的宫殿巍峨，繁华富丽，笔者拮取赋中词彩，欲使中医学者见识其宏伟富丽，城池之坚固，足以与"心主之宫城"的地位相当。

本来，"心主之宫城"是在膻中的位置上，后来大约考虑到膻中为天子近臣或弄臣，不能与相傅、将军并列，遂让位于心包络。其时在人们的思想里心包络之"代心受邪"等同于心主宫城的作用，出于这样的考虑，《灵枢·经水》以漳水内应心包络，将邺城设为卫城。

曹操在官渡之战击败袁绍之后，进入邺城。曹操受封魏王（216年）之后，邺城就成了魏王的都城（其时汉献帝的朝廷在许昌），著名的铜雀台就建于漳水之旁。建安二十五年（220年），曹操之子曹丕取代汉献帝，建立魏国，随后迁都洛阳，但邺城仍然为"王业之本基"，是一个仅次于洛阳的重要城市。魏以洛阳为京师，长安、谯、许昌、邺城、洛阳为"五都"，足见邺城之重要。

邺城位于太行山之东麓，扼河北之咽喉，南窥中原，雄视中州，护卫洛阳，其处山川雄险，易守难攻。战国时期西门豹为邺令"引漳以溉邺，民赖其用"（《史记·河渠书》），漳水河畔土地肥沃，易于农桑，是兵家攻守之地。其为洛阳之外卫，有如心包之护卫心脏。

建都洛阳，将邺城作为卫城，这个事件在中国的历史上是唯一的，只发生在曹魏时期（见图23）。因而据此可以断定：《灵枢·经水》作于曹魏建国之后，彼时的洛阳已是曹家的国都，邺城成了曹家的卫城，正符合《灵枢·胀论》所云："膻中者，心主之宫城也。"漳水旁有邺城，而邺城卫护魏都洛阳，一如心包为心脏之宫城，因此，手厥阴心包经外合于漳水的说法，只可能发生在曹魏时期。

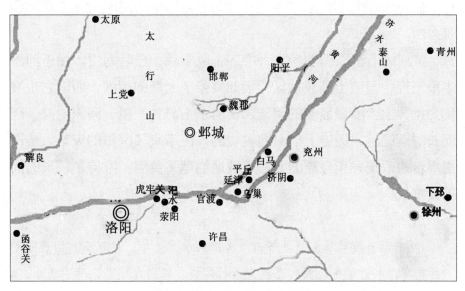

图23　曹魏时期的洛阳与邺城
（作者自绘图）

四、"手太阴外合于河水，内属于肺"

河水，就是黄河，中国第二条大河。黄河发源于青藏高原巴颜喀拉山北麓的约古宗列盆地，自西向东分别流经青海、四川、甘肃、宁夏、内蒙古、山西、陕西、河南及山东等省，最后流入渤海。

> 《水经注·河水》："……出其东北陬，《山海经》曰：昆仑虚在
> 西北，河水出其东北隅。《尔雅》曰：河出昆仑虚，色白；所渠并
> 千七百一川，色黄。《物理论》曰：河色黄者，众川之流，盖浊之也。
> 百里一小曲，千里一曲一直矣。汉大司马张仲议曰：河水浊，清澄一
> 石水，六斗泥。而民竞引河溉田，令河不通利。至三且，桃花水至则
> 河决，以其噎不泄也。禁民勿复引河，是黄河兼浊河之名矣。"

九曲黄河，千里一曲，正可谓"九曲黄河万里沙"（刘禹锡诗），
在十二经脉清浊问题上，"黄河兼浊河之名"，河水内应之手太阴肺经
其血浊。

黄河中上游以山地为主，中下游以平原、丘陵为主。由于河流
中段流经中国黄土高原地区，因此夹带了大量的泥沙，所以它也被
称为世界上含沙量最多的河流。黄河水土流失严重，河床抬高，因
而长时期泛滥，历史上给沿河流域的人民带来了深重的灾难。传说
夏禹曾采取疏导和分流的方法有效地治理了黄河，维持了较长时间
的安宁。

> 《史记·河渠书》："夏书曰：禹抑洪水十三年，过家不入门。陆
> 行载车，水行载舟，泥行蹈毳，山行即桥。以别九州岛，随山浚川，
> 任土作贡。通九道，陂九泽，度九山。然河灾衍溢，害中国也尤甚。
> 唯是为务。故道河自积石历龙门，南到华阴，东下砥柱，及孟津、
> 雒汭，至于大邳。于是禹以为河所从来者高，水湍悍，难以行平地，
> 数为败，乃凿二渠以引其河。北载之高地，过降水，至于大陆，播
> 为九河，同为逆河，入于勃海九川既疏，九泽既洒，诸夏艾安，功
> 施于三代。"

汉文帝十二年（前 168 年）黄河在酸枣县决口，之后又在附近的白马县决口，这两次决口使得黄河被迫改道，自顿丘改道东南流入渤海。汉武帝元光三年（前 132 年），黄河瓠子段（今濮阳西南）发生决口，洪水向东南冲入钜野泽，泛入泗水、淮水，淹及十六郡，灾情严重。汉武帝派大臣汲黯征调民夫和刑徒进行堵塞，因为水势太大，未能成功，致使这场水患持续了 20 多年。西汉的桓宽在其所著《盐铁论》中描绘了当时灾区的惨况："（黄河）泛滥为中国害，灾梁、楚，破曹、卫，城郭坏沮，蓄积漂流，百姓木栖，千里无庐，令孤寡无所依，老弱无所归。"直到汉武帝封禅泰山后的第二年，才动员全国的力量堵住了这个决口。

西汉平帝时，黄河又发生了决口，在汴渠一带泛滥了六十多年，兖、豫二州多遭水患。永平十二年（69 年），朝廷决定治理黄河，由水利专家王景负责，王吴副之。其事载于《后汉书·王景传》：

> "初，平帝时，河、汴决坏，未及得修。……后汴渠东侵，日月弥广，而水门故处，皆在河中，兖、豫百姓怨叹，以为县官恒兴佗役，不先民急。永平十二年，议修汴渠，乃引见景，问以理水形便。景陈其利害，应对敏给，帝善之。又以尝修浚仪，功业有成，乃赐景《山海经》《河渠书》《禹贡图》及钱帛衣物。夏，遂发卒数十万，遣景与王吴修渠筑堤，自荥阳东至千乘海口千余里。景乃商度地势，凿山阜，破砥绩，直截沟涧，防遏冲要，疏决雍积，十里立一水门，令更相洄注，无复溃漏之患。"

王景动用了几十万劳工，对黄河的堤防和泄洪闸进行了全面修整，尤其是自河南荥阳至黄河入海口千余里地段筑起牢固的堤防，使"河、汴分流"，又凿山平阜，深挖泄洪渠，在一些冲要的地方进行了"破砥"作业，以减缓水势，并于"十里立一水门"，大水来时引入其中，大水去后放入河道，使之"更相洞注"，以消除"溃漏"之患，获得了防洪、航运和稳定河道等巨大效益。此后，黄河八百年间没有决堤，两岸人民的生活长期安定。

在中国古代，治理黄河，使之不致泛滥成灾，才能保障粮食充足，社会稳定，人民安居乐业。西汉有河水泛滥的惨痛教训，也有治河成功的宝贵经验，使得古人明白治理黄河是一个关于国家长治久安的重大工程，需要调动全社会方方面面的力量，动辄动员军民数十万，这在古代就是全国性的大动员了，因而需要有一个好的宰相来主持其事。

《素问·灵兰秘典论》曰："肺者，相傅之官，治节出焉。"相傅，就是宰相、丞相。肺在五脏的君臣关系中具有宰相的职能，在两汉时期，治理黄河是宰相的主要工作，将"治节"放在"十二经水"的语境里，就是指治理黄河调节人事物资的多方能力，非宰相莫能办此。另一方面，肺之宣发肃降对人体水液代谢有调节的功能，因此，"手太阴外合于河水，内属于肺。"

五、"足厥阴外合于渑水，内属于肝"

渑水，古代的一条小河，在山东省淄博市临淄区西门，渑水由南向北，经长胡同、督府巷、东石桥、邵家圈，至王青庄南分为两支，北流经广饶入博兴者为渑水，西流经梧台入画水者为系水。民国九年《临淄县志》载："渑水与系水同源。"今已淤塞。《左传·昭公十二年》（前530年）晋昭公与齐景公会于渑水，齐景公说"有酒如渑，有肉如陵。寡人中此，与君代兴"，其中如渑之酒，就是渑水。

> 《水经注·沭水、巨洋水、淄水、汶水、潍水、胶水》："（淄水）又北，时渑之水注之。……水次有故封处，所谓齐之稷下也。当战国

之时，以齐宣王喜文学，游说之士，邹衍、淳于髡、田骈、接子、慎到之徒七十六人，皆赐列第为上大夫，不治而论议，是以齐稷下学士复盛，且数百十人。刘向《别录》以稷为齐城门名也。谈说之士，期会于稷门下，故曰稷下也。"

稷下学宫（见图 24，文末）创建于齐威王初年，位于淄水之滨，这是世界上第一所官家出资私家主持的高等学府，当时的天下英才荟萃于此，鼎盛时期多达千人，稷下"不治而议论"，开放、包容，是中国自由讲学、自由著述的发祥地，也是"百家争鸣"的摇篮，开创了先秦诸子学术文化的黄金时代，是中国文化发展史上的一座丰碑，其影响深远，及于此后的两千余年。邹衍曾在稷下受学，他的阴阳五行学说，流行于先秦两汉，后来成为中医藏象学说重要的基础理论。

淄水在十二经水中是最小的河流，流域不长，却因其旁有稷下学宫而名闻天下，并在"十二经水"中能够占有一席之地。

《史记·鲁仲连邹阳列传》载：鲁仲连谓"田单黄金横带，骋于淄淄之间"。《史记索隐》引《齐地记》云："齐城西门侧，系水左右有讲室，趾（址）往往存焉。"田单，齐国临淄人，初为小吏，后被拥立为齐将。田单用兵，善用于出奇制胜。

周赧王三十一年（前 284 年），燕昭王拜乐毅为上将军，统率燕、韩、赵、魏、秦五国之兵合力攻齐，齐军大败，下城七十余座，唯有莒城和即墨未被攻破，齐军退守其中，情况十分危急。

田单先使用反间计，燕王中计，撤掉乐毅，换上不会打仗的骑劫为将军，于是田单的机会来了。据《史记·田单列传》载：

"田单乃收城中得千余牛，为绛缯衣，画以五彩龙文，束兵刃于其角，而灌脂束苇于尾，烧其端。凿城数十穴，夜纵牛，壮士五千人随其后。牛尾热，怒而奔，燕军夜大惊。牛尾炬火光明炫耀，燕军视之皆龙文，所触尽死伤。五千人因衔枚击之，而城中鼓噪从之，老弱皆击铜器为声，声动天地。燕军大骇，败走。齐人遂夷杀其将骑劫。燕军扰乱奔走，齐人追亡逐北，所过城邑皆畔燕而归。田单兵日益多，乘胜，燕日败亡，卒至河上。而齐七十余城皆复为齐。乃迎襄王于莒，入临菑而听政。襄王封田单，号曰安平君。"

这就是历史上著名的"火牛阵"，大破燕军，然后追亡逐北，收复了七十余城，恢复了齐国之国祚。田单也一战成名，被封为安平君。司马迁评论田单用兵曰：

"太史公曰：兵以正合，以奇胜。善之者，出奇无穷。奇正还相生，如环之无端。夫始如处女，适人开户。后如脱兔，适不及距，其田单之谓邪？"

《素问·灵兰秘典论》："肝者，将军之官，谋虑出焉。"因此可以看出，古人理想中的将军不是仅具匹夫之勇的武夫，而是在稷下学宫一类的高等学府受过良好教育，接受过学术熏陶，接受过正规军事训练，谙通韬略，智信仁勇，像驰骋于淄渑之间的大将田单一样，是一个深具"谋虑"的人物 [①]。因此将足厥阴外合于渑水，认为将军应出自稷下。

六、"足少阴外合于汝水，内属于肾"

汝水源出河南省嵩县高陵山，流经临汝、许昌、汝南、潢川、新

———————
① 《孙子兵法·始计篇》："将者，智、信、仁、勇、严也。"

蔡诸县，注入淮河。汝水之引人瞩目是在其旁边发生了著名的昆阳之战。据《水经注·汝水》载：

> "汝水出河南汝州梁县勉乡西天息山……又东届尧山西岭下，水流两分，一水东径尧山南，为滍水也，即《经》所言滍水出尧山矣。……其水南出狐白川，北流注汝水，……汝水又东南，昆水注之，水出鲁阳县唐山，东南流，径昆阳县故城西。更始元年，王莽征天下能为兵法者，选练武卫，招募猛士，旌旗辎重，千里不绝。又驱诸犷兽，虎豹犀象之属，以助威武。自秦、汉出师之盛，未尝有也。世祖以数千兵徼之阳关，诸将见寻、邑兵盛，反走入昆阳。世祖乃使成国上公王凤、廷尉大将军王常留守，夜与十三骑出城南门，收兵于郾。寻、邑围城数十重，云车十余丈，瞰临城中，积弩乱发，矢下如雨。城中人负户而汲。王凤请降，不许。世祖帅营部俱进，频破之。乘胜，以敢死三千人，径冲寻、邑兵，败其中坚于是水之上，遂杀王寻。城中亦鼓噪而出，中外合势，震呼动天地。会大雷风，屋瓦皆飞，莽兵大溃。"

昆阳之战是历史上一场以少胜多的著名战役。公元23年（新莽地皇四年，刘玄更始元年），王莽派大将王邑、王寻率新军四十万包围昆阳城，"世祖"刘秀率三千铁骑从外猛攻，冲破数十重包围，斩杀王寻，城内守军亦开门杀出，里应外合，致使四十万新军土崩瓦解，"走者相腾践，伏尸百余里"，解除了昆阳之围，为最终推翻王莽的统治奠定了基础。这个发生在汝水旁边的战事，在东汉可谓是家喻户晓。

《素问·灵兰秘典论》："肾者，作强之官，伎巧出焉。"肾是命门元气所在的地方，《难经》认为肾中动气是推动经气环流的动力，因而是人体力量的来源处。《说文解字》："强，强弓有力也。"作强，就是用力拉弓。引申为使出最大的力气，发挥最大的潜能。伎巧，伎，同技。技能，巧，灵敏，灵巧。昆阳之战就是发挥了所有参战人员的最大潜能，展现了灵巧的搏击技术，故能以少胜多，取得重大胜利，所以，足少阴外合于汝水，内属于肾。

七、"手太阳外合于淮水，内属于小肠，而水道出焉"

淮水，即今天的淮河。淮河发源于河南省桐柏山区，由西向东，流经河南、安徽、江苏三省，最后在江苏扬州入于长江，全长约一千公里。淮河水系位于黄河与长江之间，有众多的支流汇入淮河主干，北岸支流多而长，流经黄淮平原；南岸支流少而短，流经山地、丘陵。淮河的水道古今改变较多，但仍然存在大量支流，水道纵横的现象两千多年来没有太大的变化。

近有学者说："……近人胡玉缙等人的研究，说明江淮之淮，古作'汇'者颇多其例，因而认为：'淮'字一形二义，音也不同。既为準绳字，又为汇合字……江淮字本作'汇'，即以淮合南北之水而得名。……由现在所知早期淮河流域的情况看，上古淮河的情况与后来的大不一样。上古淮河中游有一大水泽，整个中上游地区的河流全都汇入其中，近于一个大湖海，所以称为'淮海''淮极'。古有以'汇'为名的大泽，当也指此。中上游南、西、北三面的支系全都流入这个大水泽。"[1]

《灵枢·经水》将淮水内属于小肠，看图（见图 25）可知道"水道出焉"是淮水水系的形象表达，须予注意。今天的中医基础学常引《素问·灵兰秘典论》"小肠者，受盛之官，化物出焉"来说明小肠分别清浊的功能。对照淮河水系，总嫌此说似有不足，未能全赅小肠的生理；《灵枢·经水》指出小肠是"水道"，有水从中渗出，清浊攸分，并汇入膀胱，两说合参即得全豹。后世中医治疗水泻之"利小便

---

[1] 陈立柱，吕壮. 古代淮河多种称谓问题研究［J］. 史学月刊，2011（11）：11.

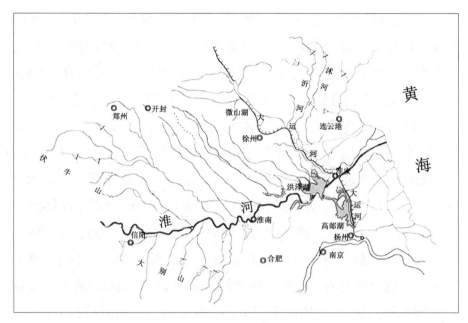

图 25　淮河流域图
（作者自绘图）

以实大便"的方法一本于此。

　　《灵枢·营卫生会》："下焦者，别回肠，注于膀胱而渗入焉。故水谷者，常并居于胃中，成糟粕，而俱下于大肠，而成下焦，渗而俱下，济泌别汁，循下焦而渗入膀胱焉。"据此，下焦"渗入"膀胱的水分既来自大肠，也来自小肠，所谓"济泌别汁"，应该包括了大小两肠的功能；而"上古淮河中游有一大水泽，整个中上游地区的河流全都汇入其中，近于一个大湖海"，这种情形形象地说明了大小肠将水分渗入膀胱，并贮存在膀胱这个"大湖海"里面的生理功能。解经至此，可知小肠淮水之喻乃古人深文，字字用心也！

八、"手少阳外合于漯水，内属于三焦"

　　在古代，漯水是北方从西向东的一条长河。据《水经注·漯水》

载:"漯水出雁门阴馆县,东北过代郡桑乾县南,漯水出于累头山,一曰治水。泉发于山侧,沿波历涧,东北流出山,径阴馆县故城西。"其上游有恢河、源子河两条河流,主流恢河发源于宁武县管涔山分水岭村,源子河发源于左云县截口山,两河在朔州市朔城区马邑村汇合后称桑干河,故漯水又名桑干河。后接纳黄水河、大峪河、鹅毛口河、浑河、口泉河、御河、吴城河、坊城河、古城河、马家皂河等支流,经大同入河北省境内,再过炎帝黄帝联盟与蚩尤大战的"涿鹿之野",进入永定河,过今天的北京市,从天津入海河,全程千余公里,最后流归渤海。

从漯水的起止看,流经山西、内蒙古、河北入于渤海,从西向东排列成一条长线,这条长线南向如囊,可以囊括当时汉文化的整个地区,大有囊括海内,包揽九州之势(见图26)。漯水对应人体有似于六腑中的三焦。"上焦出于胃上口,并咽以上贯膈而布胸中;……中焦亦并胃口,出上焦之后;……下焦者,别回肠,注于膀胱而渗入

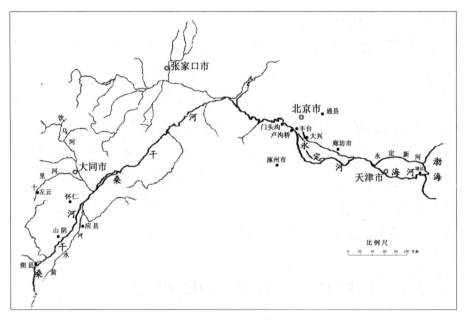

图26　漯水流域图
（作者自绘图）

焉。"（《灵枢·营卫生会》）三焦包裹了五脏六腑,《灵枢·经水》不取三焦的"决渎",而取其枵然之大,取其囊括无遗。明代医家张景岳在《类经·藏象类》中说:"三焦者,确有一腑,盖脏腑之外,躯壳之内,包罗诸脏,一腔之大腑也。"张景岳言下之意,《灵枢·经水》意中尽有。古人以漯水对应三焦可谓恰如其分,十分巧妙。

九、"足少阳外合于渭水,内属于胆"

渭水,即今天的渭河,是黄河最大的支流。《水经注·渭水》"渭水出陇西首阳县渭北亭南鸟鼠山"（今天甘肃省定西市渭源县鸟鼠山）,流经今甘肃省天水市,陕西省关中平原的宝鸡、咸阳、西安、渭南等地,至潼关汇入黄河。《水经注》转载了发生在渭水的两场战事:

> 《水经注·渭水》:"魏明帝遣将军太原郝昭筑陈仓城成,诸葛亮围之。亮使昭乡人靳祥说之,不下。亮以数万攻昭千余人,以云梯、冲车、地道逼射昭,昭以火射连石拒之。亮不利而还。……渭水又东径积石原,即北原也。青龙二年,诸葛亮出斜谷,司马懿屯渭南。雍州刺史郭淮策亮必争北原而屯,遂先据之。亮至,果不得上。渭水又东径五丈原北。《魏氏春秋》曰:诸葛亮据渭水南原,司马懿谓诸将曰:亮若出武功,依山东转者,是其勇也。若西上五丈原,诸君无事矣。亮果屯此原,与懿相御。"

曹魏建国后,与东吴修好,差不多算是天下太平。魏国唯一有战事的地区就在渭水流域,来自蜀汉诸葛亮的入侵。蜀军几次兵临渭水,其中一次兵锋已抵关中附近。所以,对于魏国来说,渭水地区十分重要,魏国的安危取决于位于渭水流域的关隘、城池,取决于渭水地区守将的胆略和勇气，可谓天下的安危系此一处！此正所谓"凡十一脏取决于胆"。如果渭水地区出了问题，其他"十一脏"，诸如中原地区的心脏洛阳、心包邺城、合于肾的汝水、合于膀胱的清水等十一个水域等都会受到震动和影响，形成魏国的全国性危机。这大约就是"足少阳外合于渭水，内属于胆"的意义所在。从前读经，始终不解何以"十一脏取决于胆"，今知其旨矣。

《素问·灵兰秘典论》："胆者，中正之官，决断出焉。"中正是官名。此官名出现得很早。《史记·陈涉世家》："陈王以朱房为中正，胡武为司过，主司群臣。"秦末陈胜自立为楚王时置此官，顾名思义，"中正"，就是公允廉正地考覈官员。历来此官受皇帝信任，在中央政府里供职；而中正工作在曹魏时期又有所不同。据《三国志·诸夏侯曹传》载：

"自州郡中正品度官才之来，有年载矣，缅缅纷纷，未闻整齐，岂非分叙参错，各失其要之所由哉！若令中正但考行伦辈，伦辈当行均，斯可官矣。何者？夫孝行着于家门，岂不忠恪于在官乎？仁恕称于九族，岂不达于为政乎？义断行于乡党，岂不堪于事任乎？三者之类，取于中正，虽不处其官名，斯任官可知矣。行有大小，比有高下，则所任之流，亦涣然明别矣。奚必使中正干铨衡之机于下，而执机柄者有所委仗于上，上下交侵，以生纷错哉？……台阁则据官长能否之第，参以乡闾德行之次，拟其伦比，勿使偏颇。中正则唯考其行迹，别其高下，审定辈类，勿使升降。台阁总之，如其所简或有参错，则其责负自在有司。官长所第，中正辈拟，比随次率而用之，如其不称，责负在外。然则内外相参，得失有所，互相形检，孰能相饰？斯则人心定而事理得，庶可以静风俗而审官才矣。"

曹魏时期的中正一官不在中央政府，而是设在各个"州郡"，职责有点像今天的组织部部长。各地中正的任务是"品度官才",考察当地读书人是否具有做官的素质。中正要了解本州哪些人"孝著于家门""仁恕称于九族""义断行于乡党",然后推举谁能"任斯官"。从前,中正提出了意见("权衡于下"),执政大员却"有所委仗",上下交侵,责任不明。现在,中正考察官员的行迹,列出人品的高下,"审定"之后,提出升迁的意见,而内阁("台阁")只需要看看上报的材料("简")是否属实,有无差错就可以委任了;如有差错,"责负在外",责任自在中正。这样可以避免职责不明、相互推诿。也就是说,虽云"台阁总之",但实际的任免权在于中正。曹魏政权赋予了中正更大的权力。

曹魏时期的中正为外官,这是因为渭水一带是前线,推荐谁能负起大任、考察谁能承担守边重任,中正的职责重大,需要自行"决断",这大约就是胆主决断、"足少阳外合于渭水,内属于胆"的原因吧。

十、"手阳明外合于江水,内属于大肠"

江水,就是长江。今天我们知道长江发源于青藏高原的唐古拉山脉西南侧,但古人认为岷江才是长江的源头。据《水经注·江水》载,长江"岷山在蜀郡氐道县(今甘肃省陇南地区的徽县),大江所出,东南过其县北。岷山即渎山也,水曰渎水矣。……又东南过犍为武阳县,青衣水、沫水从西南来,合而注之",在今天四川省宜宾市汇入大江,然后奔流直下数千里,东注于海。

《江赋》是东晋文学家郭璞著名的作品,描写的长江瑰奇壮丽颇具吞吐万有之势,且时间距曹魏较近,颇能代表当时人们对于长江的普遍认知。录两段如下,或有助于理解"手阳明外合江水"的意义。

"咨五才之并用，实水德之灵长。惟岷山之导江，初发源乎滥觞。聿经始于洛沫，扰万川乎巴梁。冲巫峡以迅激，跻江津而起涨。极泓量而海运，状滔天以森茫。揔括汉泗，兼包淮湘。并吞沅澧，汲引沮漳。源二分于岷崃，流九派乎浔阳。鼓洪涛于赤岸，沦余波乎柴桑。网络群流，商攉涓浍。表神委于江都，混流宗而东会。注五湖以漫潋，灌三江而漰沛。滈汗六州之域，经营炎景之外。所以作限于华裔，壮天地之崄介。呼吸万里，吐纳灵潮。自然往复，或夕或朝。激逸势以前驱，乃鼓怒而作涛。……尔乃域之以盘岩，豁之以洞壑，疏之以沱汜，鼓之以朝夕。川流之所归凑，云雾之所蒸液。珍怪之所化产，瑰奇之所窟宅。纳隐沦之列真，挺异人乎精魄。播灵润于千里，越岱宗之触石。及其谲变儵怳，符祥非一。……焕大块之流形，混万尽于一科。保不亏而永固，禀元气于灵和。考川渎而妙观，实莫着于江河。"

《素问·灵兰秘典论》："大肠者，传道之官，变化出焉。"古人认为大肠的肠道很长，有如长江，其功能在于"变化"和"传道"上。赋中"珍怪之所化产，瑰奇之所窟宅"颇见变化之奇，是为大肠吸收营养，变化糟粕之功；而"迅激""鼓洪涛""沦余波""混流""注""灌""豁之""疏之""归凑"都颇具传道之力。在五脏六腑中，大肠的位置靠于最下端，连接肛门，能将糟粕排泄出体外，其荡涤之势，一如长江一泻千里将大量泥沙送入大海。

十一、"足阳明外合于海水，内属于胃"与"足太阴外合于湖水，内属于脾"

古人称河流为经水，所谓经水，就是发源于陆地流入大海的河流。早在《管子·度地》就说："水有大小，又有远近，水之出于山而流入于海者，命曰经水。"据此，十二经水应该都是河流，然而，

"海水""湖水"于河流无考。即使千年沧桑，两条河流全部消失并且踪迹全无是绝不可能发生的事！因此"湖水""海水"不是河流而是湖泊和海洋。

据"故天为阳，地为阴，腰以上为天，腰以下为地"，古人用人体对应中国的地理，以江为界，长江以北属于"天"，是在"腰以上"的部位，属阳。因此，"漯以南至江者为阳中之太阳"，这样，长江以北的漳水、淮水、汝水、渭水、清水、渑水、济水、河水，包括整个中原地区皆为"阳中之太阳"。这个面积非常大；而"漳以南者为阳，河以北至漳者为阳中之阴"，这个"阳中之阴"的地区却很小，南北距仅百余公里。魏都洛阳和卫城邺城位于这一区域，所谓阳中之阴，有居于里层、深藏的意思。

长江以南则属于"地"，是"腰以下"的部位，属阴。"海以北者为阴，湖以北者为阴中之阴"。"海"，长江以南的"海"应该正是大陆南面的海，即今天的南海。从南海至湖属阴，则属阴的面积亦非常大；而"湖"属于"阴中之阴"，应在长江以南，靠北的部分，也就是靠近长江的湖泊，符合这个条件的有洞庭湖、鄱阳湖、太湖；"阴中之阴"这个横向地段亦较小，与长江以北的"阳中之阴"相对应。

因此可以知道，《灵枢·经水》中的湖水和海水都不是河流，而是大湖和大海，但考察脾胃特性又似有不然。其一，《素问·太阴阳明论》说："脾脏者常着胃土之精也，土者生万物而法天地，故上下至头足，不得主时也。"脾胃之气"上下至头足"遍布全身，并不局限于一处，所以外合于"腰以下"即长江以南的广大地区。脾胃属土，按照这个观点，凡是有土的地方，都是万物生长的地方，都能内合于脾胃。其二，《灵枢·海论》"胃者，水谷之海"，脾胃运化水谷，其功能实际上包括了大肠、小肠、三焦、膀胱等整个消化系统，《素问·六节藏象论》谓之为"器"，是内能容物；其三，据以上信息，则"足阳明外合于海水"的这个"海"，其所在既可能是南海，而更可能在南海以北，漯水以南整个"海内"，所谓应于"海水"应为海内之水。因为南海过于浩瀚，用以对应于胃，超出了古人的"天下"范围，变得毫无意义；"足太阴外合于湖水"，则应该是洞庭湖、鄱阳湖、太湖之一，或三者全占。脾的位置在五脏之中，其所对应的地区正在南北的中央。

以上就是十二经水与十二经脉以及相关脏腑对应的历史人文景观，总结一下可以获得更多的信息。手少阴心经外合济水，对应洛阳，洛阳为魏国的都城，天下的中心；手厥阴心包经外合漳水，漳水旁边有邺城，位于洛阳的东北。"漳以南者为阳，河以北至漳者为阳中之阴"，邺城到洛阳的南北距离不长，属于"阳中之阴"；这是王国的中心地带，对应之处"膈肓之上，中有父母"（《素问·刺禁》），"膈肓"在人体的区域亦不大，而"父母"则对应君主；山东的渑水位于洛阳的东方，属肝；山陕交界的河西地带内属于肺，这样，正好对应"肝生于左，肺藏于右"（《素问·刺禁》），据此可知古人在很长一段时间之内头脑里都存在着负阴抱阳的天人格局。"藏"字很有意思。黄河流经中原东归大海，经过洛阳附近；藏者，藏诸后，或藏诸右，因而手太阴外合于河水，指的是河西地带。

手少阴外合于汝水，《水经注》"汝水出河南汝州梁县勉乡西天息山"，流经临汝、许昌、汝南、潢川、新蔡诸县，注入淮河。许昌是东汉献帝的都城，曹操挟天子于此，因而这段地区一直是曹魏的经济中心，治理得井井有条。此前对于"肾治于里"（《素问·刺禁》）颇有不解，至此疑窦自消。

汝水流入淮水，淮水内属于小肠，小肠"水道出焉"。古淮河水网分布，"整个中上游地区的河流全都汇入其中"，故称"淮海"。清水之飞泉瀑布拟象于小便通利，而古淮水网汇入淮海则神似于肠道之济泌别汁，将多余的水分渗入膀胱也。

渭水远在西陲，如非此处战事频仍，系曹魏天下之安危，大约不会内属于胆；因为胆属少阳，位置应该居左，应该在肝的附近，即山东一带。手少阳三焦外合漯水，漯水从西向东，行经千余里，南向而包罗诸脏；手阳明合于江水，一泻千里；足之太阴阳明皆外合于江南之湖与海，湖应该是一个靠近长江的湖，洞庭、鄱阳、太湖三个湖泊，海或为海内亦或为今天的南海，甚望学者之见仁见智也。

《尚书·禹贡》载有九州（见图27），从十二经水的分布上看，各州皆有，没有偏遗。"手少阴心经外合济水"其地属于豫州，"手厥阴心包经外合于漳水"位于兖州，"足厥阴肝经外合于渑水"地属青州，"手太阴肺经外合于河水"流经雍、豫、兖、青等州，"足太阳膀胱经外合于清水"主体在冀州，"足少阳胆经外合于渭水"主体在梁州，"手太阳小肠经外合于淮水"主体在徐州，"手阳明大肠经外合于江水"流经梁、荆、扬州。"手少阳三焦外合于漯水"流经雍、冀、兖州。"手太阴脾经外合于湖水"与"足阳明胃经外合于海水"位于荆、扬州。

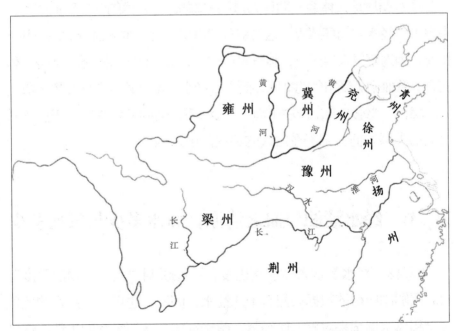

图27 禹贡九州图
（作者自绘图）

经水对应脏腑照顾到九州。例如，洛阳与邺城距离虽近，却各属一州，前者属豫州，后者属兖州。肝胆在体内的位置最为邻近，但足厥阴肝经所应之渑水在青州，足少阳胆外合之渭水却在梁州，真可谓肝胆胡越了。

十二经水皆分布于长江以北和渭水以东的中原地区，长江以南、巴蜀等地虽然也有著名的江河，却全部落选，因此可见，所谓"人与天地相参"的"天地"都被局限在曹魏统治的地区之内。这与《灵枢·经水》写作在三国割据时期有关。

> "凡此五脏六腑十二经水者，外有源泉而内有所禀，此皆内外相贯，如环无端，人经亦然"。

古人认为，十二经水自身是一个循环系统。禀，感应。自然界中的十二经水循环是人体经气循环力量的"源泉"，人体的营血环流的动力来自十二经水之循环感应，这与宗气"以贯心肺"推动血行的说法并不相左，因为宗气来自天气，脉气来自地气，天地的节律一致，人身一体应之。营血循环受宗气的推动，而十二经水的循环感应亦具襄赞之功。

然而，"经水者，皆注于海"，入海后如何回还？其间与天度气数之间的关系如何？则不在古人的关注范围之内。

第二节　经水清浊与血之清浊，风水多少与气血多少

《灵枢·经水》从人体解剖出发，旨在说明"人是万物的尺度"，然后用解剖所得的数据去配合十二经水，同时，也用十二经水的地理环境和风水情况来对照人体经脉，两相参照，认识经脉的生理。这是一个重要的观念，常为古今注家所忽视。

《灵枢·脉度》载有全身各脉的长度的数据，引之如下，然后与十二经水的长短进行对照，做一番古人想做而未做的工作。

"黄帝曰：愿闻脉度。岐伯答曰：手之六阳，从手至头，长五尺，五六三丈。手之六阴，从手至胸中，三尺五寸，三六一丈八尺，五六三尺，合二丈一尺。足之六阳，从足上至头，八尺，六八四丈八尺。足之六阴，从足至胸中，六尺五寸，六六三丈六尺，五六三尺，合三丈九尺。……此气之大经隧也"。

三条手阴经长度相同，三条足阴经长度相同，三条足阳经长度相同，三条足阴经长度亦相同。这些数据与其说是来自解剖，不如说是来自术数，对此，我在《中医感应、术数理论钩沉》①一书中有详细讨论，此处不赘。这里可以看出古人对解剖数据进行过天人同构的加工。下面逐一与经水对比。

足三阳经：足太阳外合于清水，内属于膀胱；足阳明外合于海水；足少阳外合于渭水。在十二经脉中，足三阳各长"八尺"等同于正常男子的身高，但清水、渭水均未见其长，在十二经水中只能算是较短和中等的河流；足阳明对应的海水不见其长，只见其广。

手三阳经：手太阳外合于淮水，手少阳外合于漯水，手阳明外合于江水。江、淮属于四渎，长江是最长的江河，而漯水囊括北中国，其长度不亚于江淮。大约在古人观念里，这三条经水的长短大致相当。

手三阴经：手太阴外合于河水，手少阴外合于济水，手心主外合于漳水。黄河乃第二长的江河，古济水较长，漳水较短。

足三阴经：足太阴外合于湖水，足少阴外合于汝水，足厥阴外合于渑水。湖水宽广，汝水流域不长，渑水古代就是一条小河，以人文

---

① 卓廉士. 中医感应、术数理论钩沉［M］. 北京：人民卫生出版社，2015：202-207.

景观著名。三条水的长短不一，宽窄不等，亦与经脉不相对应。

因此可以看出，十二经脉与十二经水在长短方面并不对应，所谓"脉之长短"徒虚语耳。不过，古人以经水对应经脉，不取其长短，而取决于以下两个因素：一是经脉所属脏腑的功能，如膀胱之于清水，淮水之于小肠，长江之于大肠；二是经水所在之处的人文历史与政治现状，如汝水之于"作强"，济水之于"心主"，漳水之于"宫城"，渑水之于"将军"，渭水之于"中正"，河水之于"治节"等。

再看十二经脉中"血之清浊"对应十二经水的情况。

中医关于清浊的思想在《素问·阴阳应象大论》中有颇具纲领性的记叙：

> "故积阳为天，积阴为地。阴静阳躁，阳生阴长，阳杀阴藏。阳化气，阴成形。寒极生热，热极生寒。寒气生浊，热气生清。清气在下，则生飧泄；浊气在上，则生䐜胀。此阴阳反作，病之逆从也。故清阳为天，浊阴为地；地气上为云，天气下为雨；雨出地气，云出天气。故清阳出上窍，浊阴出下窍；清阳发腠理，浊阴走五脏；清阳实四肢，浊阴归六腑。……清阳上天，浊阴归地。"

清浊之说源自阴阳。阳气清，阴气浊；天气清，地气浊；热气清，寒气浊。具体到脏腑，居于上者气清，位于下者气浊。腑虽属阳，而气出于下；脏虽属阴，而气出于上，但肺属脏属阴，却气出于上，功能属阳；大肠虽然属腑属阳，但气出于下，功能属阴，脏腑清浊须作具体区别也。

至于经脉中血液清浊的问题，可以进一步参考《灵枢·阴阳清浊》关于气血清浊的议论。引之如下：

> 《灵枢·阴阳清浊》："黄帝曰：余闻十二经脉，以应十二经水者，

其五色各异，清浊不同，人之血气若一，应之奈何？岐伯曰：人之血气，苟能若一，则天下为一矣，恶有乱者乎？黄帝曰：余问一人，非问天下之众。岐伯曰：夫一人者，亦有乱气，天下之众，亦有乱人，其合为一耳。黄帝曰：愿闻人气之清浊。岐伯曰：受谷者浊，受气者清。清者注阴，浊者注阳。浊而清者，上出于咽；清而浊者，则下行。清浊相干，命曰乱气。

"黄帝曰：夫阴清而阳浊，浊者有清，清者有浊，清浊别之奈何？岐伯曰：气之大别，清者上注于肺，浊者下走于胃。胃之清气，上出于口；肺之浊气，下注于经，内积于海。

"黄帝曰：诸阳皆浊，何阳独甚乎？岐伯曰：手太阳独受阳之浊，手太阴独受阴之清。其清者上走空窍，其浊者下行诸经。诸阴皆清，足太阴独受其浊。

"黄帝曰：治之奈何？岐伯曰：清者其气滑，浊者其气涩，此气之常也。故刺阳者，深而留之；刺阴者，浅而疾之；清浊相干，以数调之也。"

《灵枢·阴阳清浊》则是以脏腑功能立论。其"阴清而阳浊"之说正好与《素问·阴阳应象大论》的阳清阴浊之论相反。"清者注阴，浊者注阳""受谷者浊，受气者清"，脏气清而腑气浊。五脏藏精气，六腑传化物，脏为神脏，腑为形脏，"清者上注于肺，浊者下走于胃"，六腑受五脏浊气，故六腑为浊，五脏藏精气，故五脏为清，这是其一。

二者，"浊者有清，清者有浊"。在清浊混杂的生理状态下，"浊而清者，上出于咽；清而浊者，则下行"。胃本浊气，其气清的部分上注于肺；肺本清气，其肃降的部分下注于脾胃，下注于水谷之海。因此，"手太阳独受阳之浊，手太阴独受阴之清。其清者上走空窍，其浊者下行诸经。诸阴皆清，足太阴独受其浊"。在自然界中，十二经水清浊混杂，"五色各异"（每条经水代表五行的一个颜色），很像一团"乱气"，但是，清浊有上有下，有阴有阳，乱而有序，最终

"合为一耳"；人体脏腑也是如此，清中有浊，浊中有清，清浊相合而为一，构成了整体的生命。

《灵枢·阴阳清浊》持阴清阳浊论，《素问·阴阳应象大论》持阳清阴浊论。本书认为《素问》作于西汉，而《灵枢》成书于东汉至曹魏时期，其间三百多年，关于阴阳清浊的理论发生了根本性的改变，不过两者各自言之成理：《素问》从天地立论，理正词严，而《灵枢》则倾向于脏腑功能，可见中医藏象学说的发展有日趋于实际，日趋于实用的倾向。

下面再看《灵枢·经水》与清浊的关系。现将十二经水按脏腑表里关系分为六对，以便于分析。

第一对：江水与河水

长江水清，千古闻名。引两节《水经注·江水》的著名段落以领略其中的风景：

> "春冬之时，则素湍绿潭，回清倒影，绝多生怪柏，悬泉瀑布，飞漱其间，清荣峻茂，良多趣味。每至晴初霜旦，林寒涧肃，常有高猿长啸，属引凄异，空谷传响，哀转久绝。故渔者歌曰：巴东三峡巫峡长，猿鸣三声泪沾裳。……魏武分南郡置临江郡。刘备改曰宜都。郡治在县东四百步。故城，吴丞相陆逊所筑也。为二江之会也。北有湖里渊，渊上橘袖蔽野，桑麻暗日，西望很山诸岭，重峰叠秀，青翠相临，时有丹霞白云，游曳其上。城东北有望堂，地特峻，下临清江，游瞩之名处也。"

黄河水浊，"黄河兼浊河之名"，古来人所共知，可以省去笔墨。手太阴肺经外合于河水而其血"浊"，手阳明大肠经因外合于江水而其血"清"；江河互为表里。江水清而河水浊，但是，肺居上焦，呼吸之气出于上，大肠在下，传化糟粕，其气下行，从脏腑功能上考察，则既符合"清阳出上窍""浊阴出下窍"，阳清阴浊的上下关系，又符合"受谷者浊，受气者清"的生理性状。

第二对：渑水与渭水

渑水流经著名的稷下学府，其处无风浪泥沙，应为清流。明代山东左布政使戴珙有诗《渑水清波》："雨余渑水漾清波，一派东流接涧河。"渑水直到明代都很清澈。手厥阴肝经外合于渑水而血"清"。

渭水自古就是一条浊流。《诗经·邶风·谷风》："泾以渭浊，湜湜其沚。"[1]泾河水清，渭河水浑，泾河的水流入渭河时，清浊不混。足少阳胆经因外合于渭水而血"浊"。肝胆互为表里，渭水浊而渑水清。但从藏象上考察：肝藏血、藏魂，胆藏精汁，主决断，似乎两者一并符合于"受气者清"的生理性状，肝胆功能似非一表一里、一清一浊所能全赅。

第三对：清水与汝水

清水流经太行山区，本以清澈得名，此远近共知者。足太阳膀胱外合于清水而血"清"。

汝水自古就是一条清流，到唐代仍然如此。孟郊诗《汝州陆中丞席喜张从事至同赋十韵》："汝水无浊波，汝山饶奇石。"《水经注》："《东观汉记》曰：光武（刘秀）击王莽二公，还到汝水上，于涯，以手饮水，澡颊尘垢，谓傅俊曰：今日疲倦，诸君宁备也？即是水也。水右则滍水左入焉，左则百尺沟出矣。沟水夹岸层崇，亦谓之为百尺堤也。自定陵城北，通颍水于襄城县，颍盛则南播，汝洪则北注，沟之东有澄潭，号曰龙渊，在汝北四里许，南北百步，东西二百步，水至清深，常不耗竭，佳饶鱼笋，湖溢，则东注潩水矣。"据以上所述，汝水"水至清深"应该是条清流。

然而，在其时人们的意识里，汝水却是一条浊流。根据是：《后

---

[1] 唐代诗人杜甫的《秋雨叹》中："浊泾清渭何当分。"或者清浊在唐代有变化，待考。

汉书·光武帝纪》记录昆阳之战"会大雷风，屋瓦皆飞，雨下如注，溉川（汝水支流）盛溢，虎豹皆股战，士卒争赴，溺死者以万数，水为不流。"尽管汝水是条清流，但是经过昆阳大战之后汝水就被其时的人们想象成了一条浊流。所以手少阴肾经的血是"浊"的，至少东汉三国时期的人们会这样看。从藏象上考察，膀胱"津液藏焉"，肾主水，或相对于膀胱为浊。

第四对：济水与淮水

济水是条清流。《诗经·邶风》："匏有苦叶，济有深涉。深则厉，浅则揭。"唐代曹邺《寄贾驰先辈》诗："济水一人河，便与清流乖。"是说济水进入黄河之前都是清澈的。其内应于手少阴心经，心经之血"清"。

淮水多浊。淮水受黄河泛滥的影响，多处为浊流。《诗经·小雅》："鼓钟将将，淮水汤汤。"汤汤，乃滔滔洪流，泥沙俱下之状。手太阳小肠经外合于淮水，血浊。心与小肠互为表里，心藏神而气清，小肠为水道而气浊，一清一浊，一表一里，比较符合心与小肠的生理情况。

第五对：漯水与漳水

漯水是条清流。据《水经注·漯水》载："桑乾枝水又东流，长津委浪通结两湖，东湖西浦，渊潭相接，水至清深，晨凫夕雁，泛滥其上，黛甲素鳞，潜跃其下，俯仰池潭。意深鱼鸟，所寡惟良木耳。俗谓之南池，池北对陶县之故城，故曰南池也。南池水又东北注桑乾水，为漯水，自下并受通称矣。"漯水"水至清深"三焦与之相应而血"清"。

漳水是条浊流。《山海经·北山经》："清漳之水出焉，东流于浊漳之水。"汉代刘桢诗《赠五官中郎将》诗："余婴沉痼疾，窜身清漳滨。"大约会认为漳水是清流，其实，漳水上流清，下流浊。"窜身清漳"是去了漳水上游。近有学者撰文称漳水是"史书公认的浊流，漳水泥沙含量较高，西出太行山，进入平原段后，一路地势平衍，所遇土质疏松，极难束缚于河道之中"①，漳水因泥沙量大有浊漳之称。手厥阴心包经外合于漳水，其血"浊"。

第六对：海水与湖水

"足阳明外合于海水，内属于胃。足太阴外合于湖水，内属于脾"。大约在古人认为，"胃者，水谷之海"，海水泥沙俱下，鱼龙混乱，应该是浑浊的；而湖水相对于大海而言，水质清澈，波澜不惊，上下天光，一碧万顷，其水应清，似此则较符合脾胃的关系，一主腐熟，一主运化，胃气浊而脾气清。

综上所述，《灵枢·经水》在清浊的选择上存在脏腑表里方面的考虑。如，心经外合之济水为清流，小肠外合之淮水为浊流，心与小肠互为表里也；肝外合之渑水为清流，胆外合之渭水为浊流，肝胆互为表里也；大肠外合之江水为清流，肺经外合之河水为浊流，肺与大肠互为表里也；心包外合之漳水是浊流，三焦外合之漯水为清流，三焦与心包互为表里也；足少阴肾经外合之汝水为浊流，足太阳膀胱经外合之清水为清流；足阳明胃经外合之海水为浊流，足太阴脾经外合之湖水为清流，脾胃互为表里也。表里联系的脏腑各有一清一浊，不过，考之脏腑功能，其中偶有与"阴清阳浊"和"阳清阴浊"不尽相符的生理情况；似乎也可以这样说，《灵枢·经水》似欲综赅《素问·阴阳应象大论》和《灵枢·阴阳清浊》的观点，但不是很成功。

下面讨论十二经脉气血多少的情况。

考察十二经脉气血多少，同样需要立足于十二经水的地理环境。庄子说："夫大块噫气，其名曰风"（《庄子·齐物论》），自然界的风在人体为气，自然界中的水在人体则应为血液；十二条江河的风水情

① 郭恒茂. 战国至东魏时期漳水十二渠的发展演变［J］. 中国防汛抗旱, 2018, 28
（11）: 4.

形，也就是"十二经之多血少气，与其少血多气，与其皆多血气，与其皆少血气"的生理性状。

关于十二经脉气血多少的记载见于《素问·血气形志论》《灵枢·五音五味》和《灵枢·九针论》等三篇，现录于下：

《素问·血气形志论》："夫人之常数，太阳常多血少气，少阳常少血多气，阳明常多气多血，少阴常少血多气，厥阴常多血少气，太阴常多气少血，此天之常数。"

《灵枢·五音五味》："夫人之常数，太阳常多血少气，少阳常多气少血，阳明常多血多气，厥阴常多气少血，少阴常多血少气，太阴常多血少气，此天之常数也。"

《灵枢·九针论》："阳明多血多气，太阳多血少气，少阳多气少血，太阴多血少气，厥阴多血少气，少阴多气少血。故曰：刺阳明出血气，刺太阳出血恶气，刺少阳出气恶血，刺太阴出血恶气，刺厥阴出血恶气，刺少阴出气恶血也。"

为便于研究，列表于下（见表9）。

表9　六经（左右十二经脉）气血多少情况表

《内经》篇名　六经	阳明	太阳	少阳	太阴	少阴	厥阴
《素问·血气形志论》	多气多血	多血少气	多气少血	**多气少血**	少血多气	**多血少气**
《灵枢·五音五味》	多气多血	多血少气	多气少血	多血少气	**多血少气**	多气少血
《灵枢·九针论》	多气多血	多血少气	多气少血	多血少气	少血多气	多血少气

注：表中已将三篇中异于两篇之处用粗体字标出。

从表上可以看出，三篇所载六经之气血多少情况稍有不同，唯有《灵枢·九针论》能入三打二胜之选，故以此篇为蓝本展开讨论。而且《灵枢·九针论》所论为刺法，亦较符合《灵枢·经水》"合而以刺之"的原义。

（1）阳明多气多血："足阳明外合于海水""手阳明外合于江水"。海上风大水深，长江水面宽阔，风高浪急，所以，"阳明多血多气"。

（2）太阳多血少气："手太阳外合于淮水""足太阳外合于清水"。淮水是一个由众多水系构成的网络，而清水叠泉泠泠，涧壑幽深，水多风少，所以"太阳多血少气"。

（3）少阳多气少血："手少阳外合于漯水""足少阳外合于渭水"。漯水流经沙漠广野，而渭水流经渭河平原，二河水的流量均不甚大，所过皆为广袤多风之地，所以，"少阳多气少血"。

（4）太阴多血少气："手太阴外合于河水""足太阴外合于湖水"。黄河常有洪水泛滥成灾；洞庭、鄱阳为内陆大湖泊，周遭千里，深不可测。所以，"太阴多血少气"。

（5）少阴少血多气："手少阴外合于济水""足少阴外合于汝水"。济水从山东入海，今天的济南、济宁因此得名。济水名声大，但河流不大，而山东傍海多风。汝水流域多风，至少东汉三国的人是这样认为，因为在昆阳决战之际，忽起大风，刘秀得风力之助取得了最后的胜利。有因于此，即使此地区并无大风，但因昆阳之战的经历，汝水多风在较长时间内会存留于人们的意识中。所以，"少阴多气少血"。

（6）厥阴多血少气："手厥阴外合于漳水""足厥阴外合于渑水"。漳水在太行山东麓，支流较多，曹操就曾决漳水以淹邺城。《灵枢·经水》写于曹魏时期，当时的方士对于水淹邺城记忆犹新，即使漳水河流不大，在时人的意识里也会认为漳水的水势浩大；渑水流域在古代支流较多，水网交错。所以，"厥阴多血少气"。

参照十二经水的风水情况，《灵枢·经水》拟定了相应的深浅刺法：

"黄帝曰：夫经水之应经脉也，其远近浅深，水血之多少各不同，合而以刺之奈何？岐伯答曰：足阳明，五脏六腑之海也，其脉大血多，气盛热壮，刺此者不深弗散，不留不泻也。足阳明刺深六分，留十呼。足太阳深五分，留七呼。足少阳深四分，留五呼。足太阴深三分，留四呼。足少阴深二分，留三呼。足厥阴深一分，留二呼。手之阴阳，其受气之道近，其气之来疾，其刺深者皆无过二分，其留皆无过一呼。其少长大小肥瘦，以心撩之，命曰法天之常。灸之亦然。灸而过此者得恶火，则骨枯脉涩；刺而过此者，则脱气。黄帝曰：夫经脉之大小，血之多少，肤之厚薄，肉之坚脆，及䐃之大小，可为量度乎？岐伯答曰：其可为度量者，取其中度也，不甚脱肉而血气不衰也。若失度之人，痟瘦而形肉脱者，恶可以度量刺乎。审切循扪按，视其寒温盛衰而调之，是谓因适而为之真也。"

用呼吸刺法治病，必须结合十二经水的"远近浅深，水血多少"情况来施治，尽管这样说，但只在足阳明上体现出来，称其外合于海水，内应胃腑，胃乃水谷之海，多为高热气盛之实证，所以须深刺远引，"刺深六分，留十呼"。此后足太阳之清水，足少阳之渭水，似难以经水之深浅拟之，只言依次递减。

"不深弗散，不留不泻"，散，走散。《孟子·梁惠王下》："壮者散而之四方。"泻，消散。深刺可以祛邪外出，留针能使邪气消散。可见这一组刺法，都是针对实证而设。所谓"受气之道"，大约指经脉与肺的距离，肺司呼吸，呼，就是向外吐气。足之三阴三阳经距肺较远，即受气较远，宜深刺远引，而手三阴三阳经距肺较近，受气亦较近，"其气之来疾"，容易得气导引，"其刺深者皆无过二分，其留皆无过一呼"。

本篇足六经深浅刺法的排列，或与爻象有关。

"足阳明深六分，留十呼"。

"足太阳深五分，留七呼"。

"足少阳深四分，留五呼"。

"足太阴深三分，留四呼"。

"足少阴深二分，留三呼"。

"足厥阴深一分，留二呼"。

如果将上述刺法视为爻象（图28左侧），下面是三个阴爻，上面三个阳爻，是为否卦。爻象从下往上画，下三爻为阴爻，称为初六、六二、六三，分别对应针刺之"一分""二分""三分"；上三爻称为阳爻，称为九四、九五、上九，分别对应针刺之"四分""五分""六分"。阴之初爻意为一，阳爻六位称为九，全然对应。古人在思考六经刺法时，无疑用到了否卦。

与否卦相反的是泰卦，下为三阳爻，上为三阴爻。东汉郑康成注《周易乾凿度》特别指出否泰两卦示象的意义。"孔子曰：泰者，天地交通，阴阳用事，长养万物也。否者，天地不交通，阴阳不用事，止万物之长也"。否卦示象阴阳否塞，是为病态；泰卦谓阴阳和谐（图28右侧），是为生理状态。古人谓能通过针刺，呼吸补泻，从阴引阳，深纳远引，使人体阴阳重新恢复平衡，重回和谐的状态，否极泰来，疾病向愈。这是郑康成易理在致于病用方面的体现。

针刺治疗因人制宜。"其少长大小肥瘦，以心撩之，命曰法天之

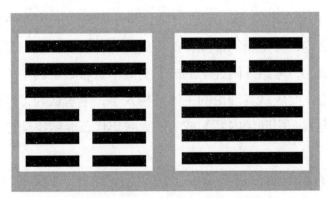

图28 左为否卦，右为泰卦

常。灸之亦然",病人有高矮肥瘦等不同的体质,须灵活掌握。"以心撩之",《说文解字》"撩,理也",言医生以常理揣度。灸法也是这样,此谓"法天之常";灸的壮数过多,则"骨枯脉涩";针刺太深,可致脱气而亡。所以,"肤之厚薄,肉之坚脆,及腘之大小"都是可以度量的,一般情况下"取其中度"则可,勿太过,勿不及也。

据本章分析,可知在古人那里天人相应几乎是一种信仰,他们相信"人是万物的尺度",相信十二经脉与十二经水之间,存在着对应、同构和感应的联系。天高地远无法测量,可以根据解剖所得的十二经脉的"大数",对照十二经水的长短深浅,作为针灸刺法取则的依据。古人相信,针刺捻转动静,呼吸吐纳,天地为之合力,经水为之外应,江河湖海同为导引,这就是十二经水致用于临床的意义。

第三节 《内经》的成书年代

考察《内经》的成书年代并非本书主旨,只是事有关涉,姑且将本书获得的证据罗列如下。对于这个课题,有许多学者曾下过大功夫,在天文、地理、历法、星象、文字、历史、音韵、度量衡、官制、病案等多个方面进行了考索,普遍认为《内经》"非成于一时出于一人"。由于年代久远,现象纷杂,将作者与成书过程估计在一个时间范围之内,等待新的证据,都不失为一种谨慎存疑的态度。

吾人认为,考察《内经》的成书时间不宜着眼于其中的一鳞半爪或只言片语,而应从其理论的主体结构入手,笔者认为,理论的主体结构可以把我们引向《内经》成书的大致年代,而藏象理论的主体就是阴阳五行。

中医的阴阳理论建于董仲舒的阴阳论之上。《汉书·五行志》云:"董仲舒治《公羊春秋》,始推阴阳,为儒者宗。"阴阳古已有之，但结合天体运行的道理对之进行系统的阐述，使其成为一种指导性学说，是自董仲舒开始。董氏开创儒学，医学亦受其炙；后世治中医的学者常被他的君臣纲常所误导，忽视了董氏学说在汉代学术中所具有的普遍指导意义，因而看不到《内经》的阴阳理论与董氏天道的联系。

《春秋繁露·阴阳终始》："天之道，终而复始，故北方者，天之所终始也，阴阳之所合别也。冬至之后，阴俛而西入，阳仰而东出，出入之处常相反也。"据本书揭示，天道阳气左行，阴气右行，是为六气赋人的源头，六经创建的始基，这是藏象学说的主体构建之一。董氏曰"天生民有六经"（《春秋繁露·深察名号》），深晓天道与人体六经的关系。

西汉以前，人们的阴阳观受到《阴符》与老子学说的影响，强调阴气的作用，主张守雌，贵柔，像水一样地善居低处，为天下的豁谷。而董氏依据天道的运行方式，提出截然相反的观点："天之任阳不任阴。"阳尊阴卑，指出这个世界是由阳气主导的。

在董氏阴阳学说的指导下，中医在强调"阴平阳秘"的同时，突出阳气的作用。例如，"天运当以日光明"（《素问·生气通天论》）让卫气的运行与太阳同步（《灵枢·卫气行》），"用针之服……以法天光"（《素问·八正神明论》），让针灸治疗取法于日光；又如，"数日者，据昼而不据夜"，将与日同数的三百六十五个腧穴置于阳经之上（《素问·气府论》）等，这些重要理论皆以"阳贵阴贱"为旨归。

中医将阴阳作为"万物之纲纪"，此"纲纪"当与董氏的"三纲五纪"（《春秋繁露·深察名号》）存在多少联系。既以为纲纪也，则有尊卑和秩序。心肺在上为阳，肝肾在下为阴，其间有君主相傅，有将军中正，有君臣佐使，有森严的上下等级，道行乎上，器应于下。董氏的阴阳论既为君臣纲常的根本，也为藏象理论的基础，纲纪之于藏象能使脏腑功能和生命的存在具有某种秩序。本书认为，董氏学说对中医藏象理论的构建具有指导意义。今天的主流学界多认为中医的阴阳五行源自道家，却不知追源溯流，实自儒家，源自董氏学说，认祖归宗有误，无怪乎歧见百出，散漫无归也！

五行学说虽然古老，但西汉自有其特点。《白虎通义·五行》将土寄旺于四季十八日，一直为藏象所本；最值得注意的就是关于五行胜克的禁忌，这一禁忌始于汉武帝的太初年，结束于西汉末年，其间不过八十余年，而正是在这段时间，中医构建了藏象学说的主体部分。因而在阴阳气血脏腑经脉的生理病理等多个方面，都打上了那个时代的印记。

《内经》有春秋战国的文献，甚至还有更为古老的星象历法，散见于脏腑、经络、脉象、针法、养生等多个方面，在构建医学理论的工作中——据汉代文人好古尊古的习性——学者们广泛引征古代文献，或模仿三代的语气入说，以示学有所宗；或融入春秋哲理，或引述河图术数，或撷取九宫八卦，甚或直接代轩辕岐伯立言，用古音古韵写作，这种情况正如今天也有人用古文著述，引用汉唐典故，写律诗绝句，显示旧学功底一样，因而为了确定《内经》成书时代而去寻获资料的上限是一件吃力不讨好的工作，一些只言片语都可以上溯到我们文化的源头，故吾人不作此无益之功也。

西汉末年，汉成帝曾广求遗书，诏刘向等人校书，这是有史以来最大的一次图书整理工作。其事载于《汉书·艺文志》：

"至成帝时，以书颇散亡，使谒者陈农求遗书于天下。诏光禄大夫刘向校经传诸子诗赋，步兵校尉任宏校兵书，太史令尹咸校数术，侍医李柱国校方技。每一书已，向辄条其篇目，撮其指意，录而奏之。会向卒，哀帝复使向子侍中奉车都尉歆卒父业。歆于是总群书而奏其《七略》，故有《辑略》，有《六艺略》，有《诸子略》，有《诗赋略》，有《兵书略》，有《术数略》，有《方技略》。今删其要，以备篇辑。"

刘向是这项工作的"领校",主持其事(《汉书·刘向传》)。刘向对阴阳休咎、汉符灾异有极大的兴趣,《方技略》中关于五行的部分,秉承了他一向恪守的胜克禁忌,这在《素问》藏象里都有体现。

刘歆"新五德终始说"出现之后,五行胜克的禁忌渐渐消除。据《艺文志》载,刘歆干父之蛊,"总群书而奏其《七略》",以卒父业。因此推测,他会补充一些乃父因于胜克禁忌而使医理不彰的文字。最典型的莫如《素问·标本病传论》与《灵枢·病传》关于五行相胜致病的理论,大约只有父子传承容易看到这类问题的实质[①]。从此之后,五脏配五行,生克乘侮等学说才得以畅行于医学理论之中。

学者张灿玾认为"《内经》取材于先秦,成编于西汉,补亡于东汉,增补于魏晋或南北朝,补遗于唐宋"[②]。对此,我基本赞同。"成编于西汉",应该是西汉天禄阁学者的开宗架构以及刘向、李柱国对《素问》的整编工作,内容包括天以六气赋人,卫气应日,脏腑功能以及胜克禁忌等;"补亡于东汉"则是刘歆的补充、修改和编辑工作。

据笔者看到的证据,《灵枢》成书的时间应该晚于《素问》许多年,应在东汉末年至于曹魏时期。藏象经脉不少重要思想出自这一时期,这里仅举一端荦荦大者:

《灵枢·经水》的十二经水全部分布在渭水以东,漯水以南,长江以北的地区,范围限于三国时期曹魏政权的疆界之内。两汉都是全国性政权,不太可能将十二经水限制在长江以北,却让西蜀与东吴的著名河流全部落选。这是其一;其二,在中国历史上只有曹魏建都洛阳,同时以邺城作为卫城。《灵枢·经水》以洛阳附近的济水对应手少阴心经,以漳水旁边的邺城对应手厥阴心包经,心与心包在脏腑中举足轻重,一者为君主之官,一者为君主宫城。济水对漳水,心脏对心包,君主对外

---

① 当然也可能由与刘歆同时的其他学者补入。

② 张灿玾. 黄帝内经文献研究 [M]. 上海:上海中医学院出版社,2005:13-15.

卫，如果《灵枢·经水》的作者不是生活在曹魏时代，认同曹魏政权，就不太可能做出这样的设计。由于这一证据的获得，《灵枢》成书的下限至少可以延至三国时期曹魏称帝（220 年）迁都洛阳之后的岁月里。

受曹魏"天下"的限制，《灵枢·经水》的地域较为局促，反观《素问》则大不相同，视野是全国性的。例如，《素问·异法方宜论》载："故东方之域，天地之所始生也，鱼盐之地，海滨傍水。……西方者，金玉之域，沙石之处，天地之所收引也。……北方者，天地所闭藏之域也，其地高陵居，风寒冰冽。……南方者，天地所长养，阳之所盛处也，其地下，水土弱，雾露之所聚也。……中央者，其地平以湿，天地所以生万物也众。"这说明作者身处西汉大一统的帝国，东至大海之滨，西至广漠砂石之区，南至五岭交趾炎蒸之地，北方"地高陵居，风寒冰冽"，正是长安以北的秦晋黄土高原。这种雄视天下的气概，远非《灵枢·经水》所能及（见图 29）。

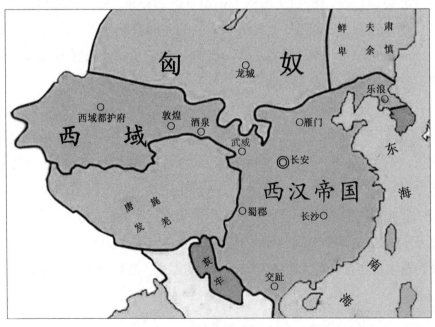

图 29　西汉疆域图
（作者自绘图）

因此吾人认为：《灵枢》集结了东汉以来的医学经验和成果，总成于曹魏之世。尽管《内经》在晋代与南北朝或有"增补"，唐代王冰将篇章进行过调整，但对于《灵》《素》的主体影响不大。个别学者认为《内经》为晋代王叔和所撰，因事颇悠谬，和者盖寡，聊备一说而已。

后记

"圹开惊九域，天问叩三星"①。研究中医典籍有点像在发掘一座古老的帝王陵墓。我的经验是先用洛阳铲探测，看看四时、六气、十一脉的阶段之说是否成立，然后小心翼翼地跟着泥土的成色深入，就有可能找到金刚墙，看到地宫的宝藏。当然，还需要一点运气。

系统的研究有时真能发掘出一点令人惊异的东西，连自己也没有想到。本书中的许多发现初无规划，都是水到渠成之自然呈现。例如，"王者配天"，帝王是天人相应的主体；帛书《阴阳十一脉灸经》下行的两脉与西汉改制的祥瑞"黄龙下"有关；西汉官方存在五行"胜""克"的禁忌；利用酒气与卫气同气相求的原理考察卫气生理；五腧穴与根、溜、注、入的汲引机制；气街的侧支循环原理；十二经别的防御功能等。

杜甫说："文章千古事，得失寸心知。"② 我在年轻的时候读到这诗就想：既然知道了不足之处，为什么不作再三修改使之完善呢？临到自己写作，搦翰感受略似，只是深沉不及。例如，我知道古人曾经采用骨度去厘定脉度，但不知

---

① 作者《三星堆》诗："古蜀来何处？蚕丛事杳冥。圹开惊九域，天问叩三星。戎祀自殊俗，雕题非景灵。杜鹃归去也，千里草青青。"传说蜀帝杜宇之魂化为杜鹃。其鸣若"不如归去"，啼声凄切。

② 得失，偏正词，义偏于失。《日知录》卷二七《通鉴注》条举古人之词"得失，失也"。

何以如此，如何操作？又如，我看出了"二阴之精射三阳"（第五章第四节），却始终不能知其所以然，诸如此类。闻咸风而知近大海，但学识气力皆有不逮，欣赏不到海滨风光。苏轼诗云："脚力尽时山更好，莫将有限趁无穷。"东坡与我有同感焉。

感谢人民卫生出版社的陈庸先生，如果没有他的清识、雅鉴和努力，一切都无从谈起。

感谢那些学术观点被本书引述的学者，正是他们的研究使一些问题的重要性得以呈现出来，开启了我的思路。"早从学问求开益，晚悟文章要诋诃"（陆游），任何一个问题只要放在学术的视野里，都会有不同的意见，其"诋诃"之谓乎？

钱锺书云："行之匪艰，行而自省之惟艰，省察而能揭示之则尤艰"，日暮途远，曷力行之？！

卓廉士

2022 年 7 月 26 日

识于遵义·金兰凤凰度假村

图 1 北斗七星："天枢光惝恍，象纬气森罗。"（王跃 摄）

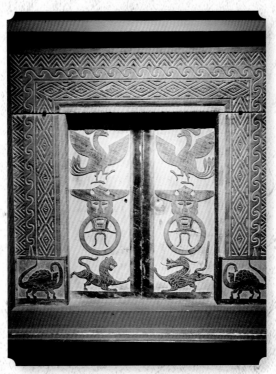

图 2 汉魏四象石雕（杨颖嘉摄于西安碑林）

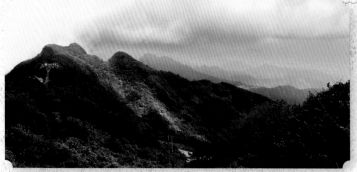

图 8　丛山之中有古人想象的地脉（杨颖嘉摄于华蓥山宝鼎）

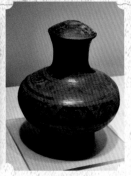

图 13　西汉赤白相兼的漆器（杨颖嘉摄于西安博物馆）

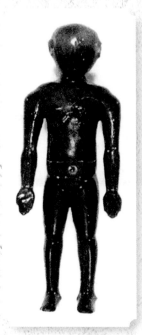

图 18　2012 年成都市天回镇出土的西汉"经穴髹漆人像"[①]

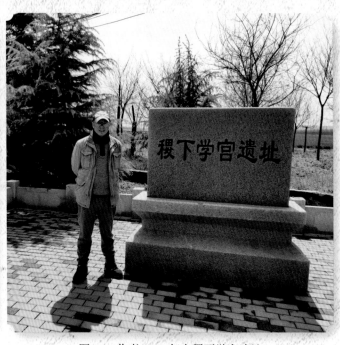

图 24　作者 2021 年在稷下学宫遗址

---

① 梁繁荣，曾芳，周兴兰，等. 成都老官山出土经穴髹漆人像初探[J] 中国针灸，2015，35（1）：3.